Neuroaffektive Therapie

mit Kindern und Jugendlichen

Marianne Bentzen & Susan Hart

Neuroaffektive Therapie mit Kindern und Jugendlichen

Vier entwicklungsphasenbezogene Behandlungsansätze

Mit einem Vorwort von Peter A. Levine und einer Einführung von Colwyn Trevarthen

Aus dem Englischen von Theo Kierdorf & Hildegard Höhr

G. P. PROBST VERLAG
Lichtenau/Westfalen

VERLAGSKONTAKT:
G. P. Probst Verlag GmbH
In den Rauten 3
D–33165 Lichtenau
Tel.: +49(0)5295 99 57 81
eMail: verlag@gp-probst.de

2. Auflage 2024

Zuerst veröffentlicht auf Dänisch beim Verlag Hans Reitzels/Kopenhagen unter dem Titel »Jagten på de nonspecifikke faktorer i psykoterapi med børn«
Die englischsprachige Ausgabe (»THROUGH WINDOWS OF OPPORTUNITY. A Neuroaffective Approach to Child Psychotherapy«) erschien im Verlag Karnac Books Ltd./London

Übersetzung aus dem Englischen: Theo Kierdorf & Hildegard Höhr, Köln
Umschlaggestaltung: Mareile Gropengießer (Paderborn)
Coverfoto: ©tunedin – Fotolia.com
Satz: SpaceType, Köln

ISBN 978-3-944476-17-9

Bibliographische Information der Deutschen Nationalbibliothek
Die Deutsche Nationalbibliothek verzeichnet diese Publikation in der Deutschen Nationalbibliografie; detaillierte bibliografische Daten sind im Internet über *http://dnb.d-nb.de* abrufbar.

Inhalt

Vorwort

von Peter A. Levine

Es war mir eine große Freude, an der internationalen Konferenz über unspezifische Faktoren in der Psychotherapie mit Kindern in Kopenhagen teilzunehmen, aus der das vorliegende Buch hervorgegangen ist. Zu dieser Konferenz waren vier Therapeuten eingeladen, die recht unterschiedliche Therapieansätze praktizieren. Marianne Bentzen und Susan Hart beschreiben im hier vorliegenden Buch, was diesen vier Verfahren gemeinsam ist. Das Ergebnis ihrer Bemühungen ist mehr als ein bloßes Nebeneinander verschiedener Behandlungsmöglichkeiten, nämlich eine Synthese, die zeigt, wie Therapeuten ganz generell erfolgreicher mit Kindern arbeiten können, die unter Entwicklungsstörungen und Traumata leiden.

Es mag uns als Erwachsenen klar sein oder nicht, Kinder sind die kostbarste Ressource für die Zukunft jeder Gesellschaft. Aber viele Kinder sind täglich starkem Streß und entsetzlichen traumatischen Erlebnissen ausgesetzt. Die Erwachsenen in ihrer Umgebung merken dies oft nicht, sind dem gegenüber hilflos oder verursachen die Probleme sogar selbst. Daraus folgt, daß alles, was Kindern hilft, sich zu entwickeln, statt dahinzukümmern, und alles, was die Verbindung zwischen ihnen und ihren Eltern zu verstärken und ihnen Sicherheit, Klarheit und Nähe zu geben vermag, von ungeheurem Wert ist. Erstaunlicherweise gibt es nur wenig Literatur, die sich mit der wichtigen Frage beschäftigt, wie man Kindern helfen kann, von einem Trauma, von anhaltendem Streß und von chronischem Mangel an nährender Zuwendung zu genesen.

Nur zu oft konkurrieren gut beschriebene Behandlungsansätze um Anerkennung und finanzielle Förderung. Mit ihrem Buch über die neuroaffektiven Grundlagen der kindlichen Entwicklung und die Anwendung dieser Erkenntnisse im Bereich psychotherapeutischer Arbeit mit Kindern betreten Marianne und Susan wirklich Neuland. Sie beschreiben die verschiedenen Ebenen der menschlichen Interaktion, deren Einfluß auf die Entwicklung des Gehirns und die Förderung gesunder Persönlichkeiten und erfüllender Beziehungen. Diese Ebenen oder Stadien der Interaktion sind für die psychotherapeutische Arbeit mit Erwachsenen ebenso zentral wie für die mit Kindern.

Die Autorinnen geben zunächst einen Überblick über die umfangreiche Forschung bezüglich der Aufeinanderfolge der Stadien einer gesunden kindlichen Entwicklung und skizzieren anhand dessen ein gut nachvollziehbares Entwicklungsmodell. Diese Sicht beziehen sie auf vier Systeme psychotherapeutischer Arbeit mit Kindern, wobei sowohl die allen guten psychotherapeutischen Ansätzen gemeinsamen essentiellen Faktoren herausgearbeitet werden als auch die besonderen Beiträge der vier vorgestellten Therapeuten und wie ihre Arbeit jeweils auf eine bestimmte Entwicklungsstufe einwirkt. Dabei zeigt sich, daß das entwicklungspsychologische Alter von Kindern, die ein schweres Trauma erlebt haben, meist nicht mit ihrem biologischen Alter übereinstimmt.

Die in den letzten Kapiteln referierten Gespräche über die verschiedenen Präsentationen vermitteln einen Einblick in viele Details der Arbeit und zeigen in ihrem Verlauf sowohl Gemeinsamkeiten der vier Ansätze als auch deren Unterschiede auf, die für alle, die therapeutisch mit Kindern und Familien arbeiten, sicher von großem Interesse sind. Besonders aufschlußreich waren die Äußerungen über wichtige »unspezifische« Faktoren, die die verschiedenen Ansätze miteinander verbinden. Der erste Faktor dieser Art, auf den wir stießen, ist das Konzept, daß der Erwachsene in jeder Sitzung nicht nur ein sensibler Zuhörer und Folgender, sondern auch ein sowohl entschlossener als auch scharfsichtiger strukturierender Führender ist. Der zweite Faktor ist die Art, wie wir als Erwachsene den Raum schaffen, in dem die Gefühle und Erlebnisse des Kindes zur gemeinsamen Realität und zum Tor zur Heilung werden können.

Aus diesen Grundlagen geht eine tiefe und magische Co-Kreation hervor, in deren Verlauf das Kind – und ebenso der Erwachsene – transformiert werden kann. Bei älteren Kindern helfen an diesem Punkt verbaler Austausch und Reflexion, die entstehende Empfindung einer höheren Ganzheit in das Selbstempfinden einzubringen. Und schließlich wird erörtert, wie wichtig es ist, Eltern zu helfen, ihr »neues Kind« zu entdecken und gesündere Empfindungen und Interaktionen zu entwickeln, die der neuen Realität des Kindes zugute kommen.

Das Buch von Marianne Bentzen und Susan Hart ist nicht nur unverzichtbar für alle Kinderpsychotherapeuten, sondern auch für Erzieher jeder Art und Politiker von unschätzbarem Wert, und natürlich werden auch Eltern, die sich ein magisches Fenster wünschen, durch das sie in das Leben ihrer Kinder schauen können, mit Sicherheit von der Lektüre profitieren.

— PETER A. LEVINE, Autor der Bücher
Trauma-Heilung, Verwundete Kinderseelen heilen
und *Sprache ohne Worte*

Einführung

von Colwyn Trevarthen

»Menschlich zu empfinden bedeutet, man versteht, wie man in jener menschlichen und physischen Welt, die Kinder normalerweise in ihren ersten Lebensjahren entwickeln, leben kann. Man lernt dies spontan in direkten Begegnungen, die unvermeidlich überall und ungeachtet aller kulturellen Unterschiede in Erscheinung treten. Dabei wird das Lernen immer von Emotionen beeinflußt und geleitet – und das heißt, von Gefühlen bezüglich der Bedeutung, des Wertes und dessen, was wichtig ist. Und wenn sich das Erlernte einmal festgesetzt hat, erweist es sich als sehr stabil und dauerhaft. Es bildet die Grundlage, auf der alles, was folgt, aufbauen muß.«

— Margaret Donaldson, *persönliche Mitteilung*

Wie man das natürliche Wesen des Kindes und sein Wachsen in Gemeinschaft unterstützen kann

In jeder menschlichen Gemeinschaft, in jeder Kultur, von der kleinsten, am wenigsten technisierten bis zur weltumfassenden und hinsichtlich des Gemeinschaftslebens am weitesten fortgeschrittenen, erfreuen sich Eltern und Großeltern der Vitalität und Kreativität ihrer Kinder. Sie nehmen enthusiastisch Anteil daran, wie ein junger Mensch seine Liebe im zärtlichen Umgang und seine Freude im abenteuerlustigen Spiel zum Ausdruck bringt. Das Leben der Säuglinge besteht nicht nur darin, zu schlafen und lautstark fürsorgliche Zuwendung und daraus resultierendes Behagen einzufordern. Sie koordinieren ihre Bewegungs- und Empfindungsorgane, sie zeigen Interesse und beweisen, daß sie zu affektivem Urteilen in der Lage sind. Wenn sie Nähe erleben, lächeln sie, sie ahmen viele Formen des Ausdrucks mit sichtlichem Interesse und großer Freude nach (Kugiomutzakis & Trevarthen 2014), und schon bald nehmen sie an imaginativen Gesprächen und Aktivitätsspielen teil und singen (Trevarthen 1986, 2006; Trevarthen & Delafield-Butt 2013). Die rhythmischen Geschichten, die in den »Liedern« von Babys ihren Ausdruck finden, laufen zeitlich ähnlich wie Aktivitätsspiele ab, bei denen beide Beteiligte gemeinsam Hände und Körper bewegen. Diese Geschichten können Tanz oder Gesang sein und sind häufig beides zugleich (Eckerdal & Merker 2009). Takada (2005) hat in der Kalahari-Wüste untersucht, wie Mütter des !Xun-Volkes die verspielten Körper ihrer sechs Monate alten Kinder trainieren, also in einer Phase, in der die Kinder noch kaum stehen können. Die Mütter machen mit ihnen eine regelrechte »Baby-Gymnastik«, die sie auf späteres Tanzen mit anderen Kindern vorbereitet. Wir erlernen wichtige Werte, indem wir den uns Menschen angeborenen Bewegungsdrang und den damit verbundenen Geist der Geselligkeit akzeptieren und ausdrücken, und wir haben das Gefühl, diesen Geist vor Schädigungen bewahren und ihm helfen zu müssen, wenn er gefährdet ist.

Außerdem müssen wir erkennen, daß dem aktiven Prozeß des Wachsens und Lernens ein Programm zugrunde liegt, das nicht nur die unmittelbare oder nähere Zukunft betrifft, sondern auch in der ferneren Zukunft liegende Zeiten, die weiteren Schritte unseres Lebens. Altersbezogene Phasen markieren die Entwicklung des Körpers in Koordination mit der Gehirnentwicklung, und die im Zuge dieser Entwicklung erreichten Veränderungen wirken sich auf die Motive aus, welche die Körperfunktionen regulieren, die Aktivität in der Welt und deren Wahrnehmung steuern und die Beziehungen zu anderen Menschen wie Eltern, Geschwistern, Lehrern und Therapeuten beeinflussen (Trevarthen & Aitken 2003). Der junge Mensch – als Säugling, Kleinkind, Schulkind, Jugendlicher oder Erwachsener – verändert sich durch Impulse, Bedeutungen und Gefühle bezüglich des Lebens in einer Gemeinschaft auszutauschen.

Das vorliegende Buch faßt die Erkenntnisse von vier Kinderpsychotherapeuten zusammen und initiiert auf dieser Grundlage eine weitreichende Diskussion über die Faktoren, welche die frühe Entwicklung von Beziehungen ebenso beeinflussen wie das Verständnis in realen therapeutischen Begegnungen. Die vier Experten untersuchten diese Themen gemeinsam mittels einer Mikroanalyse von Videoaufnahmen ihrer eigenen Arbeit. Sie bezogen sich auf unterschiedliche wissenschaftliche Perspektiven und unterschiedliche Metaphern, um ihre Methoden der therapeutischen Arbeit mit Kindern und deren Eltern und Familien zu beschreiben; doch alle benutzen bei der Vermittlung ihrer Methode der Arbeit mit Kindern Videos, und alle sind sich über die Bedeutung der subtilen Mikroaugenblicke der Veränderung in der Gegenwart im klaren und erkennen die Bedeutung gemeinschaftlichen »Komponierens« von Erzählungen des Fühlens und Erinnerns. Peter Levine ist Experte für die motorischen Abwehrmechanismen des Körpers und für die Regulierung des körperlichen Empfindens von Sicherheit und Gefahr durch das autonome Nervensystem. Jukka Mäkelä verwendet bei der Arbeit mit Kindern Theraplay, um durch Spiele, welche die Risikobereitschaft fördern, und durch aktives, rhythmisches Erfinden von Geschichten Vertrauen aufzubauen. Haldor Øvreeide nutzt entwicklungsunterstützenden Dialog und Selbstorganisation in Beziehungen im »gelebten Augenblick«. Der in London tätige Eia Asen unterstützt mit seiner »Multifamilien-Therapie« und »mentalisierungsbasierten Familientherapie« die gemeinschaftliche rationale Untersuchung von Ängsten und emotionalen Faktoren, die Gewahrsein und Vorstellungskraft einschränken.

Diese vier Experten haben ihre Arbeit gemeinsam und unterstützt von Marianne Bentzen und Susan Hart anläßlich einer zweitägigen Konferenz in Kopenhagen vorgestellt und erörtert. Thema der Veranstaltung war »Die Suche nach den unspezifischen Faktoren in der psychotherapeutischen Arbeit mit Kindern«. Die Diskussionen und Gespräche im Laufe dieses Kongresses wurden transkribiert und in Buchform zunächst in dänischer Sprache und später in einer englischen Übersetzung veröffentlicht.

Obgleich die vier Experten mit unterschiedlichen Interessen und Voraussetzungen an ihre Arbeit herangehen und dementsprechend die Videoaufzeichnungen unterschiedlich deuteten, stimmten sie dahingehend überein, daß alle Bemühungen um die Unterstützung einer gesunden Entwicklung und um die Förderung der Genesung nach dem Erleben schwerwiegender Traumata und von Vernachlässigung sich auf das persönliche Erleben des Kindes in der Gegenwart konzentrieren müssen, um latente Kräfte zu aktivieren, die der Stärkung des Selbstvertrauens und der generellen Zufriedenheit zugute kommen. Alle vier sahen es auch als wichtig an, mit den Eltern oder anderen primären Bezugspersonen des Kindes zusammenzuarbeiten. Der Kinderpsychotherapeut fungiert nach ihrer Vorstellung als Ratgeber und Gefährte, nicht als Experte, der Anweisungen gibt.

Manchmal sind Kinder traurig und verschlossen oder wütend und trotzig. Ihre Erwartung, sich mit Freunden, denen sie vertrauen, in einer gütigen und freundlichen Welt ihres Lebens erfreuen zu können, ist dann zu stark. Sie fühlen sich verraten, kämpfen gegen das Unglück an und schreien vor Schmerz. Schlechte Behandlung und Vernachlässigung erschweren die Entwicklung intersubjektiver Fertigkeiten (Perry 2002; Trevarthen, Aitken, Vandekerckhove et al. 2006). Um in solchen Fällen helfen zu können, müssen wir nach Möglichkeiten suchen, »dem Kind zu folgen«, um seinen natürlichen schöpferischen Optimismus und seine Freude am Leben zu reaktivieren. Dies können Eltern, Lehrer und Therapeuten aber nur dann auf förderliche Weise leisten, wenn sie sich nicht nur auf die Fragilität und Abhängigkeit der Kinder, die sie betreuen, beziehen, sondern insbesondere auf das Bestreben der Kinder, Sicherheit und Freude im eigenen Körper zu finden – sich wohlzufühlen und mit Bewegungen zu spielen, an denen teilzunehmen anderen Freude macht.

Die neuesten wissenschaftlichen Erkenntnisse über das »Spiegeln« von Handlungen und über das Gewahrsein der eigenen Person und anderer zielt darauf, das Verständnis eines integrierten Selbst und seiner phasenabhängigen Intentionen sowie der Arten, wie handelnde Menschen zueinander in Beziehung treten, wiederherzustellen (Ammaniti & Gallese 2014; Goodrich 2010). Korrelationen zwischen der Aktivität des Präfrontalkortex und Prozessen rationaler Repräsentation und Erklärung müssen in einem affektiven Kontext verstanden werden. Haldor Øvreeide sagt: »Wenn wir als Therapeuten Worte nicht so nutzen können, daß sie Erlebnisse mit Symbolen verbinden, haben wir Worte, die keine Worte sind, weil sie tot sind. Und in unseren Gesellschaften gibt es zahllose tote Worte. Ein Wort ohne Emotion ist kein Wort. Es verbindet nicht.«

Auf der Suche nach einer verläßlichen Basis für ihre ambitionierte Arbeit im Bereich der neuroaffektiven Entwicklungspsychologie beziehen sich die Autorinnen auf das Triune-Brain-Modell von Paul MacLean, um die drei Funktionsebenen des (tiefen) autonomen Nervensystems, des (in der Mitte des Gehirns lokalisierten) limbischen Systems und des (oben liegenden) präfrontalen »Mentalisierungs«-Systems zu beschreiben. Diese drei Bereiche verstehen sie als eine Hierarchie von »Kompassen«, die Impulse und Gefühle von Ausdrucksverhalten steuern. Für jedes dieser drei Systeme entwickelten sie eine Landkarte des zu erforschenden Gebiets, mit rechtwinkligen Koordinaten oder Achsen, wobei diese im Falle des autonomen Kompasses für »Arousal-Regulation« (aktiv oder sympathisch und passiv oder parasympathisch) und »hedonischen Tonus« (Lust vs. Unlust) stehen, im Falle des limbischen Kompaß für positive bzw. negative emotionale Valenz und »alterozentrische« vs. »egozentrische Partizipation« und im Falle des präfrontalen Kompaß für eine starke bzw. schwache »Reflexionsfunktion« und für die Aktivierung oder Hemmung von »Impulsen« zur »willentlichen Regulation«. Jeder dieser drei Kompasse umfaßt vier Quadranten, in denen Interaktionen des Selbst mit anderen Personen jeder Art einschließlich des Therapeuten stattfinden.

Diese Beschreibungen ermöglichten den vier an der Präsentation und anschließenden Diskussion beteiligten Therapeuten, über ihre Methoden zu debattieren, um zu einer umfassenden Darstellung der Kommunikation zwischen Kind, Eltern und Therapeut und der Möglichkeiten ihrer Beeinflussung zu gelangen, wobei der Therapeut die Beziehung zwischen Kind und Eltern zu optimieren versucht. Besonderer Wert wurde dabei auf die Förderung der Fähigkeit des Kindes gelegt, im familiären Rahmen in einem Gemeinwesen zu leben und in diesem gute Beziehungen aufzubauen.

Als Biologe habe ich den größten Teil meines Lebens mit Forschung und Lehre im Bereich der frühkindlichen Entwicklung verbracht. Dabei habe ich deskriptive Methoden und Hilfsmittel wie die der Mikroanalyse von Film-, Video- und Audioaufnahmen genutzt. Auch interessieren mich seit langem die immer umfangreicher werdenden Erkenntnisse über die kreative Entwicklung des Gehirns und die Rolle, die sie für Handlungsfähigkeit *(agency)*, Gewahrsein und körperliches Wohlbefinden spielt. Wie Bewegungen intendierten Handelns und der Selbstregulation zu Botschaften für den Geist anderer Menschen werden, ist eines meiner zentralen Interessengebiete. Ich habe keine Erfahrung mit der psychotherapeutischen Behandlung von Kindern, aber die Botschaft dieses Buches hat mich davon überzeugt, daß die neuroaffektive Sicht der Unterstützung und Lenkung der Fähigkeiten und Chancen eines Kindes, sich zu entwickeln, wichtige Informationen darüber liefert, wie Gehirn und Körper dem Geist dienen und wie sie beeinflussen, was das Kind dem Geist anderer Menschen mitteilt. Die Erkenntnisse und die detaillierten Belege aus den Fallstudien, die im Kapitel »Magie und Transformation« vorgestellt werden, sind von großem Wert nicht nur für Kinderpsychotherapeuten und ihre Ausbilder, sondern auch für alle Lehrer und Studenten der Entwicklungspsychologie. Außerdem enthält das Buch wichtige Informationen über Neurophysiologie und sowohl die affektive als auch die kognitive Neurowissenschaft.

Einleitung

Viele Effektivitätsstudien über Psychotherapie haben gezeigt, daß erfolgreiche therapeutische Prozesse wesentlich stärker von einer starken persönlichen Präsenz des Therapeuten dem Klienten gegenüber abhängen als von der benutzten Methode und der ihr zugrunde liegenden Theorie. Beispielsweise stellten Orlinsky und Howard (1986) fest, daß Klienten, die ihrem Therapeuten vertrauten, deutlich kooperativer und einstimmungsfähiger waren. Aufgrund dieser Erkenntnis ist das Interesse an den sogenannten unspezifischen Faktoren einer Psychotherapie erheblich angestiegen (Wampold 2001). Zwar verweisen Verfechter verschiedener psychotherapeutischer Methoden gern auf die besonderen Vorzüge der von ihnen favorisierten Ansätze, doch ändert das nichts daran, daß die therapeutische Beziehung wahrscheinlich der wirksamste heilende Faktor in einer solchen Behandlung ist und die tatsächlichen Interaktionen von Therapeuten mit ihren Klienten in erfolgreichen Therapieprozessen ungeachtet aller methodischen Unterschiede wahrscheinlich große Ähnlichkeiten aufweisen. Im Zentrum jeder Psychotherapie steht das grundlegende menschliche Bedürfnis, sich von einem anderen Menschen gesehen und verstanden zu fühlen, ein Bedürfnis, das dem generellen Streben von Säugetieren entspricht, eine Verbindung zu anderen Angehörigen ihrer Art herzustellen.

Die moderne Entwicklungspsychologie mit ihren führenden Vertretern Louis Sander, Ed Tronick, Colwyn Trevarthen und Daniel Stern hat unter anderem herausgefunden, wie mikroskopische Synchronisationsprozesse in der Interaktion zu weitreichenden Persönlichkeitsveränderungen führen, und zwar sowohl in der gesunden Eltern-Kind-Beziehung als auch im psychotherapeutischen Prozeß. Die reziproke emotionale Einstimmung zwischen Therapeut und Kind ermöglicht die Behandlung, und die einzige Intervention, die eine inadäquate Bindung zu heilen vermag, ist die Schaffung einer auf adaptiver emotionaler Einstimmung basierenden Bindung.

Diese Erkenntnisse inspirierten uns zur Erforschung jener Transformationsprozesse, die der Wahrnehmung des Therapeuten möglicherweise entgehen. Gute Therapeuten verfügen immer über eine Möglichkeit herauszufinden, wie sie in einer konkreten Situation am besten vorgehen, doch nicht ihre Methode initiiert die entscheidenden tiefreichenden persönlichkeitsverändernden Prozesse. Die Methode legt den systematischen Gebrauch bestimmter »Werkzeuge« nahe und bietet eine Struktur für die Makroregulation an. Sie besteht aus den konkreten Werkzeugen und Prinzipien, die zur Einleitung von Transformationsprozessen erforderlich sind, was dem Komponieren in der Musik ähnelt. Rhythmus, Tempo und interaktive Sensibilität für Mikroregulationen in einer Therapiesitzung könnte man mit sich wiederholenden und weiterentwickelnden musikalischen Themen vergleichen, und ebenso wie in der Musik gibt es auch plötzliche Offenbarungen, die zu neuartigen Erlebnissen bedeutsamer Zustände des Selbstempfindens führen. Die Mikroregulation im Kompositionsprozeß stimuliert die emotionalen Strukturen des Gehirns und initiiert Entwicklungen.

Vor etwa zwanzig Jahren entstand die *Boston Change Study Group*, zu deren leitenden Mitgliedern Daniel Stern, Louis Sander und Ed Tronick gehörten. Die Gruppe erforschte die Bedeutung von Augenblicken gegenwärtigen Erlebens in der Psychotherapie, jener kurzen Augenblicke der Begegnung, in denen Veränderungsprozesse stattfinden. Daniel Stern hat später in seinem Buch *The Present Moment in Psychotherapy and Everyday Life* (2004 – dt.: *Der Gegenwartsmoment. Veränderungsprozesse in Psychoanalyse, Psychotherapie und Alltag*, 2005) diese Augenblicke definiert. Arbeit und Erkenntnisse der Boston Change Study Group haben uns dazu inspiriert, der Frage nachzugehen, wie sich solche Augenblicke der Veränderung in der Praxis manifestieren.

In den letzten Jahren haben wir uns intensiv damit beschäftigt, wie die neuroaffektive Entwicklungspsychologie in eine neuroaffektiv orientierte Psychotherapie einfließen kann (ausführlichere Informationen über unsere Arbeit finden Sie auf unserer Website *mariannebentzen.com*, die einen englischen Teil hat). Im Laufe dieser Entdeckungsreise ist uns immer klarer geworden, daß die emotionale Entwicklung durch subtile Mikroregulationsprozesse in interpersonalen Interaktionen gesteuert wird und daß zu diesem Zweck in der »Zone der nächsten Entwicklung« (Vygotsky) markante Interaktionen stattfinden müssen. Dies stimuliert neuronale Bereiche, in denen schließlich die Fähigkeit eines Menschen zu mentalisieren entsteht. Die Ansätze psychotherapeutischer Arbeit befinden sich heute im Wettstreit um die Anerkennung als die wissenschaftlich fundiertesten und effektivsten Methoden. Wenn eine neue psychotherapeutische Methode vorgestellt wird, werden gewöhnlich zunächst der Verständnisrahmen und oft auch der psychotherapeutische Kontext und die erwarteten Makroregulationsprozesse beschrieben. Diese Vorgehensweise wird nicht zuletzt deshalb gewählt, weil die universellen Mikroregulationsprozesse sehr schwer zu beschreiben und oft nicht leicht zu beobachten sind.

Weil die Kinderpsychotherapie sich momentan stark in der Entwicklung befindet, nahmen wir uns vor, einen professionellen Kontext zu schaffen, in dem es möglich wäre, die mikroregulatorischen Augenblicke gegenwärtigen Erlebens in der Familie und in der Therapie mit Kindern zu erforschen. Deshalb entschlossen wir uns, vier nach unserer Meinung führende Experten auf dem Gebiet der Kinder- und Familientherapie zusammenzubringen. Ihre therapeutischen Methoden sind sehr unterschiedlich, aber sie alle präsentieren ihre Arbeit anhand von Videoaufnahmen einer Therapiesitzung mit einem Kind.

Am 19. und 20. Juni 2012 trafen diese Repräsentanten von vier Methoden psychotherapeutischer Arbeit in Kopenhagen zusammen: Peter Levine aus den USA repräsentierte *Somatic Experiencing*, Jukka Mäkelä aus Finnland *Theraplay*, Haldor Øvreeide aus Norwegen stellte *entwicklungsunterstützende Dialoge* mit Kindern und Eltern vor, und Eia Asen aus Großbritannien *mentalisierungsbasierte Multifamilien-Therapie*. Wir haben diese beiden unvergeßlichen Tage mit etwa 240 enthusiastischen und interessierten Kongreßteilnehmern verbracht. Die Veranstaltung fand unter dem Titel »Die Suche nach unspezifischen Faktoren in der Psychotherapie mit Kindern« statt. Nach der Tagung erhielten wir von den Konferenzteilnehmern überwältigend positives Feedback, und das Buch über den Kongreß, das im September 2013 auf Dänisch erschien, wurde mit dem gleichen Enthusiasmus aufgenommen. Es ist uns eine große Freude, diese Exploration nun einem größeren Publikum vorstellen zu können.

Während der Konferenz baten wir die vier Therapeuten, über die Faktoren zu sprechen, die bei ihren psychotherapeutischen Interventionen im Rahmen der Arbeit mit Kindern immer wieder eine Rolle spielen, statt die Dinge in den Vordergrund zu stellen, die ihre Methoden voneinander unterscheiden. Wir forderten sie auf, jeweils eine Videoaufnahme vorzuführen, die sie bei der Interaktion mit einem Kind in einem therapeutischen Kontext zeigte, und zu erklären, was nach ihrer Meinung für den Mikroregulationsprozeß wichtig sei, und dabei *nicht* auf die Methode oder die Makroregulation zu fokussieren. Im Anschluß an die vier Präsentationen baten wir die vier Therapeuten, uns ihre Gedanken über Augenblicke der Veränderung mitzuteilen, die ihnen im Laufe des Videos und aufgrund der dadurch angeregten Reflexionen aufgefallen waren. Sinn und Zweck der zweitägigen Konferenz war also, das allen Menschen gemeinsame Potential zur Einleitung psychologischer Transformationsprozesse zu identifizieren, einschließlich der damit verbundenen interpersonalen und letztlich auch intrapsychischen Veränderungen.

Weil wir das Zusammentreffen dieser vier Psychotherapeuten für ein historisches Ereignis hielten, konnten wir den dänischen Verlag Hans Reitzels dafür gewinnen, für unsere Konferenz jemanden zur Verfügung zu stellen, der alles, was in den zwei Tagen gesagt wurde, transkribierte. Als Gegenleistung versprachen wir, aus dem transkribierten Material ein Buch zu entwickeln, um es einem wesentlich größeren Interessentenkreis zu ermöglichen, von den Ergebnissen der Konferenz zu profitieren.

Während der Konferenz stellten wir zunächst die neuroaffektiven Kompasse vor, die in den Kapiteln 2 bis 6 des vorliegenden Buches erläutert werden, um einen Rahmen vorzugeben und eine allgemeine Theorie oder »Landkarte« vorzustellen, die uns helfen würde, die Augenblicke gegenwärtigen Erlebens aus der Perspektive der neuroaffektiven Entwicklungspsychologie zu betrachten. Diese Kompasse spiegeln einige der wichtigsten Hürden, mit denen sich Säuglinge in den frühesten Phasen ihres Lebens konfrontiert sehen, in denen sich ihr Gehirn von einem *empfindenden* zu einem *emotionalen* und schließlich zu einem *mentalisierenden* und vollständig ausgereiften Organ entwickelt. Wir stellten auch Bezüge zwischen diesen drei Kompassen und den zentralen intrapsychischen Zuständen her, die sich auf den drei Ebenen entfalten und die man in Beziehung zu einem autonomen sensorischen, einem limbischen emotionalen und einem präfrontalen mentalisierenden Kompaß beschreiben kann. Die drei Kompasse boten einen vielfältigen Rahmen für die Beschreibung sowohl des idealen Entwicklungsverlaufs als auch der sehr realen Gefahr, daß das Kind hinsichtlich seiner Entwicklung aus der Bahn geworfen wird, und schließlich auch für die Auseinandersetzung damit, daß sogar unser Erwachsenenleben durch früh entstandene Ungleichgewichtszustände beeinträchtigt werden kann. Die Vorstellung der Kompasse in der Sequenz ihres Wirksamwerdens im Laufe der Entwicklung war auch ausschlaggebend für die Reihenfolge, in der die vier sehr unterschiedlichen Psychotherapiemethoden vorgestellt wurden. Die vier Therapeuten beschrieben in ihren Präsentationen ihre Interventionen und äußerten sich über einige der wirkmächtigsten Momente in ihren Psychotherapien. Peter Levine stellte seinen Ansatz als erster vor; ihm folgten Jukka Mäkelä und Haldor Øvreeide, und Eia Asen bildete den Abschluß. Alle Vier demonstrierten sehr überzeugend, daß man eine sichere Bindung wiederherstellen und ein Trauma überwinden kann, indem man Augenblicke der Präsenz und des Kontakts auf die therapeutische Begegnung wirken läßt, sofern sie auf der richtigen Ebene ansetzt und im Rahmen einer Bindungsbeziehung stattfindet.

Das Konferenzprogramm folgte dem Aufbau des Gehirns von unten nach oben: Es begann mit einem Blick auf die Gehirnstruktur, die zuerst funktionsfähig ist: das autonome Nervensystem. Peter Levine hat eine Methode mit Namen *Somatic Experiencing* entwickelt, die auf physischer Ebene daran arbeitet, die hemmende Wirkung instinktiver Abwehrmechanismen aufzulösen, die während lebensbedrohlicher Ereignisse in Erscheinung getreten sind und sich verfestigt haben. Im Rahmen seiner Kommentare zu zwei Therapievideos hat Peter Levine veranschaulicht, wie er auf Erregungswellen und die Rhythmen körperlichen Kontakts fokussiert, um unvollendeten motorischen Abwehrreaktionen, die durch das ursprüngliche bedrohliche Ereignis entstanden sind, zum vollständigen Ausdruck zu verhelfen. Während dieses Prozesses sorgt er dafür, daß das Kind nicht vom Geschehen überwältigt wird, sondern seine Fähigkeit zu freudiger Interaktion integrieren und reorganisieren kann, was eine Verbesserung der Selbstregulation des autonomen Nervensystems zur Folge hat.

An Nachmittag dieses ersten Tages sprachen wir über jene Mittelhirnstrukturen, die das limbische System bilden und die frühe Bindung vermitteln. Jukka Mäkelä, ein finnischer Kinderpsychiater und Kinderpsychotherapeut der in Chicago in der Anwendung des *Theraplay*-Verfahrens ausgebildet wure, demonstrierte mit Hilfe von Videoclips, wie Theraplay unsichere Bindungsmuster zu reorganisieren bzw. neue Bindungsmuster aufzubauen vermagBeim Theraplay hilft der Therapeut dem Kind durch eine aktive, intensiv Konakt aufbauende und zutiefst wertschätzende Interaktion, emotionale Probleme zu überwinden, die durch schwere Bindungsstörungen entstehen. Die Metode basiert auf sensibler und organisierender Berührung, Raufspielen mit em Erwachsenen und von Freude geprägten Interaktionen.

A zweiten Tag der Konferenz stellte zunächst der norwegische Psychologe Haldor Øvreeide seinen Ansatz, den *entwicklungsunterstützenden Dialog (evelopmental Supportive Dialogue)*, vor, dem die Annahme zugrunde liegt daß das Kind mit den Prädispositionen geboren wird, andere zu erkennen ıd »den anderen« zu finden, darauf zu reagieren und ihn zu adaptieren. Der twicklungsunterstützende Dialog motiviert Kinder dazu, sich in einem adapen Rahmen auszudrücken, der ihnen ermöglicht, ihre subjektive Sicht darztellen, und der ihre Selbstorganisation respektiert. Im Sinne des neuroafftiven Kompasses wird auf diese Weise beim Kind die Entwicklung präfronter Selbstnarrative gefördert.

DKonferenz schloß mit der Videoanalyse einer familientherapeutischen Behalung, die Eia Asen durchgeführt hatte, ein Kinderpsychiater, der die *Multmilien-Therapie* (MFT) und die *mentalisierungsbasierte Familientherapie* (IFT) entwickelt hat. Eia Asen war bis 2013 klinischer Leiter des *Marlboro Family Service* in London und arbeitet nun im *Anna Freud Centre.*

Als Ziel der mentalisierungsbasierten Familientherapie bezeichnete er die Entschlüsselung dysfunktionaler Muster in der Interaktion und Kommunikation zwischen Familienmitgliedern sowie das Experimentieren mit neuen und funktionaleren Mustern, die auch selbst Objekte der Reflexion werden können. Asen zieht relationale Beobachtungen individuellen gegenüber vor und vertritt die Auffassung, jede Kontextveränderung erfordere sowohl vom Kind als auch von seinen Eltern die Fähigkeit zu mentalisieren. Er unterstützt im Rahmen seiner Arbeit außerdem die Entwicklung der präfrontalen Mentalisierungsfähigkeit bezüglich zahlreicher Fragen, wobei oft im Zentrum steht, wie das Kind oder der Elternteil im Laufe der Therapie das aktuelle Verständnis der jeweils anderen Partei von früheren Ereignissen wahrnimmt.

Da wir davon ausgingen, daß es zwischen den vorgestellten therapeutischen Ansätzen keine nennenswerten Konflikte gab, sondern sie alle sich auf unterschiedliche Ebenen der Entwicklung des Kindes beziehen, konzentrierten sich die Podiumsdiskussionen darauf, die in den verschiedenen Interventionen wirksamen unspezifischen Faktoren herauszuarbeiten. So wurde bald kla, daß eine grundsätzliche Vorbedingung für wirksame Augenblicke gegenwätigen Erlebens in der Psychotherapie darin besteht, daß sich das Kind wie auh seine Eltern gehört und gesehen fühlen. Eine weitere wichtige Voraussetzug für eine erfolgreiche Behandlung ist, daß die Begegnung ein relevantes ud der Heilung dienendes Ziel hat, wobei der Therapeut sein Wissen und seine Erfahrung nutzt, um beim Kind und bei den Eltern die entsprechenden Fähigeiten und Voraussetzungen zu verbessern.

Sinn und Zweck der Konferenz war, auf die Augenblicke gegenwärtien Erlebens in der Psychotherapie zu fokussieren und sie noch detaillierter zu definieren, als die Boston Change Study Group es getan hat. Alle im Lafe der Konferenz vorgestellten Methoden sind in der klinischen Praxis entanden und weiterentwickelt worden, und zentral ist bei ihnen allen der Glabe an das inhärente Wissen darüber, wie interagierende menschliche Systeme für die Entwicklung entscheidende Informationen übermitteln, die das Kind in jedem »sich entfaltenden Augenblick gegenwärtigen Erlebens« präsentit.

Haldor Øvreeide erklärte, wenn der Psychotherapeut den Augenck gegenwärtigen Erlebens zu erfassen und dem Kind und seinen Eltern spiegeln vermöge, werde dieser Augenblick zu einem »gelebten Augenbk«, der bezeugt, mitgeteilt und mit der wichtigen Bezugsperson, die der Trapeut zeitweise sei, realisiert werde. Øvreeide erläuterte, daß sich die Pchotherapie mit Kindern anfangs in einer Beziehung mit asymmetrischer Verantwortlichkeit entfalte, wobei der Therapeut hinsichtlich der Therapimmer ein konkretes Ziel und eine bestimmte Absicht verfolge und für die Rahmung des Prozesses verantwortlich sei. In diesem Rahmen jedoch entfalte sich der Prozeß in Form einer symmetrischen und gemeinschaftlichen Exploration des aktuellen Problems des Kindes und seiner Eltern, das sie dann mit Hilfe ihrer eigenen Entdeckungen selbst lösen.

Eia Asens Ansatz ist etwas radikaler: »Wenn Patienten eine Eßstörung haben, will ich sehen, wie sie essen; wenn sie ein Schlafproblem haben, will ich sehen, wie sie schlafen; und wenn sie ein Problem mit dem Stuhlgang haben, dann will ich sehen, was genau das bedeutet ...« Obwohl der letzte Teil dieser Äußerung wohl eher scherzhaft gemeint ist, veranschaulicht sie doch die Eia Asens klinischer Arbeit zugrundeliegende Prämisse: sein Bestreben, das familiäre Setting zu erhalten, während er Kinder und Eltern durch Konfrontationen und Fragen dazu zu bringen versucht, sich bezüglich des Problems ihrem eigenen Entdeckungsprozeß zu widmen und so kreative und überraschende Lösungen zu entwickeln.

Jukka Mäkelä und Peter Levine brachten ähnliche Auffassungen zum Ausdruck, obwohl ihre Ansätze auf archaischere Gehirnstrukturen sowie auf Begegnungen und Aktivitäten zielen, die sich »unter dem Radar des Kindes und der Eltern« (Peter Levine) einschleichen. Mäkeläs und Levines Interventionen sind stärker erlebensbasiert und in ihrem Wesen präverbal. Primitivere Gehirnstrukturen und Impulse werden dabei auf eine ihnen gemäße Weise angesprochen, und der Psychotherapeut bietet einen Kontext an, der dem Organismus ermöglichen soll, bisher ungelösten Entwicklungsproblemen zu einer kreativen Lösung zu verhelfen.

Zum Abschluß reflektierten die vier Therapeuten gemeinsam über die Ähnlichkeiten zwischen einem Therapeuten und dem Archetypus des »magischen Fremden«: Wie *Mary Poppins* befindet sich auch der Therapeut in einer Situation, in der er auf einen stagnierenden Entwicklungsprozeß einzugehen versucht, indem er neuartige Interaktionen nutzt, bei denen motorische Impulse, Emotionen, die Vorstellungskraft, Freude am Spiel und Kreativität im Vordergrund stehen. Wie Jukka Mäkelä erläuterte, gibt es offenbar keinen Ansatz, der seine Aufgabe in jedem denkbaren Fall erfüllt, und es gibt auch keine Form von Therapie, die immer wirksam ist. Manchmal ist der behandelnde Therapeut einfach nicht kompetent genug, oder die primäre Bezugsperson kann den Prozeß aus irgendeinem Grund nicht in das reale Zusammenleben der Familie zurückübertragen, was es dem Kind erschwert, sich zu verändern.

Die Konferenz versuchte also, einige der Faktoren zu identifizieren, die unabhängig von den Grenzen einer bestimmten Methode wirksam sind und die in einer Psychotherapie Augenblicke gegenwärtigen Erlebens entstehen lassen. Während der Konferenz wurde wiederholt das Konzept der »günstigen Zeitfenster« *(»windows of opportunity«)* erwähnt. Außerdem kehrten wir immer wieder zu Reflexionen über die »Zone der nächsten Entwicklung« zurück, ausgedrückt in der allgemein formulierten Frage »Was bringt bei wem etwas?« Die Referenten waren sich darin einig, daß es irgendwo immer ein offenes Fenster gebe, das die Kinder, die Eltern und der Therapeut entdecken könnten. Es gibt immer eine Möglichkeit, und wenn es uns nicht gelingt, einen bestimmten Augenblick gegenwärtigen Erlebens zu ergreifen, kommt mit Sicherheit ein anderer. Der Therapeut sollte nie den Mut verlieren, und wie Haldor Øvreeide erklärt hat, können wir immer besser lernen, Kindern Entwicklungsmöglichkeiten zu erschließen. Wir können immer mehr darüber herausfinden, welche Arten von Elementen oder Qualitäten erforderlich sind, um solche für die Entwicklung ungeheuer wichtigen Augenblicke hervorzurufen. Doch in jedem Fall entscheidet die Reaktion des Kindes darüber, ob ein bestimmter Augenblick zu einem für seine Entwicklung wichtigen Augenblick wird. Als Psychotherapeuten müssen wir gegenüber spontanen Ereignissen offen bleiben, weil Veränderung immer spontan stattfindet. Würden wir den spontanen Prozeß zu kontrollieren versuchen, würden wir dadurch verhindern, daß der für die Entwicklung wichtige Augenblick überhaupt stattfindet.

Mit ihren jeweiligen Ansätzen zielen alle vier in diesem Buch vorgestellten Therapeuten auf etwas, das ein Menschenrecht sein sollte: auf die Wiedererschließung des naturgemäßen Erlebnisses, von anderen Menschen mit Liebe, Verständnis und Fürsorge bedacht zu werden, ob nach lebensbedrohlichen Erlebnissen oder nachdem den Betroffenen das Recht auf Liebe, Nähe, Bindung und Wertschätzung verwehrt wurde. Die vier Präsentatoren fokussierten ihre Interventionen jeweils auf ihre Weise darauf, den Kindern da zu begegnen, wo sie sich befanden, und sie ermöglichten ihnen, im Rahmen einer liebevollen, sanften und bindungsbezogenen Perspektive ihr inhärentes Potential zu entwickeln.

Aufgrund seiner Entwicklung über Millionen von Jahren ist das menschliche Gehirn heute so »angelegt«, daß es in der Lage ist, sich mit den autonomen Nervensystemen anderer Menschen zu synchronisieren, sich affektiv auf das limbische System anderer einzustimmen und mit Hilfe seiner präfrontalen Strukturen die eigenen Intentionen ebenso wie die anderer zu deuten. Eine reife Persönlichkeitsstruktur, die sich auf andere Menschen mittels Mitgefühl, Empathie und Reflexion einlassen kann, entsteht in der Interaktion mit Bindungsfiguren. Um unser individuelles Potential ausschöpfen zu können, brauchen wir Anregung: Dazu müssen unsere Interaktionen mit anderen Menschen durch Synchronisation, Spiegelung und Containment geprägt sein, weil dadurch das emotionale Potential des Gehirns und das Potential der Persönlichkeit zur Entwicklung gelangen. Hat sich dieser Prozeß in dem für ihn optimalen Zeitfenster nicht so entfaltet, wie es notwendig gewesen wäre, braucht das Kind gezielte Unterstützung für die Entwicklung seiner emotionalen Strukturen. Es braucht eine »gute Fee«, die eine Zeitlang in sein Leben eintritt, um sowohl seinen Entwicklungsprozeß als auch den seiner Eltern zu unterstützen.

Das Videomaterial der vier Psychotherapeuten, das wir während der Konferenz sehen konnten, war sehr aufschlußreich. Wir haben uns bemüht, im vorliegenden Buch alle vier Ansätze so klar und originalgetreu wie möglich darzustellen. Wir danken an dieser Stelle den Kindern und Eltern, die in den Videos zu sehen sind, für ihre Erlaubnis, das Material aus den aufgenommenen Therapiesitzungen in schriftlicher Form zu benutzen, und wir danken ihnen auch für ihren Beitrag zur Klärung der tiefreichenden Mikroregulationsprozesse in der Kinderpsychotherapie. Die Videoaufzeichnungen und ihre Transkription sind von unschätzbarem Wert für alle, die sich mit dieser Thematik auseinandersetzen wollen. Um die Anonymität der beteiligten Kinder und Eltern zu wahren, haben wir in den Beschreibungen ihre Namen verändert, obwohl während der Konferenz die tatsächlichen Namen der Beteiligten benutzt wurden.

Empfehlungen zur Lektüre dieses Buches

Die ersten beiden Kapitel enthalten einen Überblick über die Grundlagen der Entwicklungstheorie und die Forschung, die der neuroaffektiven Theorie zugrundeliegt. Leser, denen dieser Einstieg als zu schwierig erscheint und deren Hauptinteresse die praktische Anwendung der beschriebenen Therapieansätze und deren Erörterung ist, haben zwei Möglichkeiten: Wenn Sie sich zunächst nur über die wichtigsten Aspekte des neuroaffektiven Modells informieren wollen, können Sie die Abschnitte *Das Gehirn: eine hierarchische und »dreieinige« Struktur* und *Das dreieinige Gehirn und seine mentale Organisation* in Kapitel 2 auf den Seiten 54 bis 58 lesen. Sie können aber auch gleich mit den Kapiteln 3 bis 6 beginnen, in denen die vier Therapien vorgestellt und auf bestimmte Ebenen der neuroaffektiven Theorie bezogen werden. Und Leser, die sich insbesondere für die Ansichten und Reflexionen der Präsentatoren und Moderatoren über die gemeinsamen Grundlagen unterschiedlicher Formen von Psychotherapie mit Kindern interessieren, können gleich die Kapitel 7 bis 11 lesen. Es folgen nun detailliertere Beschreibungen sämtlicher Kapitel des Buches.

Ein Überblick über das Buch

In den Kapiteln 1 und 2 stellen wir unser theoretisches Verständnis der Faktoren vor, die in der psychotherapeutischen Arbeit mit Kindern mit Hilfe von Mikroregulationsprozessen, die Augenblicke der Begegnung kreieren, Transformationsprozesse initiieren. In Kapitel 2 fokussieren wir darauf, daß es sinnvoll und wichtig ist, die primären Bindungsfiguren eines Kindes im Interesse der Organisation des sich entwickelnden Nervensystems und der Persönlichkeitsentwicklung in die Arbeit einzubeziehen. Außerdem stellen wir den für eine wirksame Therapie mit Kindern erforderlichen Rahmen sowie die grundlegenden Prinzipien der neuroaffektiven Entwicklungspsychologie vor, wobei wir uns auch Paul MacLeans Modell des dreieinigen Gehirns und das Konzept der neuroaffektiven Kompasse genauer anschauen.

In den folgenden vier Kapiteln (3–6) präsentieren wir kurze Beschreibungen der mentalen Organisation, die sich in Form der autonomen, limbischen und präfrontalen Gehirnstruktur manifestiert. Die Kapitel 1–3 enthalten weiterhin detailliertere Beschreibungen der drei neuroaffektiven Kompasse.

In Kapitel 3 wird die autonome Organisationsebene und der autonome Kompaß in Verbindung mit Peter Levines *Somatic Experiencing* beschrieben, weil dieser Ansatz auf die autonome Ebene zielt. Außerdem werden in diesem Kapitel Auszüge aus den Transkripten von Levines Demonstrationsvideos wiedergegeben. In Kapitel 4 stellen wir die limbische Ebene und den limbischen Kompaß in Verbindung mit Jukka Mäkeläs Präsentation des Theraplay-Ansatzes vor und geben ein Transkript der wichtigsten Teile seines Demonstrationsvideos wieder. In den beiden folgenden Kapiteln (5 und 6) wenden wir uns der präfrontalen Ebene zu und erörtern Therapien, die stärker auf Narrativen und verbalem Dialog basieren. In Kapitel 5 beschreiben wir die präfrontale Organisationsebene und beschäftigen uns mit der Regulation im Bereich des limbischen und des präfrontalen Kompasses bezogen auf die Arbeit des norwegischen Psychologen Haldor Øvreeide, die Methode der entwicklungsunterstützenden Dialoge mit Kindern und auf sein Demonstrationsvideo. In Kapitel 6 bleibt der Fokus auf die präfrontale Ebene gerichtet, doch es geht hier um ein höheres Maß an Komplexität, das die Mentalisierungsfähigkeit stärker herausfordert. Außerdem beschäftigen wir uns mit dem mentalen Entwicklungsprozeß während des zweiten Entwicklungsschubs des Gehirns, in der Zeit vom zweiten Lebensjahr bis nach der Adoleszenz, um die Transformationsprozesse auf dieser mentalen Ebene noch besser zu verstehen. Weiterhin wird in Kapitel 6 Eia Asens mentalisierungsbasierter Multifamilien-Ansatz vorgestellt und das von ihm während der Konferenz präsentierte Demonstrationsvideo erörtert.

Die Kapitel 7–11 untersuchen die während der Konferenz diskutierten faszinierenden Aspekte bezüglich der unspezifischen Faktoren in der Kinderpsychotherapie. Kapitel 7 konzentriert sich auf die Rolle des Therapeuten als eines guten »Karawanenführers« – was bedeutet, daß er sich zuversichtlich zeigen und die Führung übernehmen muß, um dem Kind das Vertrauen darauf zu ermöglichen, daß ein Mensch, der reifer und weiter entwickelt ist, es geleiten und ihm Hoffnung auf eine Veränderung zum Positiven vermitteln kann. Kapitel 8 erläutert, wie sich die symmetrische Beziehung in der Praxis entwickeln kann – wie der Therapeut den Therapieprozeß mit Hilfe der Augenblicke gegenwärtigen Erlebens beleben und bereichern kann. In Kapitel 9 geht es um den magischen Charakter der Therapie mit Kindern und darum, wie diese Magie Entwicklungsprozesse transformiert und fördert. Kapitel 10 erörtert die Beziehung zwischen Emotionen, Wörtern und Mentalisierung, und Kapitel 11 stellt die Bedeutung der Arbeit mit den Eltern im Rahmen einer Kinderpsychotherapie dar.

Soweit nicht anders angegeben, stammen alle Zitate im Buch und alle Epigraphe zu den einzelnen Kapiteln aus der Konferenz. Die Darstellung der zentralen Themen, die während der Konferenz diskutiert wurden, und deren Arrangement im Buch sind von der neuroaffektiven Entwicklungspsychologie und von einer neuroaffektiven Sicht psychotherapeutischer Arbeit geprägt.

Wir hoffen, daß dieses Buch die vielen Kollegen inspirieren wird, die alles in ihrer Macht Stehende tun, um Eltern zu helfen, denen es schwerfällt, die emotionale Entwicklung ihrer Kinder zu unterstützen – ihnen zu helfen, gute Beziehungen aufzubauen und mit Hilfe zahlreicher Augenblicke gegenwärtigen Erlebens die Persönlichkeit des Kindes zu stärken und reifen zu lassen.

KAPITEL 1

Die Bedeutung von Augenblicken gegenwärtigen Erlebens

> »Authentizität resultiert aus dem Augenblick, nicht aus einer Generalisierung.«
>
> — Jukka Mäkelä

Wie schon in der Einleitung erwähnt wurde, bildeten Daniel Stern, Ed Tronick, Louis Sander mit anderen Mitte der 1990er Jahre die Boston Change Study Group. Sie hatten sich vorgenommen, jene Faktoren einer Psychotherapie mit Erwachsenen wie mit Kindern zu untersuchen, die zwar wirken, aber nicht einer bestimmten Methode zuzuordnen sind bzw. nicht zu den Elementen zählen, auf die sich die Aufmerksamkeit des behandelnden Psychotherapeuten konzentriert. Der Denkansatz der Forschergruppe basierte auf eigenen Untersuchungen über die gesunde Eltern-Kind-Beziehung. Louis Sander hatte zuvor die enorme Bedeutung der Synchronisation entdeckt, mikroskopischer Augenblicke der Begegnung, die es einem Kind ermöglichen, Selbstregulationsprozesse zu entwickeln. Das Kind erlernt die Selbstregulation, indem es zum reiferen und besser regulierten Nervensystem eines anderen Menschen in Beziehung tritt. Wir beschäftigen uns in diesem Kapitel mit der Bedeutung solcher mikroskopischer *Augenblicke gegenwärtigen Erlebens* für die Selbstregulationsfähigkeit des Kindes und für seine Reifung. Außerdem untersuchen wir, wie wir solche Augenblicke im Psychotherapieprozeß erkennen können.

Von der Regulation zur Selbstorganisation

Das Nervensystem ist ein komplexes und dynamisches System. Veränderungen kommen nicht linear zustande, und niemand kann voraussagen, wann und in welcher Form sie eintreten. Neue Zustände manifestieren sich, wenn sich das Nervensystem an Erlebtes anpaßt. Selbstregulationsprozesse werden durch tief liegende neuronale Strukturen vermittelt. Regulation und Entwicklung des Gehirns eines neugeborenen Kindes unterliegen neurochemischen Einflüssen, die wiederum durch seine Interaktionen mit seiner primären Bezugsperson beeinflußt werden. Das Erleben von Behagen und Unbehagen resultiert aus subkortikalen Strukturen in den Tiefen des Gehirns. Sobald sich die Strukturen im Bereich des limbischen Systems entwickeln, werden regulierte Erregungszustände zu Emotionen, die das Handeln motivieren. Regulierungsprozesse im Hirnstamm und im limbischen System sind entscheidend für die Fähigkeit, Emotionen zu empfinden und auszudrücken, und später der Fähigkeit, Gefühle sprachlich auszudrücken und über sie zu reflektieren. Das reifende Nervensystem lernt, Interaktionen und Umgebungen zu bevorzugen, mit denen es vertraut ist (Sander 1977, 1983, 1988).

Colwyn Trevarthen weist darauf hin, daß die Fähigkeit, die Aufmerksamkeit zu fokussieren, eine der ersten verfügbaren Arten der Selbstregulation ist. Daß der Säugling auf Objekte fokussieren kann, die sein Interesse wecken, ist entscheidend für sein körperliches Erleben der Umgebung und für die Organisation der Körperbewegungen. Die Kombination von Erregung und Aufmerksamkeitsfokus ermöglicht ihm, sich auf eine andere Person einzustimmen – die so genannte *Intersubjektivitätsfähigkeit.* Schon das neugeborene Kind kann Ausdrucksaspekte von grundlegendem kommunikativem Wert koordinieren, und während des ersten Lebensjahres internalisiert es die Fähigkeit zur Regulierung intersubjektiver Interaktionen mit der primären Bezugsperson. Dieser intersubjektive Prozeß ist die Grundlage für eine Kreativität, die es dem Kind ermöglicht, durch Als-ob-Spiel Bedeutungen zu schaffen.

Die Selbstregulationsfähigkeit des Säuglings ist in den Gehirnstrukturen beheimatet, die Reflexe vermitteln, und die Reifung dieser Strukturen ist für die Persönlichkeitsentwicklung entscheidend. Die Selbstregulation ist die Grundlage für die Entstehung von Vertrauen und des Sicherheitsgefühls des Organismus. Unter anderem beeinflußt sie unsere Neigung, uns Personen oder Dingen zu nähern oder sie zu vermeiden, weil wir Angst haben, zu erstarren oder zu jemandem in Verbindung zu treten.

Schon sehr früh reagieren Säuglinge auf die emotionalen Zustände anderer Menschen; von ihrer Geburt an sind Kinder sensibel für Emotionen im sprachlichen Ausdruck und in Berührungen. Sie können Emotionen klar ausdrücken und lassen insbesondere Neugier beim Anblick menschlicher Gesichter erkennen. Im Alter von sechs Monaten sind sie sensibel für den Zeitpunkt von Interaktionen, und primäre Bezugspersonen und die Kinder, die sie betreuen, koordinieren ihre Aktivitäten gewöhnlich. Ihr dyadischer Prozeß, für den Einstimmung charakteristisch ist, verläuft ungeheuer flexibel, und die Muster und Variationen, die sich allmählich herausbilden, prägen die Integration und Differenzierung des Nervensystems (Thelen & Smith 1994). Das Kind stellt sich emotional auf die Rhythmen der Bewegungen des menschlichen Körpers, auf von Menschen produzierte Geräusche und auf Musik ein, und dieses gemeinsame somatische Spiel ist der Vorläufer der kreativen Nachahmung und der imaginierten Geschichten, die für Kinder im Vorschulalter charakteristisch sind. Dies ist die Grundlage für das bewußte und emotionale Verstehen, das kultureller Intelligenz generell zugrunde liegt.

Unser Gefühl, »in der Welt zu sein«, wird durch Interaktionserlebnisse gerahmt und ist in neuronale Schaltkreise eingebettet. Existierende neuronale Schaltkreise werden durch aktuelle Erlebnisse verändert, und in diesem Sinne hat das, was jetzt geschieht, die Macht, unsere Wahrnehmung der Vergangenheit zu modifizieren. Im Idealfall reorganisiert und integriert ein erfolgreicher therapeutischer Prozeß die in der Vergangenheit durch inadäquate Regulation geprägten neuronalen Schaltkreise (Freeman 1995; Morgan 1998).

In den 1950er Jahren führte Louis Sander den Begriff »Augenblicke der Begegnung« *(moments of meeting)* ein. Dabei bezog er sich darauf, wie Mutter und Kind Schlaf-, Wach- und Fütterrhythmen entwickeln und wie sie mit gemeinsamen Aktivitäten umgehen. Er wies darauf hin, daß das Gefühl der Verbundenheit oder das Gefühl, »auf der gleichen Wellenlänge« zu sein, auf dem Einfluß der ersten sechs Monate des Kindes und dem Erleben gemeinsamer Regulation basiert, wobei die Nervensysteme der Bezugsperson und des Kindes in einem reziproken Resonanz- und Synchronisationsprozeß zusammenwirken. Dies geschieht in Form von Augenblicken der Begegnung, die für die Organisation und Regulation des Gehirns und des zentralen Nervensystems eine wichtige Rolle spielen.

In Augenblicken der Begegnung verbinden sich die mentalen Zustände des Säuglings und der primären Bezugsperson miteinander, und es findet ein Prozeß beidseitiger Anpassung und der Selbstregulation statt, den Daniel Stern *»moving along«* genannt hat. Dieser führt zu einem gegenseitigen (An-) Erkennen, wobei die Beteiligten spüren, was der jeweils andere erlebt. Sind beispielsweise eine Mutter und ein Säugling gemeinsam mit einer gut regulierten Interaktion befaßt, kann eine bestimmte Art von Lächeln des Kindes, das die Mutter erfreut, bewirken, daß sie das Kind ihrerseits mit einem breiten Lächeln anstrahlt und daß beide daraufhin zu lachen anfangen. In solch einem Augenblick der Begegnung befindet sich die Einstimmung auf dem Niveau höchster Intensität, und ein überwältigendes Gefühl der Intimität und Authentizität ist für die Situation charakteristisch. Solche Augenblicke nähren das Nervensystem und stimulieren die Entwicklung (Sander 1992; Stern 1977/1979, 1998a, 2004/2005).

Die gesteigerte Energie solcher Augenblicke gegenwärtigen Erlebens oder Augenblicke der Begegnung erzeugt ein Gefühl der Lebendigkeit und fördert die Entwicklung der entstehenden Fähigkeit des Kindes zur Selbstregulation und zur Fokussierung der Aufmerksamkeit. Wenn eine Bezugsperson und ein Säugling beispielsweise miteinander spielen, und eine plötzliche Initiative einer Partei läßt in beiden eine Begeisterung und Freude von bisher ungekannter Intensität aufleuchten, wird die Fähigkeit des Säuglings, stärkeren gemeinsamen positiven Erregungszuständen standzuhalten, verbessert. Winzige Veränderungen zum richtigen Zeitpunkt regen das Nervensystem zur Reorganisation und Weiterentwicklung an (Sander 1988; Schore 2003a, 2003b/2007; Sroufe 1996; Stern 1990, 1998a).

Das Bedürfnis, mit einem anderen Menschen in einem intersubjektiven Feld zu sein, ist sehr wichtig für die Entstehung von Beziehungen und einer der Faktoren, die dem psychotherapeutischen Prozeß Energie zuführen. Das intersubjektive Feld kann sich nur im Augenblick manifestieren, und wenn dies geschieht, entstehen emotionale Augenblicke, die den persönlichen Ressourcen und der Flexibilität und Stärke zugute kommen. Praktisch alle Menschen sind in der Lage, emotionale Verbindungen herzustellen. Stern (2004/2005) erklärt, daß wir unsere emotionale Kapazität entwickeln, indem wir in der Gegenwart und im Rahmen implizit erlernter dyadischer Interaktionen leben.

Tronick hat darauf hingewiesen, daß der Säugling ein Subsystem eines umfassenderen dyadischen Systems ist, welches durch das andere Subsystem, die primäre Bezugsperson, geformt und reguliert wird. Diese Erkenntnis läßt sich auf den Therapieprozeß übertragen. Beispielsweise unterstützt der Therapeut die Affektregulation des Kindes, indem er im Rahmen einer gemeinschaftlichen Aktivität die wechselseitige Regulation fördert, und gemeinsam entwickeln beide (Kind und Therapeut) neue, komplexere Formen des Austauschs, die das Selbstvertrauen des Kindes und sein Vertrauen zum Therapeuten stärken. Die Motivation zur emotionalen Einstimmung und zur Entwicklung einer Bindung ist angeboren, und ohne sie findet keine Entwicklung statt. So bedrohlich die Unvoraussehbarkeit von Veränderungen erscheinen mag, gibt sie andererseits Grund zur Hoffnung.

Die Ermöglichung regulierend wirkender Bindungserlebnisse mit Hilfe eines Improvisationsprozesses

Trevarthen (1993a, b) erklärt, daß soziales Wissen durch Interaktion entsteht und daß schon Säuglinge rudimentär über eine entsprechende Fähigkeit verfügen. In jeder Dyade, ob in der Beziehung zwischen primärer Bezugsperson und Kind oder zwischen Therapeut und Kind, fungiert das Nervensystem als selbstorganisierendes System, das selbst die Organisation des Gehirns beeinflußt. Und indem das Kind mit einem anderen selbstorganisierenden System kooperiert, ist es in der Lage, sehr komplexe mentale Zustände zu entwickeln.

Sander (1977) schreibt, wenn die Orientierungen zweier Menschen zusammenträfen, finde ein Transformationsprozeß statt, der neue Entwicklungen ermögliche. Winnicott weist darauf hin, daß dies seinen klinischen Beobachtungen zufolge eintritt, wenn beide Beteiligten einen Augenblick gemeinsamer Aufmerksamkeit erreichen, in dem das Kind dessen gewahr wird, daß ein anderer Mensch dessen gewahr ist, wessen es selbst in sich gewahr ist. Winnicott bezeichnete dies als den »heiligen Augenblick« *(»sacred moment«)* und meinte damit einen Augenblick der Begegnung, der mit einem neuen Grad an Kohärenz hinsichtlich dessen, wie das Kind seine auf innere Zustände und die äußere Umgebung gerichtete Aufmerksamkeit empfindet. Dabei erlebt es sowohl das »Zusammensein mit« als auch das »Verschiedensein von« anderen Menschen. Im ganzen Leben findet diese Synchronisation innerhalb von Mikrosekunden statt; sie erzeugt positiven Affekt und Verbundenheitsgefühle und bringt das Kind und die primäre Bezugsperson auf den Weg zu gemeinsamen Erlebnissen. Die Fähigkeit des Säuglings, aus eigenem Antrieb bevorzugte Zustände und Ziele anzusteuern, erzeugt ein Gefühl der Besonderheit, das die Entwicklung einer eigenständigen Identität fördert. Adaptation ermöglicht Selbstregulation aufgrund des Erkennens innerer Erlebnisse – solcher der Subjektivität und der Intersubjektivität (Hart 2011).

Es gibt eine dyadische Form von Resonanz in der Verbindung zweier Nervensysteme, die der Ursprung solcher Augenblicke der Begegnung oder Augenblicke gegenwärtigen Erlebens ist. Sie manifestieren sich plötzlich und spontan, sind leicht zu erkennen, verbal nur schwer zu beschreiben, und wahrscheinlich fühlt sich das Kind in solchen Momenten wirklich gesehen, und eine Transformation befördert es von einer Entwicklungsstufe auf die nächsthöhere. Solche Augenblicke kreieren beide an der Dyade Beteiligten gemeinsam, und sie erfordern von beiden emotionale Offenheit. Beide müssen die Gefühle der anderen Partei erkennen, und beide müssen verstehen und anerkennen, was sich zwischen ihnen entfaltet. Die Offenheit und das Zugehörigkeitsgefühl, die einen Augenblick gegenwärtigen Erlebens kennzeichnen, aktivieren im Gehirn subkortikale Bereiche, die unsere Empfindungen in Reaktion auf Emotionen verarbeiten (Sander 1992).

In den wiederholten, musikalisch ineinandergreifenden Prozessen der Eltern-Kind-Interaktion können beide Beteiligten allmählich ein Repertoire an Mustern aufbauen, die regeln, wie sich das Leben miteinander in dem von Stern *moving along* (1998a) genannten Prozeß voraussichtlich von Augenblick zu Augenblick entfalten wird. Die Augenblicke gegenwärtigen Erlebens sind miteinander verbunden und ergeben den Improvisationsprozeß gemeinsamen »Vorangehens«, der mit dem Gefühl verbunden ist, sich einem Ziel zu nähern. In einer Therapie enthüllt jeder Schritt ein Motiv der Mikroregulation der Intersubjektivität und des Inhalts der Psychotherapie. Oft besteht der Prozeß der therapeutischen Veränderung aus vielen für sich betrachtet undramatischen Augenblicken der Begegnung – zwischen denen sich auch ein paar dramatische befinden können.

Oft führen kleine Veränderungen zu umfassenden Veränderungen (Morgan 1998). Kleine Veränderungen entstehen durch die undramatischen Augenblicke gegenwärtigen Erlebens und sind für den Therapieprozeß von großer affektiver Bedeutung. In solchen Momenten werden der Therapeut und das Kind aktiver in den Augenblick involviert, und etwas Wichtiges manifestiert sich, das hilft, die Zukunft zu formen. Wird dieser Augenblick vom Therapeuten und vom Kind ergriffen – wenn beide spontan authentische, persönliche Reaktionen entwickeln –, kann man annehmen, daß beiden gegenwärtig ist, daß sie die gleiche mentale Landschaft erleben. Beispielsweise könnten beide wegen eines komischen Ausdrucks oder eines überraschenden Ereignisses plötzlich zu lachen anfangen. Solche Erlebnisse plötzlicher Synchronisation treiben die Interaktion auf eine höhere Erregungsstufe, die es dem Kind ermöglicht, eine ihm bisher unbekannte Freude zu erleben, die alles bisher gemeinsam Erlebte überragt. Solche veränderten Zustände ermöglichen die Entwicklung neuer mentaler Vorstellungen und reorganisieren vorangegangene Erlebnisse.

Die Bedeutung von Prozessen der Synchronisation und der Mikroregulation

Beziehungen basieren auf Verbundenheit, und wir alle treten in einem Zustand der Verbundenheit ins Leben ein, als Teil von jemand anderem. Mit anderen

Worten beginnen wir unser Leben in einer Beziehung. Sander beschreibt, daß wir mit zwei angeborenen biologischen Motivationen beginnen, die bewirken, daß das Kind und seine primäre Bezugsperson zusammenpassen. Die eine ist das Erfordernis, die Vitalfunktionen zu synchronisieren und durch Selbstregulation zu beeinflussen; die andere ist die Fähigkeit zu interpersonaler Synchronizität durch Mikrosekunden der Eingestimmtheit. Ob die Bezugsperson in der Lage ist, den aktuellen Zustand des Säuglings zu verstehen und sich mit ihm zu synchronisieren, ist einer der Faktoren, von denen abhängt, wie kohärent das Erleben des Kindes sein wird.

Dieser Zustand der Synchronisation wird als positiver Affekt erlebt, und er bildet die Grundlage für gesunde Beziehungen, was das Erlebnis des Gebens und Empfangens von Liebe einschließt. Frühe Synchronisationserlebnisse befähigen uns, später im Leben mit anderen Menschen einen synchronisierten Zustand zu entwickeln und Bindungserlebnisse als solche zu erkennen. Die starke gemeinsame Aufmerksamkeit in Augenblicken der Begegnung ermöglicht die wichtigen Mikrosekunden der Eingestimmtheit.

Durch das Erleben von Einstimmungsprozessen wird Bewußtsein organisiert. Die dyadische Regulation von Zuständen schließt immer Intensivierung, Abwärtsregulation, Verarbeitung, Reorganisation, die Etablierung neuer Erlebnisse sowie die Rückkehr in einen vordefinierten Balancezustand ein. Auch Veränderungen in der therapeutischen Beziehung beruhen auf Mikromomenten der Begegnung, die in den neuronalen Schaltkreisen Spuren in Form von mikroskopischen Veränderungen hinterlassen.

Im Gehirn gilt generell das Prinzip, daß die Gegenwart ständig die Vergangenheit umschreibt. Doch unflexible Muster zu verändern kann schwierig sein, und durch traumatische Ereignisse entstandene neuronale Muster sind möglicherweise dem Geschehen im Augenblick gegenüber völlig immun. Bestehende neuronale Schaltkreise zu verändern kann ein langer und mühsamer Prozeß sein. Manchmal werden neurophysiologische Veränderungen schon früh im Leben durch Beeinflussung in kritischen Zeitspannen und durch schwere Traumata und Konflikte so unwiderruflich eingeprägt, daß sie sich als unveränderbar erweisen (Gunnar & Vazquez 2001).

Im Therapieprozeß schafft der Therapeut einen von Fürsorge geprägten Kontext, der Wachstum und Entwicklung fördert. Er versucht, durch den Aufbau einer Allianz zum Kind und durch empathische Einstimmung in seine Situation, Bindungsprozesse zu aktivieren, das Angst- und Streßniveau zu senken und eine biochemische Umgebung zu kreieren, die neuronale Plastizität optimal fördert. Behindern innere oder äußere Faktoren die Fähigkeit eines

Kindes, sich herausfordernden und belastenden Situationen zu nähern, bleibt die Entwicklung des neuronalen Systems unvollendet, und die Integration kann nicht abgeschlossen werden.

In der psychotherapeutischen Beziehung versucht der Therapeut, die Mikroanatomie des kindlichen Gehirns zu modifizieren. Sobald eine autonome oder limbische Verbindung als neuronales Muster etabliert ist, kann sie nur durch eine andere autonome oder limbische Verbindung modifiziert werden. Um neuronale Schaltkreise integrieren und reintegrieren zu können, muß das Nervensystem sich mit einem anderen Nervensystem verbinden und mit ihm in ein Resonanzfeld eintreten. Erfolgreiche Einstimmung bewirkt, daß das Nervensystem Flexibilität entwickelt und neuronale Muster integriert, die sich über die gesamte hierarchische Organisation des Gehirns erstrecken.

Dyadische Kommunikation ermöglicht Resonanz und Kohärenz im Nervensystem. Entwicklung und Integration finden bei einem ausgewogenen Verhältnis zwischen fürsorglicher Zuwendung und optimalem Streß statt. Mäßiges Arousal und optimaler Streß ermöglichen die Integration und Konsolidierung neuronaler Schaltkreise, sofern das Streßniveau nicht die Möglichkeiten des Nervensystems überstrapaziert. Mäßiges sympathisches Arousal intensiviert die Fähigkeit neuronaler Netzwerke, Informationen zu verarbeiten und zu integrieren. Eine zu starke Aktivierung hingegen löst eine starke sympathische Aktivierung aus, wodurch die kortikale Verarbeitung und Integration gehemmt wird. Im Therapieprozeß müssen emotional ruhige und stark erregte Augenblicke miteinander verbunden werden, was den zugrundeliegenden neuronalen Rhythmus für Wachstum und Entwicklung spiegelt. Ein optimales Arousal- und Streßniveau im Therapieprozeß verstärkt die Ausschüttung von Neurotransmittern und neuronalen Wachstumshormonen, wodurch die für Lernen, kortikale Reorganisation und die Entwicklung neuronaler Schaltkreise wichtigen Stoffe in verstärktem Maße bereitgestellt werden (Cozolino 2002).

Peter Levine erklärte während der Konferenz, daß Interventionen oft sehr simpel seien und auf Mikroveränderungen basierten. Dabei sei das, was der Therapeut sage und tue, sehr redundant und bestehe häufig im Gebrauch bestimmter Wörter mit tiefreichender Wirkung und Bedeutung. Nach Levines Auffassung sind Wiederholungen dieser Art in einer Therapie einer der besonders wirksamen spezifischen Faktoren. Wiederholungen erschließen eine neue Ressource, ein neu entdecktes Erlebnis, auf dem spätere Erlebnisse aufbauen können. Wiederholung kreiert einen Rhythmus, der den Flow gewährleistet. Jukka Mäkelä beschrieb diesen Vorgang wie folgt: »Wir wissen, daß es etwas

Größeres gibt, dem wir uns nähern, wenn wir zusammen sind, einen Bereich, in dem Dinge geschehen, die wir nicht so recht verstehen. Obwohl wir die Magie des Geschehens nie voraussagen können, ist uns das Verständnis gemeinsam, daß ich hier bin, daß du hier bist, daß zwischen uns etwas vor sich geht und daß in diesem ›etwas‹ Dinge geschehen, auf die ich keinen Einfluß habe und auf die du keinen Einfluß hast; doch wir können darauf vertrauen, daß das Leben auf die Integration hinarbeitet. Und darum geht es, so glaube ich, bei aller Therapie.«

Einstimmung, Fehleinstimmung und die Behebung letzterer

Affekteinstimmung und Bestätigung sind Bestandteile des Gesehen- und Gewürdigtwerdens, einem interaktiven Prozeß, der die Entwicklung der Persönlichkeit vorantreibt. Beim eingestimmten Kontakt werden Informationen über die innere Welt beider Beteiligter übermittelt, und wenn zwischen ihnen ein Resonanzfeld entsteht, können sie ein Gespür für die Emotionalität des Kommunikationspartners entwickeln. Zu spüren, daß man von einem anderen Menschen gesehen wird, oder sich emotional erkannt zu fühlen ist der erste Schritt in einem emotionalen Entwicklungsprozeß und in der Transformation persönlichen Erlebens (Hart 2010; Lewis, Amini & Lannon 2001; Schibbye 2005).

Resonanz spielt für die Organisation des Gehirns und die Regulation des zentralen Nervensystems eine wichtige Rolle. Resonanz beinhaltet, daß ein aktiver Gefühlszustand eine ähnliche Wirkung beim Kommunikationspartner hervorruft, was den ursprünglichen aktiven Zustand intensiviert. Sander (1977) hat die Auffassung vertreten, daß alle Säuglinge ihr Leben mit einer endogenen rhythmischen Aktivität beginnen, die mit einem Partner koordiniert werden muß, und daß dem Nervensystem ein biologischer motivierender Antrieb innewohnt, Informationen zu organisieren, Gesetzmäßigkeiten zu entdecken und im Sinne bestimmter Erwartungen zu handeln. Dieser auf Synchronisation basierende Prozeß findet ebenfalls in Form wechselseitiger Regulation zwischen zwei Nervensystemen statt, und durch die gemeinsamen Erlebnisse entsteht allmählich die Grundlage für Intimität, Bindung, wechselseitige Einstimmung, Selbstregulation und Selbstreflexion. In dieser gegenseitigen Beeinflussung verbinden die Beteiligten das beobachtete Verhalten eines Partners, beispielsweise einen Gesichtsausdruck, mit dem eigenen inneren mentalen Zustand und der eigenen Wahrnehmung (Beebe & Lachmann 2002).

Unser Nervensystem versucht, die Erlebnisse anderer Menschen zu enthüllen, indem es Resonanzfelder kreiert, die uns mit den anderen verbinden. Menschen mit einem ausreichend integrierten Nervensystem erzeugen mit ihren Kommunikationspartnern gemeinsam Intentionen, Gefühle und Gedanken, die in ihrer Interaktion mit den empfundenen Intentionen des anderen ständig modifiziert oder neu geschaffen werden. Unser Nervensystem ermöglicht uns, das Nervensystem eines anderen Menschen von innen zu erleben, was die Grundlage für Empathie ist (Hart 2010; Stern 2004/2005).

Das Herz der Empathie ist die Fähigkeit, sich auf den Affekt eines anderen Menschen einzustimmen und eine Resonanzreaktion zu erzeugen. Positive Einstimmung fördert Vertrauen und die Entstehung von Bindungen. Durch Synchronizität und Resonanz entwickelt der Therapeut eine Bindung zu dem Kind, das er behandelt, und dies hilft dem Kind, unbewußt eine Möglichkeit des In-der-Welt-Seins zu entdecken, die ihm mehr psychischen Raum für seine Entwicklung gibt als die Beziehungsstrategien, die es vorher genutzt hat. Ist der Therapeut empathisch auf den inneren Zustand des Kindes eingestimmt, wird der Kontakt zu ihm intensiviert und vitalisiert (Hammer 1990; Hart 2010; Schore 2003b/2007; Stern 1984; Trevarthen 1979).

»Vorangehen« *(moving along)* in einer Therapie ist ein spontaner Prozeß, dessen Verlauf sich nicht vorhersehen läßt, und es kann für einen außenstehenden Beobachter schwierig sein, eine bestimmte Richtung darin zu erkennen. Doch dieser unberechenbare Prozeß kann nur kreativ sein, wenn er sich in einem fundierten Rahmen entfaltet, was der Fall ist, sofern Therapeuten einer Methode gemäß arbeiten, bei deren Anwendung sie sich wohlfühlen. Stern (2004/2005) weist darauf hin, daß wir in einem bestimmten behandlungstechnischen und theoretischen Rahmen arbeiten müssen, um das, was geschieht, verstehen zu können. Bowlby schreibt, der beste Therapeut sei von Natur aus intuitiv und deshalb in der Lage, sein subjektives implizites Erleben zu nutzen, und außerdem orientiere er sich an einer adäquaten Theorie (Bowlby 1991; Schore 2003b/2007).

Wenn zwei Menschen in einem intersubjektiven Raum in Verbindung treten, kommt es zu spontanem Austausch, aber auch zu zahlreichen Mißverständnissen und Fehleinstimmungen. Selbst die besten Interaktionen gehen mit zahlreichen Fehleinstimmungen einher; allerdings gelingt es den beiden Beteiligten rasch, die meisten davon zu beheben. Der Wert von Fehleinstimmungen liegt darin, daß sie uns helfen, unsere Fähigkeit, Frustrationen zu ertragen und Fehleinstimmungen zu beheben, zu verbessern. Tronick macht auf die Bedeutung dieses wechselseitigen Regulationsprozesses aufmerksam, der es uns ermöglicht, nach einer Fehleinstimmung den Zustand der Eingestimmtheit wiederherzustellen. Wenn das Kind um die acht Monate alt ist, kommt es in der Mutter-Kind-Dyade alle drei bis fünf Sekunden zum Wechsel von einem eingestimmten in einen fehleingestimmten Zustand.

Ein Kind, dem es wiederholt mißlingt, Fehleinstimmungen aufzulösen, fühlt sich schnell hilflos. Es stellt seine Bemühungen dann allmählich ein und wendet zum Zweck der Selbstregulation statt dessen Copingstrategien an und versucht auf diese Weise, das negative Erlebnis, das durch das Scheitern seines Versuchs der Kontaktherstellung entstanden ist, unter Kontrolle zu bringen. Das Kind entwickelt in solchen Fällen Copingstrategien, die sein Engagement in der sozialen Umgebung einschränken und eine negative Wahrnehmung seiner selbst und seiner Umgebung zur Folge haben. Nutzt es diese Defensivstrategien im Rahmen von potentiell positiven Interaktionen, erscheinen auch diese in einem verzerrten Licht. So entsteht ein sich selbst verstärkender negativer Zyklus, aus dem allmählich ein Persönlichkeitsmuster werden kann, das auf starke psychische Probleme hinweist.

In den 1970er Jahren entwickelte Tronick sein »Still Face«-Experiment, das er im Laufe der Jahre mit Hunderten von Säuglingen im Alter von drei Monaten bis zu einem Jahr durchführte. Auf den Videoaufnahmen von diesen Untersuchungen waren viele Bewältigungsstrategien zu erkennen, die diese Kinder benutzten, um damit fertig zu werden, daß ihre Mütter nicht auf ihre Signale reagierten. Einige Kinder versuchten beharrlich, ihre Mutter zu einer Reaktion zu bewegen, indem sie sie anlächelten oder sie durch Geräusche aus der Reserve zu locken versuchten. Andere benutzten negativen Affekt und wieder andere eine Kombination beider Methoden. Manche Kinder schauten ihre Mutter kurz an, wendeten ihre Aufmerksamkeit dann aber einem Objekt zu und unternahmen keine weiteren Kontaktaufnahmeversuche. Bei einigen war Streß in Form von schnellem und flachem Atmen zu erkennen; sie zogen sich von ihrer Mutter sowie von Objekten in der Umgebung zurück und versuchten, sich selbst zu beruhigen, indem sie in die Luft starrten. Die ersten Reaktionen von Säuglingen auf das »Still Face«-Experiment treten in den ersten beiden Sekunden auf. Auch nachdem ihre Mutter wieder normal mit ihnen interagiert, wirkt das Erlebte noch eine Weile nach. Ihr Blickkontakt bleibt noch einige Minuten reduziert und ihre Stimmung gedämpft. Schon drei Monate alte Säuglinge unterliegen nicht nur dem unmittelbaren Einfluß der Reaktion ihrer Mutter oder des Ausbleibens ihrer Reaktion, sondern auch dem Einfluß des umfassenderen Rahmens des Geschehens, der eine anhaltendere Stimmung produziert. Streß in der Interaktion kann durch viele verschiedene Faktoren entstehen, angefangen von schlechtem Timing und dem Mißverstehen emotionaler Signale über unterschiedliche Ziele bis hin zu einer zu starken oder zu schwachen Stimulation. Streß entsteht während einer Interaktion, wenn Mutter und Säugling nicht in der Lage sind, mit der wechselseitigen Regulation fortzufahren.

Normale Mutter-Kind-Interaktionen bewegen sich von einer Fehleinstimmung zur nächsten, und zwischen diesen gelingt es gelegentlich, die Verbindung wiederherzustellen (Tronick in Hart 2011). Daß das Kind die Auflösung normaler Fehleinstimmungen erlebt, ist für die Entwicklung von Strategien für den Umgang mit stärkerem Streß, den die Begegnung mit dem ausdruckslosen Gesicht der Mutter hervorruft, sehr wichtig. Beim »Still Face«-Experiment gelang es Säuglingen, die es gewöhnt waren, an der wechselseitigen Regulation mit ihrer Mutter teilzunehmen, besser, positive Signale auszusenden – ihre Signale waren weniger negativ, und sie waren nicht so desorganisiert wie die Kinder, die weniger oft erlebt hatten, daß ihre Beziehung zu ihrer Mutter wiederhergestellt worden war.

In einem anderen Experiment wurden Mütter aufgefordert, ihren Gesichtsausdruck stark einzuschränken, bewußt monoton zu sprechen, sich langsam zu bewegen und sich in einem gewissen Abstand von ihrem Kind hinzusetzen. Dieses Experiment hatte eine stärkere Wirkung auf die Säuglinge als das »Still Face«-Experiment – wahrscheinlich weil das Verhalten der Mütter in diesem Fall zwar ein gewisses Maß an Einstimmung erkennen ließ, auf das Verhalten des Säuglings aber schlecht abgestimmt war und außerdem zahlreiche Fehleinstimmungen erzeugte, die nicht behoben wurden. Kinder von intrusiveren Müttern beispielsweise – von Müttern, die oft wütend wurden und ihre Wut dann auf ihr Kind richteten – tendierten stärker dazu, ihren Blick abzuwenden. Hingegen waren die Kinder von Müttern, die selbst dazu neigten, sich von ihren Säuglingen abzuwenden, häufiger fehlangepaßt und äußerten eher Protest. Ein aufgebrachter Säugling kann versuchen, sich zu beruhigen und seine negativen Emotionen unter Kontrolle zu bringen, indem er seinen Blick abwendet und am Daumen lutscht. Auf diese Weise kann das Kind seine Aufmerksamkeit vom belastenden Ereignis ablenken, was seine Herzfrequenz sinken läßt.

Normale Kinder erleben in normalen Interaktionen mit Erwachsenen zwar oft Augenblicke der Fehleinstimmung, aber sie verfügen über Bewältigungsstrategien, die es ihnen ermöglichen, mit solchen Erlebnissen umzugehen und so ihre Selbstregulation aufrechtzuerhalten. Diese Fähigkeit stabilisiert sich im Alter von etwa sechs Monaten. Zu erleben, daß man Fehleinstimmungen und negative Emotionen selbst beheben kann, ist für die weitere Entwicklung eines Kindes von Vorteil und erzeugt positive Emotionen. Das Kind lernt dadurch, selbst in belastenden Situationen mit anderen Menschen in Kontakt zu bleiben und zwischen sich und den anderen klarere Grenzen zu schaffen. Schon im Alter von sechs Monaten ist ein Säugling in der Lage, mit Affekten umzugehen und eine innere Repräsentation seiner selbst und anderer zu präsentieren.

Tronick beobachtete eine gewisse Entsprechung zwischen der wechselseitigen Regulation, wie sie in der Interaktion zwischen Säuglingen und ihren Müttern stattfindet, und jener zwischen Therapeuten und ihren Klienten bzw. den von ihnen behandelten Kindern. Er wies darauf hin, daß in einer Therapie ebensoviele Einstimmungen und Fehleinstimmungen stattfinden wie in der Interaktion zwischen Säuglingen und ihren primären Bezugspersonen und daß beide Arten von Beziehungen beinhalten, daß zwei Menschen sich aktiv an der Schaffung eines kohärenten Sinns beteiligen. In der Boston Change Study Group ging es Tronick stärker um die Behebung von Fehleinstimmungen als um die Synchronisation als den transformierenden Prozeß der Psychotherapie und Entwicklung. Viele Veränderungen finden in Augenblicken der Begegnung statt, in denen sich Fehleingestimmtheit in Einstimmung zu verwandeln beginnt und ein Gefühl der Erweiterung und Freude entsteht. Die gesteigerte Komplexität vertieft die Beziehung und bewirkt, daß sich das Kind stärker mit dem Therapeuten verbunden fühlt – was wiederum zur Folge hat, daß das Kind ein tieferes Selbstempfinden verspürt, begleitet von einem Gefühl der Solidität, Stabilität und Selbstkontinuität. Diese Erweiterung des Bewußtseins ist ein machtvolles Erlebnis.

Stern bezeichnet Fehleinstimmungen als »Fehltritte im Tanz« und hält sie für sehr wertvoll, weil er das Verhandeln und das Wiederherstellen von Eingestimmtheit in der Interaktion für die wichtigsten Möglichkeiten hält, die Regeln für das Zusammensein mit anderen Menschen zu vermitteln. Deshalb ist die Behebung von »Fehltritten« für das Kind bei seiner Interaktion mit einer unvollkommenen Welt eine der wichtigsten Lernerfahrungen. Fehltritte konfrontieren das Kind mit der Notwendigkeit, eine Methode des Copings oder eine Anpassung zu entdecken, die es ihm ermöglicht, eine belastende Situation zu verändern oder zu vermeiden. Aus dem Korrigieren von Fehltritten entwickeln sich allmählich die Bewältigungsstrategien des Kindes. Um sich entwickeln zu können, muß der Säugling sich darin üben, sein Verhalten an Situationen anzupassen, die sich ständig verändern. Bemühungen, Fehltritte zu beheben, ermöglichen dem Kind, seine Reiztoleranz zu vergrößern.

Einstimmung, selektive Einstimmung und Fehleinstimmung sind Arten der Übermittlung von Einstellungen, Phantasien und Plänen. Einstimmungen können guten und schlechten Zwecken (wie beim Necken) dienen, doch in jedem Fall öffnen sie Türen zur Intersubjektivität und machen eine partielle Vereinigung mit einem anderen Menschen möglich. Dies kann das menschliche Leben bereichern oder einschränken, weil ein Teil unseres inneren Erlebens dabei einem bestimmten Rahmen angepaßt oder aus ihm ausgeschlossen wird. Selektive Einstimmung beeinflußt das subjektive Erleben des Kindes, weil durch sie bestimmte Aspekte eines Erlebnisses hervorgehoben und andere in den Hintergrund gedrängt werden.

Eine bestimmte Art selektiver Einstimmung wird *soziales Referenzieren* genannt. Sie findet statt, wenn das Kind sich in einer Situation unsicher fühlt, beispielsweise bei einer Übung. In Situationen, die dem Kind als uneindeutig erscheinen, schaut es auf den Therapeuten, um die Ambiguität aufzulösen. Es versucht dann, aus dessen Gesichtsausdruck den affektiven Inhalt der Situation abzuleiten, um sozusagen eine »Zweitmeinung« darüber einzuholen, was im vorliegenden Fall das angemessene Gefühl sein könnte. Das soziale Referenzieren ermöglicht der primären Bezugsperson oder dem Therapeuten, das tatsächliche Erleben des Kindes zu definieren oder zu beeinflussen. Eine gewisse affektive Einstimmung ist Voraussetzung für soziales Referenzieren, weil das Kind aufgrund dessen weiß, ob die primäre Bezugsperson die Situation so erlebt wie es selbst und ob beide einer gemeinsamen Welt angehören.

Verankern der Therapie im Augenblick gegenwärtigen Erlebens und Nutzen von RIGs zur Aktivierung des episodischen Gedächtnisses

In der Interaktion zwischen primärer Bezugsperson und Kind werden viele Aktivitäten auf neuartige und improvisierte Weisen wiederholt. Durch diese improvisierten Wiederholungen entstehen Schemata des Zusammenseins mit anderen Menschen (Stern 1998b). Frühere Ansichten revidierend hat die Kognitionsforschung festgestellt, daß Repräsentationen, Erinnerungen und motorische Muster nicht in einer für alle Zeit festgelegten, endgültigen Form existieren, die nur aktiviert zu werden braucht, sondern daß sie bei jedem Abruf im Arbeitsgedächtnis an den aktuellen Kontext angepaßt werden. Stern beschreibt, daß alles, was in einem bestimmten Augenblick gegenwärtigen Erlebens geschieht, alle schemabezogenen neuronalen Netzwerke aktiviert, die mit einer bestimmten Handlung mental oder physisch verbunden sind, und daß dies auf allen Ebenen der hierarchischen Struktur des Gehirns geschieht. Aktivierte Schemata beeinflussen praktisch alle Arten von Interaktionsverhalten. Umgekehrt aktiviert und verändert interaktives Verhalten auch innere Schemata des Mit-Seins, und im Falle der Aktivierung eines Schemas hängt die tatsächliche Art seiner Manifestation vom aktuellen Kontext ab.

In einer Situation, an der wir gemeinsam teilhaben, erleben wir uns im Augenblick und entwickeln innerlich eine Skizze vom Geschehen, die zu einem Bestandteil unserer Schemata für Mit-Sein wird. In diesem Sinne basieren Repräsentationen auf subjektiv wahrgenommenen Interaktionserlebnissen.

Nach Sterns Auffassung werden Episoden im Gedächtnis als unteilbare Einheiten gespeichert. Normalerweise erscheint eine Episode als unverwechselbares Ganzes, als episodische Erinnerung. Existieren mehrere ähnliche Episoden, entwickelt das Kind eine Repräsentation einer generalisierten Episode. Diese generalisierte Erinnerung bringt eine individuelle und persönliche Erwartung bezüglich dessen zum Ausdruck, wie sich die Dinge wahrscheinlich von einem Augenblick zum nächsten verändern werden. Generalisierte Episoden fungieren sowohl in der kognitiven Entwicklung als auch im autobiographischen Gedächtnis als Grundbausteine. Bei Interaktionserlebnissen geht es um Handlungen, Sinneseindrücke und Emotionen, die in präverbaler Form repräsentiert werden, und in Sterns Terminologie bilden sie *generalisierte Interaktionsrepräsentationen* (RIGs – *»representations of interactions that have been generalised«*). RIGs sind flexible Strukturen, die eine Art Durchschnitt mehr oder weniger zahlreicher realer Erlebnisse darstellen. Nach Stern werden die meisten spezifischen Erinnerungen bei diesem Generalisierungsprozeß zusammengefaßt und gehen als Einzelerinnerungen verloren. Viele Erinnerungen sind keine Bilder von einem konkreten früheren Ereignis, sondern sie repräsentieren die akkumulierte Geschichte einer bestimmten Art von Interaktion. Diese prototypischen Erinnerungen haben eine Lenkungsfunktion, da die Vergangenheit unsere Erwartungen bezüglich Gegenwart und Zukunft erzeugt.

Durch das Erlebnis des Zusammenseins mit einem zur Selbstregulation fähigen anderen Menschen entstehen positive RIGs. Werden unterschiedliche RIGs aktiviert, durchlebt der Säugling verschiedene Arten des Zusammenseins mit dem regulierenden Anderen. Jede Erinnerung ist einzigartig, weil sie durch einen bestimmten Kontext aktiviert wird, der sich niemals auf genau die gleiche Weise wiederholt. In jedem Augenblick wird ein anderes Set von Erinnerungsfragmenten aktiviert, oder das gleiche Set wird in einer anderen Kombination aktiviert. Inspiriert vom Neurophysiologen Walter Freeman beschreibt Stern, daß die neuronalen Repräsentationen früherer Ereignisse und die Erinnerungen an sie verändert werden, wenn ein neuer Augenblick gegenwärtigen Erlebens entsteht. Die ursprünglichen Erinnerungsspuren haben sich dann verändert und existieren in ihrer ursprünglichen Form nicht mehr. Wir könnten auch sagen, daß die Gegenwart die Vergangenheit allmählich verändert.

Zur Veranschaulichung erwähnt Stern ein Beispiel von Freeman, der nachwies, daß Kaninchen, die einem neuen Geruch ausgesetzt werden – beispielsweise dem einer Gurke –, ein neues neuronales Aktivierungsmuster entwikkeln. Lernt das Tier später einen anderen neuen Geruch kennen, beispielsweise den von Paprika, verändert das neu entstehende Aktivierungsmuster auch das neuronale Aktivierungsmuster für den ersten neuen Geruch. Kommt das Kaninchen eine Weile später mit einem dritten neuen Geruch in Kontakt, beispielsweise dem von Löwenzahnblättern, werden die beiden zuvor entstandenen Aktivierungsmuster abermals verändert. So wird die Vergangenheit permanent revidiert, sowohl als neuronales Muster als auch als Erlebnis des Erinnerungsabrufs. Stern erwähnt aber auch, daß stark traumatisierende Erlebnisse unglücklicherweise unflexible Muster erzeugen können, die gegen Veränderungen aufgrund von neuen Erlebnissen in der Gegenwart resistent zu sein scheinen.

Alle interpersonalen Interaktionen, an denen wir teilgenommen haben, werden in Form von RIGs internalisiert. Stern bezeichnet diese internalisierten Beziehungen als *evozierte Gefährten* (1985/1992, S. 162 ff). Damit sind aktivierte Erinnerungen von einer oder mehreren RIGs gemeint, die durch ein Abrufzeichen von etwas evoziert werden, das während eines Treffens mit einer anderen Person in einem bestimmten Augenblick zutage tritt. Evozierte Gefährten verschwinden nie und wirken sowohl in konkreten Interaktionen als auch als aktivierte Erinnerungen in Abwesenheit der betreffenden anderen Person. Evozierte Gefährten können durch körperliche Empfindungen oder Emotionen aktiviert werden und im Laufe der Zeit Selbstregulationsstrategien kreieren, welche die psychologische Entwicklung fördern.

Verbindungen zwischen verwandten RIGs bilden Netzwerke internalisierter Repräsentationen, die in eine große Vielfalt evozierter Gefährten, Repräsentationen des Anderen in unterschiedlichen Verfassungen und Kontexten, integriert werden. Sobald eine innere Repräsentation umfassend genug ist, fängt die Beziehung zur betreffenden anderen Person als Wesenheit im Bewußtsein zu existieren an, und das Bewußtsein beinhaltet die Geschichte dieser Beziehung, die fortan jede neue Interaktion beeinflußt. Wird eine neue Interaktion internalisiert, kann die erlebte Geschichte die innere Repräsentation verändern. Dadurch entsteht eine dynamische Interaktion zwischen Vergangenheit und Gegenwart, zwischen den etablierten inneren Repräsentationen und aktuellem kommunikativem Austausch, zwischen der Beziehung und der laufenden Interaktion. Der relationale Prozeß endet nie, auch nicht im Erwachsenenalter.

Einstimmung, selektive Einstimmungen und fehleingestimmte Prozesse führen alle zur Entstehung von RIGs, die im Geist des Kindes evozierte Gefährten und selbstregulierende »Andere« produzieren. Limbische Schaltkreise entstehen durch Stimulation, und das Kind kann nur im Rahmen eines affektiv eingestimmten Kontakts sein limbisches Potential vollständig entwickeln. Es reagiert auf andere emotional, als repräsentierten sie wichtige Personen aus seiner Vergangenheit – was neue Einstimmungen verzerren kann. Im psychotherapeutischen Prozeß versucht der Therapeut, diese RIGs allmählich durch geeignetere Einstimmungsprozesse zu verändern (Hart & Schwartz 2008).

Die Beziehung zwischen Therapeut und Kind ist durch eine asymmetrische Verantwortlichkeit charakterisiert, wobei der Therapeut im Rahmen einer Art wechselseitiger Erweiterung des Bewußtseins die Umstrukturierung des Kindes und damit die Modifikation seiner mentalen Organisation unterstützt. Symbolisierung oder Deutung sind somit nicht die primären Pfade zur Veränderung des Geistes, sie können aber von Nutzen sein, wenn sie zum richtigen Zeitpunkt einbezogen werden. Die eigentlichen Transformationsprozesse basieren auf der Synchronisation, zu der es im prozeduralen, impliziten Teil des Gedächtnisses kommt, und zwar zunächst im Rahmen der Interaktion mit der primären Bezugsperson. Diese Prozesse beeinflussen, wie das Kind die Möglichkeit, in andere Beziehungen einzutreten, wahrnimmt und wie es in seinen Beziehungen zu anderen Menschen um seine Selbstregulation bestellt ist. Demnach verändern nicht verbale Erzählungen – etwa die Erinnerung an etwas, das die Mutter einmal getan hat – die Art, zu anderen Menschen in Beziehung zu treten, sondern die wechselseitige Regulation, an die wir gewöhnt sind und die wir deshalb erwarten, beeinflußt unsere gegenwärtigen emotionalen Interaktionen und Beziehungen. Der Prozeß des »Vorangehens« *(moving along)* und die Augenblicke gegenwärtigen Erlebens *(present moments)* ermöglichen uns, eine komplexere und kohärentere Art des Zusammenseins mit wichtigen Bezugspersonen zu entwickeln.

Affektregulation und das Reifen der Persönlichkeit durch synchronisierte Augenblicke gegenwärtigen Erlebens

Nach Stern erfordert die Co-Regulation im Grunde, daß die primäre Bezugsperson und das Kind sich ineinander verlieben. Dies ist kaum jemals von Anfang an der Fall, sondern dieser Zustand entsteht erst allmählich durch Improvisationen im Zustand der Eingestimmtheit. Um das Interesse des Kindes und sein Arousal zu erhalten, muß die Bezugsperson auf ihr angeborenes Fürsorgeempfinden und ihre Improvisationsfähigkeit vertrauen. Meist entwickelt sich die Interaktion im Rahmen eines unkomplizierten Austauschs, bei dem plötzlich eine starke Veränderung eintritt: ein Augenblick gegenwärtigen Erlebens. Dies geschieht beim Erreichen einer aufmerksamen und authentischen Präsenz, einem Zustand, in dem das implizite Wissen zwischen dem Therapeuten und dem Kind verschmelzen kann. Therapeut und Kind sollten sich in diesem Prozeß frei bewegen können, und es sollte Zeit für freudigen Austausch geben, damit eine Transformation stattfinden kann (Stern 2001).

Wir leben in der Gegenwart, und was wir in der Vergangenheit erlebt haben, entfaltet sich in der Gegenwart. In einer Therapie geht es darum, die inneren Repräsentationen der Vergangenheit so zu verändern, daß die Klienten neue Elemente entdecken können, welche die Zukunft besser als bisher zu beeinflussen vermögen.

Augenblicke gegenwärtigen Erlebens wiederholen Varianten der in einer Beziehung vertrauten Interaktionen, welche die einzigartige Interaktion in einer therapeutischen Dyade prägen. In der normalen Kommunikation und im Therapieraum ist oft eine Partei oder sind manchmal beide nicht in der Lage, völlig präsent zu sein, weil ihr Fokus zur Vergangenheit oder zur Zukunft oder zu anderen Aspekten der Gegenwart verlagert ist. Und wenn das der Fall ist, entstehen keine Augenblicke gegenwärtigen Erlebens. Um die Entwicklung in Richtung des Unbekannten zu fördern, muß der Therapeut das Wagnis eingehen, sich authentisch und spontan dem Augenblick zu stellen, und zwar auf eine ganz persönliche Weise. In einem Augenblick gegenwärtigen Erlebens in der Psychotherapie bewegt sich die Improvisation der Interaktion in ein erweitertes, beide Beteiligte umfassendes Feld neuartiger Möglichkeiten. Der affektive Zustand signalisiert, ob jemand dazu bereit ist (Stern 1998b, 2001; Stern, Sander, Nahum et al. 1998). Mit Hilfe seiner Intuition spürt der Therapeut, wann eine Veränderung eintritt, die sich zu einem Augenblick gegenwärtigen Erlebens oder zu einem Augenblick der Begegnung entwickeln könnte. Die Beziehung tut die eigentliche Arbeit, und somit muß die Therapie eine sichere Umgebung schaffen, in der wir Raum genug haben, um unsere inneren Repräsentationen entfalten zu können.

Der Augenblick gegenwärtigen Erlebens verändert die *funktionale,* nicht die *historische* Vergangenheit. Erkennenserinnerungen *(recognition memories)* entstehen in Beziehung zu Erlebnissen im Augenblick. Sie beinhalten beispielsweise das Erkennen eines Geruchs, eines Geräuschs, einer Melodie, eines Worts usw. und werden dann in den betreffenden Augenblick integriert. Jeder Augenblick des Erkennens ist ein völlig eigenständiges Erlebnis, da im Hinblick auf das Geschehen im betreffenden Augenblick jeweils andere Fragmente ausgewählt werden (Stern 2004/2005). Innere Repräsentationen kommen bezogen auf den Augenblick des Ereignisses zusammen, trennen sich wieder und kommen erneut zusammen (Beebe & Lachmann 2002). Wie Peter Levine während der Konferenz erwähnte, umfaßt der normale Entwicklungsprozeß allgemeine oder unspezifische Elemente, und wenn man sich in der Kommunikation mit dem Kind und den Eltern an diesen normalen Entwicklungsprinzipien oder Faktoren orientiert, kann man spezifische Resultate produzieren, die für *dieses* Kind unter *diesen* Umständen in *dieser* Situation im momentanen Lebenszusammenhang des Kindes charakteristisch sind. Haldor Øvreeide erwähnte, es sei wichtig, daß der Therapeut dem Kind folge, statt daß er versuche, ihm seine eigenen Vorstellungen aufzuzwingen. Jukka Mäkelä ergänzte, weil die unspezifischen Faktoren die spezifischen Resultate produzierten, müsse ein Psychotherapeut wissen, welches Ziel er verfolge und was im Laufe des Entwicklungsprozesses entstehe. Es müsse eine Struktur in Form eines bestimmten Spiels oder einer konkreten Aktivität geben, beispielsweise das Produzieren von Seifenblasen, eine Art von Substanz oder Struktur, die zu etwas führt und die dem Kind soviel Sicherheit vermittelt, daß es sich am Geschehen beteiligen und eigene Initiativen entwickeln und anbieten kann. Einfach nur »bedingungslose Liebe« oder Streßlinderung anzubieten vermag den Entwicklungsprozeß nicht in Gang zu setzen. Bei einem unstrukturierten Angebot steuert niemand den Prozeß, was auf ein Kind sehr beängstigend wirken kann. Peter Levine hat darauf hingewiesen, daß es bei der Entwicklung der Persönlichkeit viel stärker um die persönliche Begegnung als um die Auflösung eines Traumas oder von Symptomen geht.

Zusammenfassung

In diesem Kapitel haben wir uns mit der Koordination kommunikativer Ausdrucksformen befaßt, deren Wert von der Geburt an offenkundig ist, sowie damit, daß die Internalisierung der regulierenden intersubjektiven Interaktionen die Entwicklung eines kreativen Selbst fördert. Im Alter von sechs Monaten ist der Säugling für das Timing von Erlebnissen sensibel, und aufgrund seiner neu erworbenen Handlungsfähigkeit ist er in der Lage, seine Bewegungen mit denjenigen anderer Menschen zu koordinieren und emotionaler auf Rhythmen in den Bewegungen des menschlichen Körpers, in von Menschen ausgehenden Geräuschen und in der Musik zu reagieren. Schon in den ersten sechs Lebensmonaten entwickelt das Kind das Gefühl, mit seiner primären Bezugsperson verbunden und »auf einer Wellenlänge« zu sein, eine Folge der wechselseitigen Beeinflussung der Bezugsperson und des Kindes. Außerdem schaffen beide mittels zeitlich synchronisierter Co-Regulation gemeinsam ein Feld wechselseitiger Resonanz.

Die Selbstregulationsfähigkeit entwickelt sich in einem Prozeß der Einstimmung, Fehleinstimmung und Wiederherstellung der Einstimmung, eingefaßt in eine Folge von Augenblicken gegenwärtigen Erlebens, die Synchronizität in gemeinsamen Interaktionen generieren, welche ihrerseits neuronale Strukturen stimulieren. Die Synchronisation wird während des ganzen Lebens in Mikrosekunden fortgesetzt, wodurch positiver Affekt und Engagement entstehen, die das Kind und die primäre Bezugsperson dem Mit-Sein näherbringen. Sich von einem anderen Menschen gesehen zu fühlen und emotional von ihm erkannt zu werden sind die ersten Schritte eines emotionalen Entwicklungsprozesses. Der Wunsch des Kindes, mit einem anderen Menschen zusammen in einem intersubjektiven Feld zu sein, ist für den Aufbau einer Beziehung wichtig und trägt zur Förderung des Psychotherapieprozesses bei.

Die Beziehungen des Kindes und seine inneren Repräsentationen werden ständig erweitert, verändert und transformiert durch sogenannte »generalisierte Interaktionsrepräsentationen« (RIGs), die neue episodische Erinnerungen kreieren und frühere Interaktionserlebnisse mit Hilfe von Augenblicken gegenwärtigen Erlebens allmählich verändern; sie basieren auf synchronisierten Prozessen, die zur Entstehung von sich selbst regulierenden »Anderen« im Gewahrsein des Kindes beitragen. Der Psychotherapieprozeß zielt darauf, diese RIGs allmählich durch adaptivere Einstimmungsprozesse zu verändern.

KAPITEL 2

Neuroaffektive Entwicklungspsychologie

Eine »Landkarte« für das Verständnis der Psychotherapie mit Kindern

> »Wenn eine Methode keine Jetzt-Augenblicke erzeugen kann, ist es nicht die richtige Methode, auch wenn der Therapeut dies glaubt. Eine Therapie muß das autonome Nervensystem und das limbische System vitalisieren, bevor Worte die Verbindung zur Mentalisierung herstellen können.«
>
> — SUSAN HART & MARIANNE BENTZEN

Um die unspezifischen Faktoren in der Psychotherapie mit Kindern verstehen zu können, müssen wir zunächst den zentralen unterstützenden Kontext für die Persönlichkeitsentwicklung des Kindes verstehen: die Bedeutung der Familie und der primären Bezugspersonen und die Entfaltung der normalen Entwicklung des Kindes in diesem Kontext durch Makro- und Mikroregulationsprozesse. Wir werden uns nun mit der Rolle der primären Bezugspersonen befassen und kurz die natürliche Entwicklung der mentalen Organisation beschreiben, denn die Transformationen, zu denen es in der Therapie kommen kann, sind in diesem Kontext zu suchen. Inspiriert von MacLeans Modell des dreieinigen Gehirns (1990) erläutern wir diese Reifungsprozesse im Sinne der neuroaffektiven Entwicklungspsychologie, die beschreibt, in welcher Sequenz emotionsbezogene neuronale Strukturen reifen können, was wiederum den Rahmen für die Entwicklungsfähigkeit des Kindes oder seine *Zone der nächsten Entwicklung* bildet.

Das Kind als Teil eines umfassenderen relationalen Kontextes

Schon in den 1960er Jahren wies Bowlby darauf hin, daß alles, was primäre Bezugspersonen ständig für die von ihnen betreuten Kinder tun, als so selbstverständlich angesehen wird, daß wir die Bedeutung dieser Handlungen nicht erkennen. Er sagte, was eine primäre Bezugsperson für ein Kind tue, lasse sich nicht in einem formellen Plan erfassen; es handle sich vielmehr um eine lebendige menschliche Beziehung, in der die Persönlichkeiten beider Beteiligter transformiert würden. Er erklärte auch, das Bindungsverhalten spiele zwar in der frühen Kindheit eine besonders wichtige Rolle, es bleibe aber von der Wiege bis zum Grab ein zentrales Charakteristikum menschlichen Lebens. Nach unserer Auffassung gilt für die unspezifischen Faktoren in der Kinderpsychotherapie das gleiche. Bowlby beschrieb, wie das Kind innere Bilder von sich selbst und anderen in alltäglichen Interaktionen entwickelt; er nannte diese Konstrukte *»internal working models«* (»innere Modelle«). Durch das Entwickeln innerer Repräsentationen von Bindungserlebnissen und anderen Erlebnissen schafft es eine sichere oder unsichere innere Basis, mit deren Hilfe es sein Verhalten organisieren kann, was auch für Verhaltensweisen in sozialen Beziehungen später im Leben gilt. Defizite hinsichtlich der Fähigkeit beider Beteiligter, Informationen zu übermitteln oder zu empfangen, sowie Mängel beider Seiten hinsichtlich der Synchronisation können den Entwicklungsprozeß beeinträchtigen. Außerdem können Traumata, selbst wenn sie nicht unbedingt etwas mit der Bindung zu tun haben, zu psychischen Problemen führen und den Entwicklungsprozeß des Kindes stören. Genau diese Art von psychischen Problemen versucht die psychotherapeutische Arbeit mit Kindern zu beheben.

Winnicotts bekannte Äußerung »Es gibt den Säugling gar nicht« – womit er meinte, daß ein Säugling außerhalb einer Beziehung zu einer primären Bezugsperson nicht existieren kann – ist für die psychotherapeutische Arbeit mit Kindern von zentraler Bedeutung. Winnicott äußerte diesen Satz erstmals anläßlich einer Konferenz der *British Psychoanalytical Society* um 1940 und präzisierte ihn später in einer Fußnote zu einem Artikel aus dem Jahre 1960, wo er ergänzend schrieb: »[Ich meinte natürlich], daß man überall da, wo man einen Säugling findet, auch die mütterliche Fürsorge findet, und ohne die mütterliche Fürsorge gäbe es keinen Säugling« (Winnicott 1960/1974, S. 50).

In der Kinderpsychotherapie sollten Therapeuten das Kind immer in seiner Beziehung zu seinen engsten Betreuern verstehen, sowohl was die intersubjektiven und relationalen Kompetenzen als auch was seine Beziehung zu den primären Bezugspersonen angeht. Deshalb darf die therapeutische Arbeit mit einem Kind oder mit einer Familie niemals die engsten Bezugspersonen des Kindes aus dem Blick verlieren.

Der systemische Ansatz (Sameroff 1989; Sander 1977, 1983) beleuchtet, daß die psychischen Probleme von Kindern so gut wie nie ausschließlich beim Kind zu verorten sind, sondern in der Regel in der Beziehung zwischen einem einzigartigen Kind und einer Umgebung, die dem Kind nicht die Erlebnisse ermöglichen kann, die es für die Entwicklung seiner Selbstregulationsfähigkeit und seiner emotionalen und mentalen Kapazitäten braucht. Wie Sameroff (1989) erklärt, kann man höhere Säugetiere mit entwickeltem Sozialverhalten nicht unabhängig von der Beziehung, in der beide leben, verstehen. Abgesehen vom entscheidenden Einfluß der Betreuer auf die Entwicklung der Persönlichkeit des Kindes spielen auch die Beziehungen der übrigen Familienmitglieder zueinander eine Rolle. Wenn das Kind einen Kindergarten oder eine Schule besucht, muß geklärt werden, wie es von seinen Lehrern, von Gleichaltrigen und von anderen Menschen gesehen wird. Wie andere es wahrnehmen und seine Wirkung auf seine Eltern und den größeren Familienverband hat erhebliche Auswirkungen auf das Selbstverständnis und die Bewältigungsstrategien des Kindes. In diesem Kontext sollten wir die Schwierigkeiten eines Kindes in der psychotherapeutischen Beziehung verstehen. Damit gewinnen zwei Aspekte der Kinderpsychotherapie an Bedeutung: *Erstens* muß an den psychischen Problemen des Kindes gearbeitet werden, und zwar sowohl wenn die prädisponierenden Faktoren durch fehleingestimmte relationale Erlebnisse konditioniert sind, als auch wenn andere Arten traumatischer Erlebnisse vorliegen; und *zweitens* müssen die primären Bezugspersonen in die Arbeit einbezogen werden.

Salvador Minuchin, der an der Entwicklung der strukturellen Familientherapie beteiligt war, hat ausdrücklich darauf hingewiesen, daß die Gesundheit einer Familie davon abhängt, ob zwischen Kindern und Eltern eine klare Hierarchie bestehe. Destruktive Allianzen über Generationen hinweg führen zu Dysfunktionen. Diese systemische und stukturelle Sicht des Kindes als des Symptomträgers der familiären Probleme ist wichtig. Sie hebt hervor, wie die Psychopathologie interpersonale oder dynamische Beziehungen innerhalb der Familie spiegelt. Das Kind braucht die Anerkennung und Anleitung der Erwachsenen, um adaptive relationale Strategien und soziale Fertigkeiten entwickeln zu können. In der Interaktion zwischen einem Kind und einem Erwachsenen, ganz gleich, ob Mutter, Vater oder Therapeut, muß die Verantwortlichkeit asymmetrisch verteilt sein. Falls die Eltern die Entwicklungsfähigkeit des Kindes nicht unterstützen, besteht ein wichtiges Therapieziel darin, dafür zu sorgen, daß das Kind mit seinen Ressourcen und Problemen gesehen wird, und zwar nicht nur vom Therapeuten, sondern auch von seinen Eltern, und daß den Eltern geholfen wird, ihre Interaktionen mit dem Kind dieser Zielsetzung anzupassen.

Wie Eia Asen (2005) und andere erklärt haben, kann es sein, daß im Leben eines Kindes viele Ebenen integriert werden müssen, um seine Psyche und sein Verhalten zu verändern, unter anderem die Ebene der Funktionsfähigkeit, die Art, wie die Eltern zu ihrem Kind in Beziehung treten, die Familienkonstellation, der soziale Kontext, in dem die Familie lebt, und die Unterstützung der Familie in Form von professionellen Hilfsangeboten.

Alle Kinder, auch mißbrauchte oder mißhandelte, sind gegenüber ihren Eltern loyal und bleiben in einer Bindungsbeziehung mit ihnen verbunden. Das Kind mag sich traurig oder unfair behandelt fühlen und mag sich in destruktiven Stimmungsschwankungen verfangen haben, die es ihm unmöglich machen, die Liebe, nach der es sich sehnt, zu empfangen, aber mit seinen Eltern ist es trotzdem verbunden, selbst bei Vorliegen eines unsicheren Bindungsmusters. Selbst wenn ein Kind seine Bindung leugnet, sehnt es sich oft danach, seine Liebe auszudrücken und selbst Ziel der Liebe anderer zu sein. Zunächst findet das Leben des Kindes in seiner Beziehung zu seinen primären Bezugspersonen statt, aber im Laufe der Zeit nimmt es immer aktiver am Geschehen teil, und schließlich entwickelt es Verhaltensweisen, die das entstandene Muster erhalten. Und diese fixierten Muster versucht die Psychotherapie zu verändern.

Das Reifen der Persönlichkeit

Das von Geburt an im Nervensystem präsente Potential hat eine entscheidende Wirkung auf die individuelle Entwicklung. Als Menschen sind wir biologisch dazu prädisponiert, an sozialen Interaktionen teilzunehmen, emotional zu kommunizieren und eine Bindung zu entwickeln. Wir werden mit einem sehr formbaren Nervensystem geboren, das uns ermöglicht, mit der Umgebung, in der wir uns wiederfinden, zu interagieren, und unsere individuelle Persönlichkeit entwickelt sich in einem sozialen oder bindungsbasierten Kontext.

Obgleich das menschliche Gehirn ein selbstorganisierendes System ist, ist der Organisationsprozeß von zwei Gehirnsystemen abhängig, weil das unreife Nervensystem des Kindes nur eingeschränkt zur Selbstorganisation in der Lage ist – was teilweise mit der relativ langsamen Informationsverarbeitung, der eingeschränkten motorischen Kontrolle und einer begrenzten Leistungsfähigkeit der sensorischen und assoziativen Gehirnbereiche zusammenhängt. Die Beziehung fördert die Entwicklung eines individuellen Musters neuronaler Verschaltungen. Deshalb ist das Gehirn jedes Menschen einzigartig und wird sowohl durch die Neurogenese als auch durch die Umgebung geformt.

Ein bestehender neuronaler Schaltkreis kann durch implizite (unbewußte) Gedächtnisspuren leicht reaktiviert werden. Aus neuroaffektiver Perspektive betrachtet wirkt sich der regulierende Einfluß der primären Bezugspersonen beim Kind unmittelbar auf die biochemischen Entwicklungsprozesse aus. Zum Zeitpunkt der Geburt sind zwar einige neuronale Schaltkreise schon uneingeschränkt funktionsfähig, aber die meisten befinden sich noch in der Entwicklung, und einige wenige sind noch völlig undifferenziert. Die Ebenen mentaler Organisation verändern sich im Laufe der Kindheit nicht linear, sondern zu bestimmten Zeitpunkten finden sprunghaft gewaltige qualitative Veränderungen statt (Beebe & Lachmann 2002; Perry 2002; Schore 1994).

Bindungsbeziehungen wirken prägend, weil sie die Entwicklung der Selbstregulationsmechanismen des Gehirns fördern; und wenn das Individuum mit anderen interagiert und so seine Selbstregulationsfähigkeit stärkt, entfaltet sich sein Potential zur Selbstorganisation. Die hierarchische Integration koordiniert alle Ebenen mentaler Organisation mit den jeweils darunter liegenden Ebenen, und im Laufe der fortschreitenden Entwicklung kommt es zur Reorganisation (Cicchetti & Tucker 1994; Fonagy 1998). Entwicklung und Reifung des Nervensystems hängen von extensiven neuronalen Entwicklungsprozessen ab, die in einer hochkomplexen Interaktion vonstatten gehen, welche die neuroanatomische und neurobiologische Entwicklung und den relationalen Kontakt des Kindes in seinen engen Beziehungen integriert und koordiniert. Wir halten dies für einen zentralen Aspekt der unspezifischen Elemente bei der psychotherapeutischen Arbeit mit Kindern. Diese Interaktionen ermöglichen die Entwicklung der neuronalen Strukturen, die Stimuli erschließen, welche das Nervensystem braucht, um den Prozeß der Persönlichkeitsentwicklung einzuleiten.

Bindungserlebnisse in der Zone der nächsten Entwicklung

Nach Stern (1995/1998) hängt unser Selbstbild von der Präsenz und den Handlungen anderer ab, und das Kind wird durch die Bezugsperson in seiner Entwicklung vorangezogen, indem sie im gegenwärtigen Augenblick mit dem zukünftigen Kind interagiert. Auch Vygotsky (1978) hat darauf hingewiesen, daß die grundlegenden Mechanismen für die Internalisierung höherer psychischer Funktionen in der Interaktion zutage treten und erst später intrapsychischen Charakter annehmen. Vygotsky nannte das Feld, in dem die für die Entwicklung relevanten Interaktionen stattfinden, die *Zone der nächsten Entwicklung*. So nannte er Funktionen, die zwar noch nicht vollständig gereift, aber dem vollständig gereiften Zustand nahe sind. Was das Kind momentan mit Unterstützung seiner Betreuer kann, wird es in Zukunft unabhängig von ihnen können. Demnach resultieren alle höheren Funktionen der Persönlichkeit aus sozialer Interaktion. Einige Qualitäten einer gesunden Eltern-Kind-Beziehung sind auch in gesunden Therapeut-Klient- und Lehrer-Schüler-Beziehungen zu finden. In solchen asymmetrischen Beziehungen ist die eine beteiligte Person für den Schutz oder die Unterstützung des Kindes oder des Klienten/Schülers in der Zone, die außerhalb des Bewältigungsvermögens der anderen Person liegt, verantwortlich. Für soziale Prozesse, deren Unvoraussehbarkeit charakteristisch ist, muß sich der Säugling oder das ältere Kind anpassen, um die Verbindung aufrechterhalten zu können. Nach Ansicht des norwegischen Psychologen Stein Bråten (1993, 1998) ist der Säugling zu alterozentrischer Teilhabe in der Lage – bei der Teilnahme an sozialen Interaktionen kann das Kind seine Aufmerksamkeit zunächst auf den anderen richten. Hafstad und Øvreeide (2007) haben dies sehr bewegend ausgedrückt:

> Wenn ich dir zeige, daß ich dich sehe, dann siehst du mich, denn in meiner Hilflosigkeit brauche ich, daß du mich siehst. ... Dein Gesicht steht vor meinem eigenen, weil ich den Zugang dazu brauche, um ich werden zu können. (S. 102)

Ungefähr ab dem Alter von zwei Jahren spielt die Sprache für die Fähigkeit des Kindes, über Erlebtes zu berichten, eine wichtige Rolle. Obwohl es auch durch Spiel und andere Verhaltensweisen Emotionen und körperliche Impulse ausdrückt, ist die Sprache das Medium des Dialogs. Je besser das Kind sich mit Hilfe der Sprache ausdrücken kann, um so nuancierter vermag es Erlebtes zu beschreiben und um so wahrscheinlicher wird es verstanden. Auf jeder Ebene mentaler Organisation erlebt es Dinge, die es sprachlich noch nicht ausgedrückt hat. Die Integration der verschiedenen mentalen Ebenen ist für das Kind wichtig, und wenn dies im Rahmen seiner Beziehung zu seiner primären Bezugsperson nicht möglich ist, können wir es in einer Psychotherapie fördern und ihm ermöglichen zu erleben, daß es gehalten, verstanden und (an) erkannt wird. Alle Kinder müssen spüren, daß sie mit dem, was sie erleben, gesehen werden, und sie müssen diese Erlebnisse durch entsprechende Interaktionen und Erzählungen, die in einem intersubjektiven Feld kreiert werden, mitteilen können.

Um solche Augenblicke gegenwärtigen Erlebens geht es uns in der Kinderpsychotherapie. Bevor wir uns Paul MacLeans Modell des dreieinigen Gehirns zuwenden und uns mit verschiedenen Arten mentaler Organisation beschäftigen, legen wir nun kurz unsere Sicht der asymmetrischen therapeutischen Allianz dar. Im Sinne der Theorie dynamischer Systeme ist das Gehirn ein nichtlineares, selbstorganisierendes System, das sich durch Interaktionen mit einem anderen nichtlinearen, selbstorganisierenden System entwickelt. Die asymmetrische therapeutische Allianz ist vergleichbar mit der Einstimmung, so wie sie in »gesunden« Eltern-Kind-Beziehungen stattfindet, und eine entsprechende Einstimmung kann in der therapeutischen Beziehung erreicht werden. Das einzige, was eine inadäquate Bindung heilen und die vollständige Entwicklung der Persönlichkeit sicherstellen kann, ist eine Bindung, die auf adaptiver emotionaler Einstimmung basiert. Dies ist zweifellos der Hauptgrund für die Wirkkraft der Psychotherapie bei relationalen Beeinträchtigungen und bei der Behandlung von Traumata.

Das Gehirn als selbstorganisierendes System

Nach der Systemtheorie basiert jede Entwicklung auf Selbstorganisation, und neue, adaptierte Formen von Selbstorganisation entwickeln sich aus zugrundeliegenden Komponenten, die in eine komplexe hierarchische Struktur eingehen. Wenn neue Fähigkeiten in Erscheinung treten, stabilisieren sich die ihnen zugrundeliegenden Komponenten (Thelen 1989). Neuronale Muster resultieren aus einer Vielzahl von Komponenten, wenn das selbstorganisierende System zunehmend integriert und organisiert wird. Die vielen neuronalen Verbindungen und Kombinationen stabilisieren das Nervensystem und führen zur Herausbildung einer immer zuverlässigeren Fähigkeit, hinsichtlich des Variierens der Umgebung Permanenz aufrechtzuerhalten.

Das Nervensystem bevorzugt im Laufe seiner Entwicklung bereits etablierte Muster und Umgebungskontexte. Seine Stabilität hängt davon ab, wie gut es von einem Zustand in einen anderen wechseln kann. Das Nervensystem entwickelt sich in einem selbstorganisierenden Prozeß, in dem jede Ebene mentaler Organisation auf der vorherigen aufbaut und in dem Muster mentaler Organisation in hierarchischer Form repräsentiert werden. Wie wir gesehen haben, werden Stimulation und Entwicklung der neuronalen Strukturen und der Persönlichkeit durch die Interaktion des Kindes mit seinen primären Bezugspersonen und später mit anderen wichtigen Bezugspersonen, darunter auch Gleichaltrigen, vermittelt.

Der Prozeß der emotionalen Reifung des Gehirns

Der Reifegrad der für Emotionen zuständigen Gehirnbereiche ist ausschlaggebend dafür, welche Interaktionen ein Kind initiieren und auf welche es reagieren kann. Weil dieser Prozeß des Lernens und Internalisierens immer nur auf der aktuellen Reifungsstufe des Kindes und in seiner jeweiligen Zone der nächsten Entwicklung stattfinden kann, müssen Therapeuten über den Reifungsprozeß des Gehirns und seine Entwicklungsschübe informiert sein. Im Normalfall entsprechen chronologisches Alter und Reifegrad einander; bei dysregulierten und vernachlässigten Kindern hingegen liegt eine wesentlich komplexere »Landschaft« der Reifung vor. Beispielsweise kann sich ein achtjähriger Junge manchmal in einer seinem Alter entsprechenden Entwicklungszone befinden, soweit es seine Fähigkeit, Bitten und Aufforderungen Erwachsener zu verstehen, betrifft, wohingegen seine Fähigkeit, Emotionen zu regulieren, nur einem sechs Monate alten Säugling entspricht, der wütend ist oder erschrickt. Deshalb zählt aus unserer Sicht zu den unspezifischen Faktoren der therapeutischen Arbeit mit Kindern, daß der Therapeut Interaktionsformen zu entwickeln versteht, die einerseits dem altersgemäßen Entwicklungsstand des Kindes und andererseits den Bedürfnissen entsprechen, unter denen es aufgrund der Mängel seiner Entwicklung leidet. Es folgt nun eine kurze Darstellung der hierarchischen Organisation des Gehirns und der drei miteinander verbundenen Ebenen mentaler Organisation.

Das Gehirn: eine hierarchische und »dreieinige« Struktur

Um 1900 wies John Hughlings Jackson (1958) darauf hin, daß sich das menschliche Gehirn über Millionen von Jahren »von unten nach oben« und »von innen nach außen« entwickelt habe, da die höheren Gehirnzentren den niedrigeren und älteren überlagert worden seien. Er beschrieb das Gehirn als ein aus hierarchisch gegliederten Funktionsebenen bestehendes Gebilde, wobei die in der Hierarchie höher stehenden Funktionen willensgesteuert seien und nicht willensgesteuerte niedere Funktionen hemmen könnten. In bestimmten Entwicklungsphasen können die früh im Leben entstandenen Strukturen allmählich durch später gereifte ersetzt werden, wodurch das Gehirn an Komplexität gewinnt (Schore 2003b/2007). Werden Funktionen auf den höheren Ebenen der Hierarchie geschädigt oder beeinträchtigt, treten tiefer liegende Strukturen in Funktion, weil die höheren nur auf der Grundlage der unter ihnen liegenden Strukturen in Aktion treten können, wohingegen die unteren unabhängig von den höheren agieren können. Die in den frühen Entwicklungsphasen wichtigsten Funktionen werden durch die höheren und später gereiften Ebenen allmählich abgelöst und durch sie reguliert (Hart 2008; Schore 2003a, 2003b/2007).

Gegen Ende der 1950er Jahre entwickelte MacLean (1990) seine Theorie des dreieinigen Gehirns, in der er eine Gehirnstruktur postulierte, die drei Stufen umfaßte, welche er für Quantensprünge in der Gehirnentwicklung hielt. MacLeans Konzept wird oft zur Veranschaulichung des hierarchischen Aufbaus des Gehirns genutzt (Abb. 1., S. 57).

Er setzte die drei Gehirnstrukturen zu drei Formen des Mentalisierens in Beziehung, wobei er das Protomentalisieren als die primitivste, das emotionale Mentalisieren als mittlere und das rationale Mentalisieren als die höchste Form verstand.

MacLean bezeichnete das Protomentalisieren oder die autonome sensorische Ebene als Reptilienhirn. Dieser Teil des Gehirns operiert instinktiv und besteht aus den Mittelhirnstrukturen und dem Gehirnstamm unter Einschluß des autonomen Nervensystems. Ohne den Hirnstamm, die ihn umgebenden Strukturen und das autonome Nervensystem wären wir nicht in der Lage, Erregungszustände zu regulieren, und Emotionen könnten wir auch nicht spüren, weil Emotionen und Urteile in Körperempfindungen wurzeln. Die Strukturen auf dieser Ebene sind für das Kind wichtig, weil sie ihm ermöglichen, sich spontan auf die Welt einzulassen, und außerdem sichern sie die Funktionsfähigkeit der grundlegenden neuronalen Schaltkreise für die Aufmerksamkeitskontrolle, das Fokussieren und das Gegenwärtigsein im Augenblick (Damasio 1999/2000; Lewis, Amini & Lannon 2001).

In MacLeans Klassifizierungssystem wird der Bereich des emotionalen Mentalisierens »paläomammalisches Gehirn« oder »limbisches System« genannt. Dieses System ermöglichte die Entwicklung und Verfeinerung sozialer Interaktionen und sozialer Emotionen wie Verspieltheit und Traurigkeit; außerdem erweiterte es das Repertoire des Gehirns durch Hinzufügen echter Emotionen. Den Bereich des rationalen Mentalisierens nannte MacLean das

»neomammalische Gehirn«. In diesem Bereich werden Kognitionen verarbeitet, und er ermöglicht uns unter anderem, zu mentalisieren, Strategien zu entwickeln und innere Bilder aufrechtzuerhalten (Hart 2008).

Das dreieinige Gehirn und seine mentale Organisation

In den 1980er Jahren maßen Chugani und Kollegen (Chugani & Phelps 1986; Chugani, Phelps & Mazziotta 1987) mit Hilfe von PET-Scans den Glukosestoffwechsel im Gehirn von Säuglingen. Sie entdeckten, daß die zum Zeitpunkt der Geburt aktiven Strukturen entwicklungsgeschichtlich relativ früh entstanden sind, wohingegen die später aktiv werdenden Gehirnstrukturen neuere Errungenschaften der Evolution sind. Da diese Folge der Reifung für die Zone der nächsten Entwicklung des Kindes und deshalb auch für die seinen Reifungsprozeß unterstützenden Interaktionen sehr wichtig ist, werden wir uns nun die Aufeinanderfolge der Entwicklungsschritte ein wenig genauer anschauen. Je höher in der Hierarchie die Gehirnstrukturen positioniert sind, um so komplexer sind sie. Das Assoziationsnetzwerk des Präfrontalkortex ist hoch entwickelt und komplex, und je komplexer eine Struktur ist, um so mehr Potential kann das psychische System nutzen, um komplizierte Informationsverarbeitungsprozesse emotionalen und kognitiven Inhalts auszuführen.

Sobald der autonome und der limbische Bereich gereift sind, kann das Gehirn des Kindes mit Hilfe eines narrativen Prozesses den Sinn der Welt zu verstehen und seine eigenen mentalen Zustände zu strukturieren versuchen. Manchmal werden die Narrative auch für die kognitive Selbstreflexion genutzt. Aufgrund unserer Fähigkeit, unsere Lebensgeschichte zu reorganisieren, können wir neue Arten, unser Leben wahrzunehmen und zu erleben, entdekken. Der Austausch von Erzählungen verstärkt und entwickelt die emotionalen und impulshemmenden Strukturen des Gehirns, und durch den Prozeß der narrativen Organisation werden ursprüngliche Emotionen zu Symbolen. Verbale Symbole geben dem, was wir durch unser Fühlen und Wahrnehmen erleben, einen Sinn. Durch Selbstreflexion werden Emotionen mit einem expliziten Verständnis assoziiert, das unsere Narrative darüber, wer wir sind, verändern kann, und gleichzeitig entstehen mentalisierte interpersonale Verbindungen. Doch all dies setzt voraus, daß der autonome und der limbische Bereich des Gehirns aktiv und gut reguliert sind.

Der Gehirnstamm, der dem Reptilienhirn entspricht, ist von Geburt an aktiv. Diese Ebene mentaler Organisation reguliert das Erregungsniveau und die Schlafzustände sowie die Produktion vieler neurochemischer Substanzen. Sie aktiviert und koordiniert die Energie des Organismus, damit dieser mit der Umgebung interagieren kann, und sie reguliert unsere Affekte und unsere Aufmerksamkeit (Schore 1994). Im Alter von zwei bis drei Monaten beginnt die Integration der visuospatiellen und der motorischen Funktion, was bewirkt, daß das Kind seine Bewegungen besser kontrollieren kann, die nun auf Emotionen und hedonischen Impulsen basieren. In MacLeans Entwicklungsmodell entspricht dies der Motivation und dem mentalen Organisationsstand primitiver Säugetiere. Acht Monate nach der Geburt wird der letzte wichtige Bereich im Gehirn aktiviert: die Frontallappen und insbesondere der Präfrontalbereich. Diese ermöglichen uns insbesondere die Entwicklung rationaler Organisation einschließlich der Willenskontrolle über alle drei Ebenen mentaler Organisation. Verkürzt kann man die drei Bereiche der mentalen Organisation wie folgt darstellen:

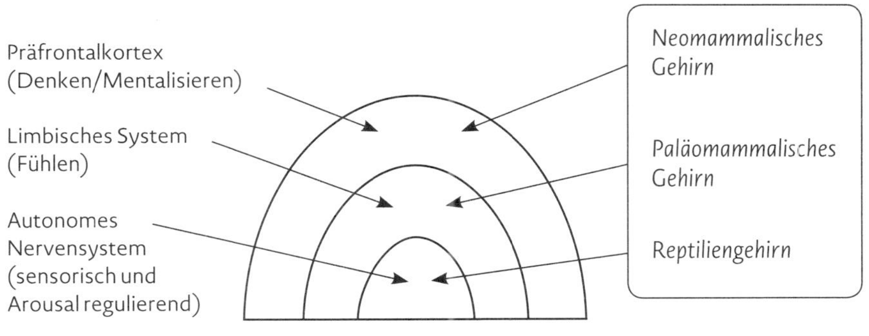

Abbildung 1. MacLeans dreieiniges Gehirn (Hart 2011, S. 19)

Jede dieser drei Ebenen erfordert die Herausbildung bestimmter Formen von Interaktion. Alle drei entwickeln sich in kritischen Reifungsperioden, in denen die Kinder für die Fähigkeit ihrer primären Bezugspersonen, auf dieser speziellen Organisationsebene zu interagieren und sie zu stimulieren, besonders empfänglich sind.

Für die frühen Entwicklungsphasen bedeutet dies, daß emotionale Interaktionen mit den engsten erwachsenen Bezugspersonen im Vordergrund stehen. Die mentale Organisation des Kindes auf allen drei Ebenen entscheidet über das Wesen der Augenblicke der Begegnung und der Einstimmungsprozesse, die das Kind bewältigen kann. Dies wiederum definiert drei wichtige entwicklungsbezogene Formen der Interaktion, auf denen primäre Bezugspersonen und Therapeuten agieren können müssen:

1. Auf der autonomen Ebene finden entwicklungsfördernde Interaktionen in einem somatischen synchronisierten »Tanz« mit den sensorischen Eindrücken des Kindes statt.
2. Auf der emotionalen Ebene finden entwicklungsfördernde Interaktionen in Form der Einstimmung auf die Emotionen des Kindes statt.
3. Auf der Ebene des Mentalisierens finden entwicklungsfördernde Interaktionen im verbalen Dialog mit dem Kind statt.

Diese drei Schritte werden während des ersten Entwicklungsschubs des Gehirns vollzogen, der im Uterus beginnt und etwa im Alter von zwei Jahren endet.

Interventionen, die auf das dreieinige Gehirn zielen

Während der ersten beiden Lebensjahre werden die Gehirnstrukturen durch riesige neuronale Schaltkreise miteinander verbunden. Während der natürlichen Entwicklung findet eine fortlaufende Synchronisation der verschiedenen Ebenen und Bereiche statt, was bedeutet, daß unsere sämtlichen Erlebnisse auf den Empfindungen der Ebene des Reptilienhirns, den Emotionen der Ebene des Säugetierhirns und einer bewußten Wahrnehmung des Kontexts beruhen, die verbal und nonverbal stattfindet.

In den Kapiteln 3, 4 und 5 beschreiben wir die normale Entwicklung der drei Ebenen und die normalerweise während des ersten Entwicklungsschubs stattfindenden Formen der Interaktion. In Kapitel 6 befassen wir uns mit der weiteren Entwicklung der Mentalisierungsfähigkeit während des zweiten Entwicklungsschubs, der ungefähr im Alter von zwei Jahren beginnt und sich bis ins Erwachsenenalter erstreckt. Außerdem stellen wir in den Kapiteln 3, 4 und 5 ein Modell vor, das den drei Ebenen von MacLeans Modell und den essentiellen Fähigkeiten und Erlebnissen auf diesen drei Ebenen weitere Nuancen hinzufügt: das Modell der neuroaffektiven Kompasse (Bentzen & Hart 2012). Wir haben für jede Ebene mentaler Organisation einen Kompaß entwickelt, und diese drei Kompasse sind als miteinander verbunden zu verstehen, wie Abbildung 2 veranschaulicht. Außerdem wird in den drei Kapiteln jeweils eine der während der Konferenz vorgestellten Therapieformen in Verbindung mit entsprechenden Fallbeispielen beschrieben, und wir identifizieren unter Verwendung des jeweils relevanten Kompasses unspezifische Faktoren, die auf der betreffenden Ebene mentaler Organisation wirksam sind. In Kapitel 6 wird eine Verfeinerung des präfrontalen Kompasses beschrieben, zu der es während des zweiten Entwicklungsschubs kommt.

Zeitfenster

In der Neuropsychologie ist allgemein bekannt, daß sich bestimmte Funktionen in bestimmten Zeitspannen entwickeln, je nachdem, welches Zeitfenster für einen bestimmten Gehirnbereich geöffnet ist. Hubel und Wiesel (1970) dokumentierten, daß bei Katzenbabys irreversible neuronale Veränderungen im visuellen Kortex entstanden, wenn man ihnen in ihrer frühen Entwicklungszeit einige Tage lang die normalen visuellen sensorischen Eindrücke vorenthielt. Diese Schädigung entstand nicht, wenn das Experiment mit erwachsenen Katzen durchgeführt wurde. Die visuelle Deprivation hatte nur während der ersten drei Lebensmonate von Katzenbabys eine schädigende Wirkung.

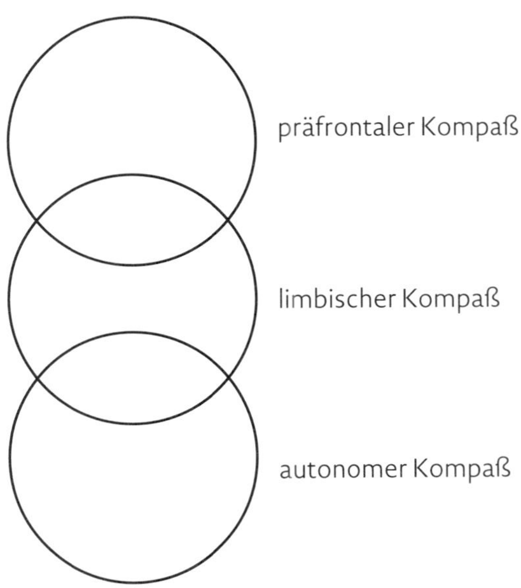

Abbildung 2. Die neuroaffektiven Kompasse (Hart & Bentzen 2012, S. 107)

Somit sollten bestimmte Entwicklungen im Idealfall in Zeitspannen stattfinden, in denen die neuronalen Strukturen in den entsprechenden Gehirnbereich besonders formbar sind.

In den meisten Fällen führt das Versäumnis der Entwicklung bestimmter Fertigkeiten in der optimalen Zeitspanne nicht zum unabänderlichen Verlust; aber einige Formen des Lernens sind reversibler als andere. Ein bekanntes Beispiel für einen besonders anfälligen Bereich ist der Spracherwerb. Wir können ein sechs Monate altes Kind so intensiv sprachlicher Stimulation aussetzen, wie wir wollen, es kann zu dieser Zeit keine langen und grammatisch komplexen Sätze produzieren, weil es einfach noch nicht über die entsprechenden neuronalen Voraussetzungen verfügt. Andererseits wird es ab dem Alter von ca. zwölf Jahren schwieriger, eine neue Sprache zu erlernen und noch mühsamer, sie akzentfrei zu sprechen, es sei denn, jemand hat eine besondere Sprachbegabung. Zieht beispielsweise eine Familie mit einem vierjährigen Kind nach Spanien, kann das Kind die Sprache in weniger als sechs Monaten erlernen, indem es einfach jeden Tag einen Kindergarten besucht; seine Eltern hingegen müssen, obwohl sie täglich zur Arbeit gehen, Sprachunterricht nehmen, um das Spanische zu erlernen. Das Konzept der »Zeitfenster« beinhaltet also nicht, daß die Möglichkeit, eine bestimmte Fertigkeit zu erlernen, nach der dafür optimalen Zeitspanne abrupt entfällt, sondern daß das Erlernen der Fertigkeit nach der günstigsten Spanne deutlich mehr Aufwand und Engagement erfordert. Das gleiche gilt für die emotionalen Strukturen des Gehirns. Es gibt Hinweise darauf, daß das Zeitfenster für die Entwicklung der grundlegenden emotionalen Strukturen vom letzten Drittel der Schwangerschaft bis etwa zum Abschluß des ersten Jahres nach der Geburt reicht. Von diesem Zeitpunkt an erfordert es wesentlich mehr Willenskraft, die emotionalen Grundstrukturen zu stimulieren, was das Ziel der meisten psychotherapeutischen Methoden ist.

»What works for whom?«

In ihrem Buch *What Works for Whom?* weisen Roth und Fonagy (1996) darauf hin, daß es nicht in erster Linie darum geht, welche therapeutische Intervention die wirksamste ist, sondern mehr darum, welche Art von Intervention sich auf wessen Entwicklung am positivsten auswirkt. Viele Behandlungsmethoden können die psychologische Entwicklung fördern. Sicher gebundene Kinder und Erwachsene mit starker Mentalisierungsfähigkeit haben wahrscheinlich genügend Selbstkonstanz entwickelt, um sich auf einen narrativen, dynamischen und deutenden Behandlungsansatz einlassen zu können. Ältere Kinder und Erwachsene mit ausgereifter Mentalisierungsfähigkeit sind in der Lage, zu symbolisieren und Phantasien, Wünsche usw. zuzulassen, die ihnen helfen, Selbstregulationsmuster und Interaktionen mit dem Therapeuten zu entwickeln. Patienten ohne adäquate Mentalisierungsfähigkeit können von diesem psychologischen Behandlungsansatz nicht profitieren. Sie benötigen Methoden, die auf Einstimmung in die tiefer liegenden emotionalen, subkortikalen Strukturen zielen. Hier beinhaltet die emotionale Reifung, an der Aufmerksamkeitskontrolle, der Arousalregulation, der affektiven Einstimmung usw. zu arbeiten, um die primitiven präsymbolischen sensumotorischen Affekte zu reifen symbolischen Repräsentationen zu entwickeln. Fonagy (2005) ist sogar der Auffassung, daß manche Interventionen schädlich sein können, weil sie Fähigkeiten erfordern, über die Klienten nicht verfügen. Dies führt dazu, daß sie sich unzulänglich fühlen und ihre Situation eventuell sogar noch verschlimmern.

Man muß einem Kind in seiner Zone der nächsten Entwicklung begegnen. Beispielsweise ist ein Kind, dessen mentale Organisation noch nicht ausgereift ist, möglicherweise noch nicht in der Lage, mit Symbolen zu spielen, weshalb es sinnlos ist, wenn es an einer Spieltherapie teilnimmt, in der es innere Konflikte externalisieren können muß. Ein Versuch, diese Form von Therapie trotzdem anzuwenden, kann dann das fragile Nervensystem des Kindes in einen noch desorganisierteren Zustand versetzen. Die Intervention des Therapeuten muß Bereiche anvisieren, in denen das Kind schon gewisse Fähigkeiten entwickelt hat, und sie muß so gestaltet werden, daß sie der Entwicklungsstufe seiner mentalen Organisation entspricht. Bei Kindern mit mehreren relationalen Störungen muß man in der Therapie eventuell einen »Bottom-up«-Ansatz verfolgen, indem man auf eine Stabilisierung der autonomen und limbischen Einstimmung hinarbeitet, bevor man Methoden einsetzt, die auf höhere Funktionsebenen zielen. Das gleiche gilt für Eltern, die im übrigen ebenfalls in ihrer Zone der nächsten Entwicklung angesprochen werden müssen.

Viele psychologische Behandlungsmethoden halten es für selbstverständlich, daß sich mit Hilfe der Sprache affektive Prozesse sowohl beim Kind als auch bei den Eltern tiefgreifend verändern lassen. Die meisten ausgereiften strukturierten Behandlungsmethoden basieren auf einem narrativen, symbolisierenden Ansatz. Sie eignen sich sehr gut für Familien mit gut entwickelter Mentalisierungsfähigkeit und erweisen sich als Kurzinterventionen oft als sehr nützlich. Doch wenn Eltern und Kinder Schwierigkeiten mit der Regulierung von Erregungszuständen und mit der affektiven Einstimmung haben oder nur auf einer sehr basalen Ebene mentalisierungsfähig sind, stehen nicht viele Behandlungsmethoden zur Wahl, und die existierenden erfordern eine längerfristige Behandlung. Nach unserer Überzeugung können in allen Fällen, in denen eine Behandlungsmethode die Zone der nächsten Entwicklung sowohl des Kindes als auch seiner Eltern nicht anzuvisieren vermag, im Psychotherapieprozeß keine Augenblicke der Präsenz entstehen, und das wiederum bedeutet, daß der Therapieprozeß keine transformierend wirkenden unspezifischen Faktoren erfassen kann. Eine Veränderung kann nur erreicht werden, wenn die benutzte Methode das Kind auf seiner Stufe der Persönlichkeitsentwicklung zu fördern vermag. Man muß das Kind also in den Bereichen unterstützen, wo es sich um Kompetenz bemüht, und ihm eine Chance geben, in Bereichen seine Unabhängigkeit zu demonstrieren, in denen es eine Fähigkeit entwickelt hat. Der Erwachsene muß sich mit dem Kind auf alle aktiven Ebenen mentaler Organisation einstimmen.

Eine Schädigung während der frühen Entwicklungszeit kann in drei Formen auftreten, da die Reifungspotentiale unentwickelt bleiben, dissoziiert werden oder durch Regression verloren gehen können. Außerdem kann ein Reifungspotential zu stark entwickelt werden und eine kompensatorische Funktion als Stellvertreter für andere, noch fehlende Fertigkeiten übernehmen. Ist das Reifungspotential nicht entwickelt, kann man es in der Regel nur im Rahmen eines länger dauernden gezielten Therapieprozesses stimulieren, weil sich die erforderlichen neuronalen Schaltkreise nicht entwickelt haben und dies deshalb in einer Zeit außerhalb des optimalen Zeitfensters nachholen müssen. Der Therapeut muß in solchen Fällen als erfahrener »Karawanenführer« fungieren, der den Weg kennt und dafür sorgt, daß die therapeutische Arbeit in der Zone der nächsten Entwicklung des betreffenden Kindes stattfindet. Auf den Ebenen des autonomen Nervensystems und des limbischen Systems ist der Fokus darauf gerichtet, Interaktionen mit Empfindungen, Vitalitätsaffekten, Arousalregulation und emotionalem dyadischem Kontakt mittels eines gemeinsamen Fokus und entsprechenden Interesses zu ermöglichen. Dies wird so lange auf neuartige, aber wiedererkennbare Weisen wiederholt, bis die Erlebnisse des Kindes eine neue Entwicklungsebene aktivieren. Der nächste Schritt besteht in der Entwicklung innerer Erlebnisse, die symbolisch repräsentiert und im Kontext von Spiel und kreativer Erforschung neuer Möglichkeiten transformiert werden können. Hierbei können sich kreative Ansätze wie Kunsttherapie, Spieltherapie und Sandspieltherapie und Methoden mit kognitiv-behavioralem Fokus als sehr wirksam erweisen.

Therapie mit Kindern aus der Perspektive der neuroaffektiven Entwicklungspsychologie

Bevor wir uns der Beschreibung spezifischer mentaler Organisationen und Kompasse zuwenden, werden wir nun kurz den Prozeß psychotherapeutischer Arbeit mit Kindern beschreiben, so wie er in der von uns vorgestellten Sicht hierarchischer Ebenen mentaler Organisation erscheint. Bei wirksamer Emotionsregulierung organisiert sich das Nervensystem kohärent; ist dies nicht der Fall, wird die Fähigkeit des Gehirns zur Selbstorganisation und zur Erfüllung komplexer Funktionen beeinträchtigt; und genau an diesem Punkt werden Kinder oft in eine Psychotherapie geschickt. Resilienz und Beeinträchtigungen sind also Resultate ihrer Interaktionen mit anderen Menschen, wobei sich die Auswirkungen sowohl von Fehleinstimmungen als auch von adaptiven Einstimmungen beim Kind festsetzen können. Die emotionale Einstimmung zwischen dem Kind und der primären Bezugsperson in der limbischen Periode entscheidet über das Bindungsmuster des Kindes, was die spätere Fähigkeit des Nervensystems, sich in sozialen Beziehungen zu engagieren und eine Mentalisierungsfähigkeit zu entwickeln, stark beeinflußt. Ob und wie sehr die primäre Bezugsperson in der Lage ist, die Signale des Kindes zu deuten und darauf zu reagieren, wirkt sich auf die Streßmodulation des Kindes aus, und wenn das Kind sich sicher fühlt, wendet es sich explorativem Verhalten zu. Im Einklang mit dem weiter oben beschriebenen Modell mentaler Organisation sollte eine Psychotherapie das Nervensystem auf drei Arten unterstützen:

1. *Einstimmung auf der autonomen Ebene:* Unterstützung des Kindes durch Aktivierung von Neugier, motorische Synchronisation, harmonische Variation zwischen einem stark energetisierten und einem ruhigen Zustand, nähesuchende Aktivitäten, Entspannung, möglicherweise Gehaltenwerden und »in einem Feld gefaßt« werden.
2. *Einstimmung auf der limbischen Ebene:* Unterstützung des Kindes durch Fokussieren auf die Ich-Du-Beziehung, mit emotional markiertem Spiegeln, Einstimmung und dyadischem, körperlichem Spiel bei ansteigendem Arousal und mit Pausen während der Interaktionen, die das »Verdauen« fördern.
3. *Einstimmung auf der präfrontalen Ebene:* Mit den Erwachsenen zusammen verbalisiert das Kind, wie es Erlebnisse und Aktivitäten sensorisch und emotional in seinem Körper empfindet. Die Erwachsenen unterstützen und bestätigen diesen Prozeß in einem verbalen Dialog.

In einem früher erschienenen dänischen Buch über psychotherapeutische Arbeit mit Kindern (Hart 2011) werden einige grundlegende Erwägungen für die Planung einer Psychotherapie mit einem Kind erörtert. Es folgt eine kurze Zusammenfassung:

- Das Kind muß sein emotionales Potential in einer Interaktion entwickeln, die in einer symmetrischen Beziehung mit asymmetrischer Verantwortlichkeit stattfindet, wobei die in der Machthierarchie oben stehende Person die alleinige Verantwortung dafür hat, auf eine Weise zu führen, die den Erlebnissen und Gefühlen des Kindes vertraut und sie anerkennt.
- Die Symptome oder dysfunktionalen Verhaltensweisen des Kindes spiegeln sowohl angeborene Fähigkeiten als auch eine Beziehungsgeschichte, die vollständig verstanden werden muß.
- Das Kind kann sich nur von seiner Zone der nächsten Entwicklung aus weiterentwickeln; dies bedeutet, daß sich die autonomen/sensorischen Funktionen und Strukturen vor den limbischen Funktionen und Strukturen entwickeln müssen, die limbischen Funktionen und Strukturen vor den präfrontalen usw.
- Eltern können bei ihren Kindern nicht die Entwicklung mentaler Strukturen unterstützen, die bei ihnen selbst nicht entwickelt sind – »Man kann nicht geben, was man nicht besitzt.«
- Die emotionale Entwicklung erfolgt durch tiefreichende Synchronisationsprozesse und durch Affekteinstimmung.

Zusammenfassung

In diesem Kapitel haben wir uns mit der Grundlage der neuroaffektiven Entwicklungspsychologie beschäftigt sowie damit, wie dieser theoretische Rahmen einem nuancierten Verständnis der unspezifischen Faktoren in der Kinderpsychotherapie zugute kommen kann. Bei der psychotherapeutischen Arbeit mit einem Kind geht es nicht nur darum, das Nervensystem zu beruhigen, sondern auch an der Fähigkeit des Kindes zur Selbstregulation und zur adaptiven Anpassung muß gearbeitet werden. Probleme mit der Regulation von Erregungszuständen und mit der Affektregulation sind hinsichtlich der Symptome eines Kindes entscheidend, und alle psychologischen Behandlungsmethoden, die bei der Arbeit mit Kindern eingesetzt werden, zielen darauf, die Selbstregulationsfähigkeit zu entwickeln. Unterschiedliche psychologische Behandlungsmethoden zielen auf unterschiedliche Bereiche in der hierarchischen Struktur des Gehirns, und alle Formen von Therapie sind darauf gerichtet, auf verschiedenen Ebenen in den neuronalen Netzwerken stattfindende Prozesse zu reintegrieren und auszubalancieren. Der russische Psychologe Lev Vygotsky hat darauf hingewiesen, daß die Weiterentwicklung von Kindern in deren Zone der nächsten Entwicklung stattfindet – was bedeutet, daß Interventionen auf Bereiche gerichtet sein müssen, in denen ein Kind schon erste Ansätze einer Fähigkeit entwickelt hat, und daß der verwendete Behandlungsansatz dem Entwicklungsstand der mentalen Organisation des Kindes entsprechen muß.

Die mikroregulatorischen Interaktionen zwischen der primären Bezugsperson und dem Kind finden normalerweise in »Zeitfenstern« innerhalb seiner speziellen Zone der nächsten Entwicklung statt. Damit die mikroregulatorischen Interaktionen, welche die Selbstorganisation der neuronalen Prozesse und die Entwicklung der Selbstregulationsfähigkeit unterstützen, wirksam werden, muß die Therapie das Nervensystem des Kindes in der Zone der nächsten Entwicklung herausfordern. Findet die Stimulation mit dem Ziel einer Veränderung außerhalb solcher biologisch vorgegebener »Zeitfenster« statt, muß sie in einem systematischen Prozeß erfolgen, in dem es wichtig ist, die Entwicklungsfähigkeit des Kindes zu berücksichtigen – der Therapeut muß sozusagen die »Trägerwelle« finden.

KAPITEL 3

Der autonome Kompaß und »Somatic Experiencing«

> »Ein Stückchen nach dem anderen, weil jedes die anderen ergänzt. Es gleicht einer winzigen Insel in diesem See der Traumatisierung und des Überwältigtseins. Und dann findet man noch eine kleine Insel, und dann noch eine, und noch eine, und dann kommen diese Inseln zusammen und bilden eine stabile Masse der Präsenz im Hier und Jetzt, so sehr es auch rundherum stürmen mag.«
>
> — PETER LEVINE

In diesem und in den folgenden drei Kapiteln beschreiben wir die einzelnen Ebenen mentaler Organisation mit den ihnen entsprechenden mentalen Kompassen und beziehen sie auf Therapieformen, die am eindeutigsten auf die jeweils beschriebene Ebene der Mentalisierung zielen. Im vorliegenden Kapitel schauen wir uns die autonome Ebene der Mentalisierung und den auf die autonome sensorische Ebene bezogenen Kompaß an. Außerdem wird Peter Levines Ansatz, *Somatic Experiencing*, beschrieben, und es werden zwei Therapiefälle vorgestellt, die während der Konferenz präsentiert wurden, wobei wir Peter Levines Kommentare und unsere eigenen Reflexionen aus der Perspektive des autonomen Kompasses eingefügt haben.

Das autonome Nervensystem

Das autonome Nervensystem besteht aus den beiden Zweigen des sympathischen und des parasympathischen Nervensystems. Das autonome Nervensystem wird reflexhaft reguliert, und der sympathische und parasympathische Zweig haben einander entgegengesetzte Funktionen. Normalerweise variiert das autonome Nervensystem zwischen einer überwiegend sympathischen und einer überwiegend parasympathischen Aktivierung. Der sympathische Zweig initiiert motorische Aktivität, wie sie bei Raufspielen und für Kampf-oder-Flucht-Verhalten erforderlich ist. Der parasympathische Zweig hingegen ruft normalerweise Ruhezustände hervor und aktiviert vegetative Funktionen wie die Verdauung und die Regeneration der Organe. In Situationen unmittelbarer Gefahr, in denen weder Kampf noch Flucht sinnvoll oder auch nur möglich sind, ruft das parasympathische Nervensystem eine motorische Blockierung, Erstarrungsreaktionen oder einen völligen Zusammenbruch der motorischen Funktion mit der Folge der Unterwerfung hervor. Werden diese autonomen Selbstschutzreaktionen nicht beendet, nachdem die Gefahr vorüber ist, verändert sich die autonome Balance dauerhaft entweder in Richtung Hyperaktivität oder in Richtung Passivität, was die Fähigkeit des Nervensystems, sich zu regenerieren und Streß zu bewältigen, beeinträchtigt (siehe Porges 1998/2010c).

Im menschlichen Gehirn assoziieren neuronale Schaltkreise bestimmte Gesichtsausdrücke mit Aktivität im Hirnstamm, was bedeutet, daß Gesichtsausdruck und Blickkontakt Atmung und Herzfrequenz beeinflussen. Entsteht eine Emotion, ändert sich der Herzschlag, was wiederum die Aktivität des Gehirns beeinflußt. Wir treten in unserem Leben nur dann in tiefen und anhaltenden Blickkontakt zu anderen Menschen, wenn wir eine tiefe emotionale Begegnung, intensive Raufspiele oder aggressive Konfrontationen erleben; deshalb assoziieren wir länger anhaltenden Blickkontakt mit der Aktivierung eines starken sympathischen Effekts. Wenn also ein Erwachsener von einem Kind im Zustand emotionaler Dysregulation fordert, durch anhaltenden Blickkontakt seine Aufmerksamkeit unter Beweis zu stellen, so hat das Kind große Schwierigkeiten, sein ohnehin schon labiles Nervensystem zu regulieren, und höchstwahrscheinlich ist es in solch einer Situation nicht in der Lage, die Botschaft, die der Erwachsene ihm zu übermitteln versucht, zu verstehen.

Nach Porges (1995/2010a, 1997/2010b, 1998/2010c) wird die Verbindung zwischen Gehirn und Körper durch den zehnten Kranialnerv vermittelt, den Vagusnerv (den »wandernden« Nerv). Dieser steht in einer bidirektionalen Verbindung zu vielen inneren Organen, was bedeutet, daß er nicht nur Signale des Gehirns an den Körper weiterleitet, sondern dem Gehirn auch Feedback über den Zustand des Körpers übermittelt. Der Vagusnerv ist mit vielen inneren Organen verbunden, unter anderem mit dem Atemsystem, dem Herzen und dem Verdauungssystem. Seine zum Herzen führenden Nervenfasern stammen aus zwei unterschiedlichen Vaguszweigen, die aus dem unteren Teil des Hirnstamms hervorgehen: dem dorsalen Zweig (der dem Rücken am nächsten liegt) und dem (der Vorderseite des Körpers am nächsten liegenden) ventralen Zweig. Der dorsale Zweig ist mit der biophysiologischen Regulation und mit Kampf- oder Fluchtreaktionen verbunden, der ventrale Zweig aufgrund seiner Verbindung zum siebten Kranialnerv mit der psychobiologischen intersubjektiven Regulation. Dieser letztgenannte Kranialnerv des Gesichts entspringt in der Nähe des Ausgangspunktes des ventralen Vaguszweigs, weshalb fürsorgliche und Freude vermittelnde Kommunikation, verbunden mit einem entsprechenden Gesichtsausdruck, das Herz beruhigen kann.

Die Stimulation der Muskeln, die durch die Mimik aktiviert werden, fördert somit Beruhigung und Selbstregulation und sichert die Möglichkeit emotionaler Einstimmung. Die Gesichtsmuskeln beeinflussen sowohl unseren Emotionsausdruck als auch unsere Eindrücke von anderen Menschen, und außerdem können sie den sozialen Abstand effektiv verringern oder vergrößern. Die neuronale Regulation der Gesichtsmuskeln fungiert sowohl aktiv als *System soziales Engagement,* das psychische Abstände verringert, als auch als Filter, der unsere Wahrnehmung des Engagements anderer Menschen beeinflußt (Hart & Kæreby 2012; Porges 2003/2010d).

Die autonome und sensorische Organisationsebene

Die erste Ebene mentaler Organisation reift im letzten Drittel der Schwangerschaft bis etwa zum dritten Monat nach der Geburt. Diese Ebene wird mit Prozessen im Gehirnstamm, im Mittelhirn und im autonomen Nervensystem in Verbindung gebracht. Die genannten Strukturen steuern endokrine Prozesse, Immunreaktionen, Verdauung und Atmung, die Herzfrequenz, die Ausschüttung neurochemischer Stoffe, angeborene Reflexe wie Suchen, Saugen und Greifen und die Aufmerksamkeitskontrolle. Das Erleben von Lust im Gegensatz zu Unlust in den Interaktionen der primären Bezugsperson mit den Grundbedürfnissen und den autonomen Prozessen des Säuglings bilden die Grundlage für spätere emotionale Erlebnisse und Einschätzungen, die wiederum das Denken und Verhalten des älteren Kindes formen. Vereinfacht ausgedrückt ist das autonome Nervensystem die physiologische Grundlage der Persönlichkeit für das spontane Engagement in der Welt, und der Hirnstamm beherbergt unsere basalen Schaltkreise für die Aufmerksamkeitskontrolle und für Nähe (Damasio 1999/2000; Lewis, Amini & Lannon 2001).

Das frühe Gefühl der Lebendigkeit entsteht beim Kind durch physische Aktivität und das Empfangen fürsorglicher Zuwendung. Berührung und die Entwicklung des kinästhetischen Empfindens spielen wichtige Rollen, wenn das Kind allmählich seine eigenen Grenzen und das Wesen des In-der-Welt-

Seins erkennt. Außerdem verfügt der Säugling vom Zeitpunkt seiner Geburt an über gewisse Fähigkeiten, die Welt mittels aller fünf Sinnesmodalitäten (Sehen, Hören, Riechen, Schmecken und Berühren) wahrzunehmen.

Stern (2004/2005, S. 80) nennt die inneren Körperempfindungen (hektisch, aufwallend, angespannt, lebendig usw.) Vitalitätsaffekte. Der Säugling bringt diese Erlebensmodalitäten schon in den ersten Wochen seines Lebens durch Bewegungen und durch seine Mimik zum Ausdruck und vermag sowohl Lust als auch Unlust bezüglich bestimmter Erlebnisse zu zeigen. Vom Anfang an wird sein Erleben der Welt durch das Arousal der Vitalitätsaffekte beeinflußt, die ihm helfen, sich in seiner Umgebung zu bewegen. Um ein Gefühl des In-der-Welt-Seins entwickeln zu können, braucht ein Kind wiederholte propriozeptive Erlebnisse sowie solche mit inneren Mustern der Anspannung und mit Vitalitätsaffekten (Stern 1985/1992). Vernachlässigung oder traumatische Erlebnisse können jedoch bewirken, daß das Körperempfinden unterentwickelt, beeinträchtigt oder dissoziiert wird. Dies führt zu einem entsprechenden Erleben der Vitalitätsaffekte, was wiederum die Schädigung oder Beeinträchtigung dieser grundlegenden Funktionen zur Folge hat.

Bei der psychotherapeutischen Arbeit mit Kindern sind Interaktionen auf der autonomen Ebene des Mentalisierens entscheidend, weil auf ihr alle Erlebnisse von Augenblicken der Begegnung und der intersubjektiven Synchronisation und somit alles persönliche Lernen stattfinden und integriert werden. Spiel und körperliche Aktivität werden bei der Arbeit mit Kindern gewöhnlich in die Interventionen einbezogen, doch zur Unterstützung des autonomen Reifungsprozesses muß die auf den Körper gerichtete Aufmerksamkeit durch die Regulation von Erregungszuständen und durch emotionale Interaktionen mit der angeborenen Fähigkeit, sich mit anderen Menschen zu synchronisieren, verbunden werden.

Die Imitationsfähigkeit ermöglicht dem Kind, subtile körperliche Reaktionen nachzuahmen, die sich von Augenblick zu Augenblick im Gesichtsausdruck der Bezugsperson spiegeln, und sich so auf diese Reaktionen einzustimmen. Das Kind imitiert Haltung, Gesichtsausdruck und Prosodie der Bezugsperson, und Bereiche tief im Gehirn vermitteln, unterstützt durch die eingestimmte Bezugsperson, die Verbindung von Imitation und Körperempfindungen. Durch Synchronisation mit dem Zustand der Bezugsperson mittels Imitation und Körperempfindungen entwickelt das Kind ein Gefühl für den emotionalen Zustand des Erwachsenen, womit eine Vorform von Empathie entstanden ist. Das innere Spiegeln macht die Interaktion interessant, aktiviert so die Neugier und stärkt die Fähigkeit des Kindes zu längerem Engagement. Fehlt es dem Kind an Gelegenheiten, in den ersten Lebensmonaten zu seinen primären Bezugspersonen in Kontakt zu treten, ist der Ausgangspunkt für eine tiefreichende Störung der Aufmerksamkeitskontrolle, der tiefsten Schichten der Bindung und der Entwicklung von Empathie entstanden.

Der Säugling ist nur sehr eingeschränkt in der Lage, seinen mentalen Zustand zu regulieren, und zieht sich deshalb häufig von der Stimulation zurück, wenn er sie als zu stark empfindet. Beispielsweise kann sich ein Kind während einer positiven Interaktion zurückziehen, um seine emotionale Erregung zu verringern, und nach dieser Unterbrechung kehrt es wieder in die Interaktion zurück. Der Säugling sucht auch Beruhigung und bemüht sich, seinen Erregungszustand zu regulieren, indem er am Daumen oder an einem Schnuller lutscht. Weinen, stimmlicher Ausdruck und Lächeln helfen ihm, sich als soziales Wesen vorzustellen, das sich auf soziale Interaktionen einlassen und auf Ereignisse emotional reagieren kann. Der spontane Gesichtsausdruck eines Säuglings und sein Weinen rufen außerdem eine Reaktion der primären Bezugsperson hervor, die diesen verschiedenen Ausdrucksformen jeweils eine bestimmte Bedeutung zuschreibt; und die Reaktionen der Bezugsperson tragen zur weiteren Differenzierung der inneren Welt des Säuglings bei (Emde 1992; Sroufe 1996).

Der autonome Kompaß

Der autonome Kompaß ist ein Modell des Energiemanagements und der Körperempfindungen eines Menschen. Er besteht aus der Achse der Arousalregulierung, die auf der Aktivität des sympathischen und parasympathischen Nervensystems beruht, und der Achse des hedonischen Tonus, die Empfindungen des Behagens und Unbehagens darstellt (Abb. 3.).

Die Arousalregulation ist für die psychische Resilienz wichtig und deshalb ein Schlüsselelement der Psychotherapie und anderer Behandlungsformen. Die Aktivierung des sympathischen Nervensystems erzeugt einen reflexiven Aufmerksamkeitsfokus, verbunden mit einem tiefen sensorischen Gewahrsein und motorischer Bereitschaft, wohingegen die Aktivierung des beruhigend wirkenden parasympathischen Nervensystems einen entspannten Zustand hervorruft. Die Schwankungen zwischen den beiden Polen verstärken die Reaktionsfähigkeit des Kindes und helfen ihm, Strategien zum Schutz gegen Reizüberlastung und Streß zu entwickeln (Hart 2008, 2010). Sowohl mit der sympathischen Aktivierung als auch mit der parasympathischen Dämpfung ist normalerweise ein spezifischer hedonischer Tonus verbunden, was bedeutet, daß sie entweder als angenehm oder als unangenehm empfunden werden. Peter Levine hat einmal gesagt (private Mitteilung 2009), daß die Fähigkeit, zwischen angenehm und unangenehm zu unterscheiden, auf Grundlagen der zellularen Funktionalität basiere, die aber bei früher Vernachlässigung sowie bei frühen Mißbrauchs- bzw. Mißhandlungserlebnissen und in dissoziativen Zuständen verloren gehen oder zumindest unterentwickelt bleiben können.

Durch Kombination der Achse der Arousalregulation mit der hedonischen Achse entstehen vier Quadranten, welche die grundlegenden Formen des Erlebens auf der Ebene des Hirnstamms repräsentieren. Durch alltägliche Aktivitäten und Erlebnisse sind wir mit dem angenehmen (hedonischen) Erleben sympathischer Aktivität vertraut, die mit Tätigkeiten wie Spiel und Sport einhergehen und ein Gefühl freudiger Erregung, Begeisterung und Vitalität erzeugen, wohingegen der parasympathische Zustand Gefühle der Ruhe und Entspanntheit hervorruft. Zu den unangenehmen (dyshedonischen) Erlebnissen sympathischer Aktivität zählen Wachsamkeit, Defensivität und Kampf-oder-Flucht-Reaktionen, wohingegen als Beispiele für unangenehme parasympathische Erlebnisse Apathie, Indifferenz, plötzliches Erstarren und Immobilisati-

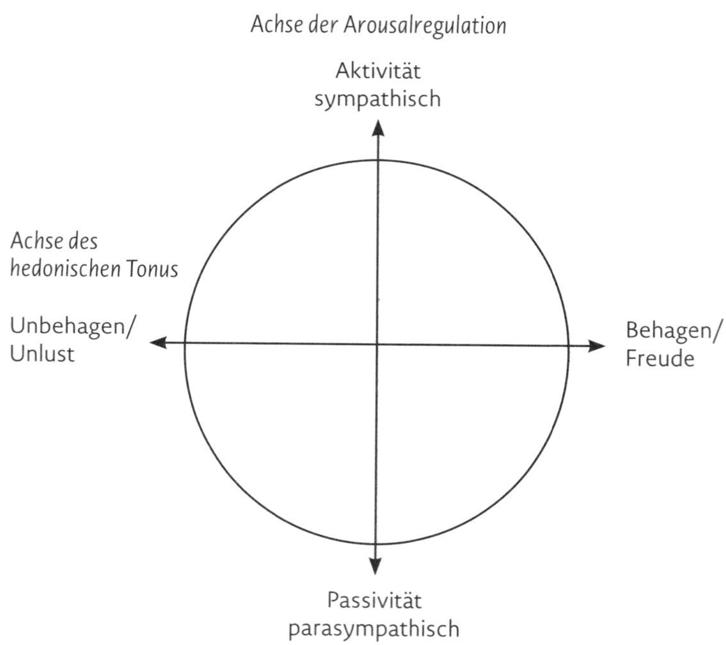

Abbildung 3. Der autonome Kompaß

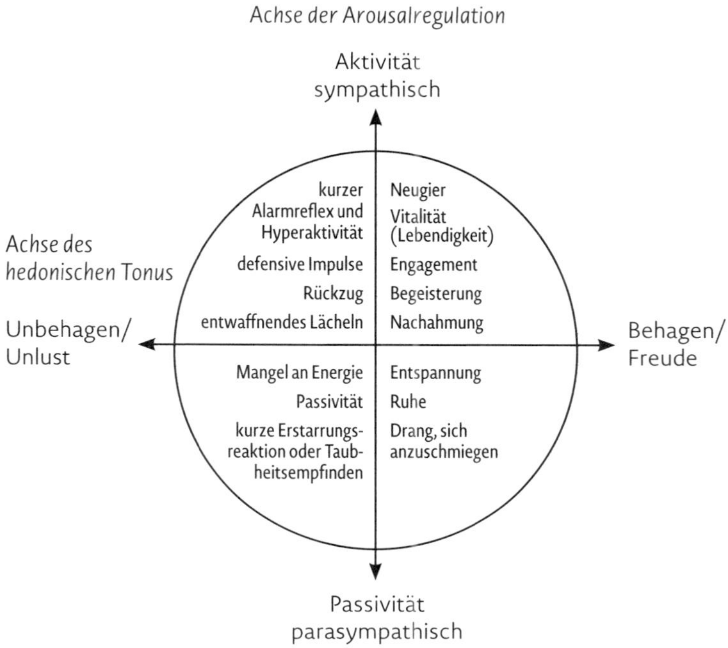

Abbildung 4. Der autonome Kompaß mit Interaktionsquadranten (Bentzen & Hart 2013, S. 65)

on genannt werden können (siehe Abb. 4.). Alle diese Zustände treten ganz natürlich auf, und die meisten Menschen haben die meisten dieser Zustände vermutlich schon mehr oder weniger markant erlebt. Als gesund kann somit die Existenz einer Selbstregulationsfähigkeit bezeichnet werden, die in allen diesen Zuständen gegenwärtig ist. Psychische Resilienz beinhaltet, daß die Zone optimalen Arousals groß ist, weshalb der betreffende Mensch mit Input von hoher wie von geringer Intensität gleichermaßen gut umgehen, gut zwischen sympathischer und parasympathischer Aktivität wechseln und angenehme wie auch unangenehme Zustände in einem Kontaktfeld aushalten kann.

Die autonomen Interaktionsquadranten

Die Fähigkeit zur Regulation sowohl des hedonischen Tonus als auch des Arousals entsteht durch regulierte Interaktionen in asymmetrischen Beziehungen – d. h., durch eingestimmte Interaktionen mit primären Bezugspersonen, bei denen die parasympathische und sympathische Aktivität allmählich so gesteigert werden, daß die Synchronisation zwischen den Nervensystemen des Kindes und der Bezugsperson erhalten bleibt. Das Kind erlebt, daß es mit der Bezugsperson in Kontakt bleiben kann, zunächst durch angenehme Erlebnisse. Später entwickelt es die Fähigkeit, auch bei unangenehmen Erlebnissen in starken und schwachen Arousalzuständen Kontakt zu halten, was die Reifung der Selbstregulationsfähigkeit auf dieser Ebene fördert. Ein älteres Kind, dessen Selbstregulationsfähigkeit schon entwickelt ist, kann auf diese Zustände flexibel regulierend einwirken und fortlaufend mit den positiven Möglichkeiten und potentiellen Gefahren des aktuellen Augenblicks interagieren.

Je anfälliger das Nervensystem ist, um so vorsichtiger muß man bei der Verstärkung sympathischer und parasympathischer Aktivität und des dyshedonischen Zustandes verfahren. Dies gilt sowohl für den Kontakt der primären Bezugsperson zum Säugling als auch für den Kontakt in einer Therapie. Wenn das Kind in der Lage ist, die regulierenden Interaktionen mit der Welt zu entwickeln und aufrechtzuerhalten, entsteht Resilienz.

Selbstschutzstrategien der autonomen Ebene

Wie bereits erwähnt wurde, reguliert das »gesunde« Nervensystem, dessen Selbstregulationsfähigkeit entwickelt ist, die weiter oben beschriebenen Zustände flexibel im Rahmen seiner laufenden Interaktion mit den Möglichkeiten und potentiellen Gefahren, mit denen es in jedem Augenblick in seiner Umgebung konfrontiert wird. Das Nervensystem kann sich aber auch in einem dieser vier Zustände verfangen, um sich zu schützen, oder es kann unkontrolliert zwischen ihnen oszillieren. Eine Extremform des Quadranten für den angenehm-sympathischen Zustand ist ein Kind, das manisch in übermäßige Begeisterung verfällt, um überschüssige Energie abzubauen. Eine Extremform des Quadranten für den angenehm-parasympathischen Zustand könnte Abhängigkeit vom Fernsehen sein oder längerfristiger Rückzug in die eigenen vier Wände ohne jeden Kontakt zur Außenwelt. Für den unausgewogenen unangenehm-sympathischen Zustand könnten starke Schreckreaktionen, streßbedingte oder traumatische Hyperaktivität sowie unmotivierte Kampf-oder-Flucht-Reaktionen kennzeichnend sein. Und schließlich gibt es auch noch den unangenehm-parasympathischen Zustand, der in Form von Dissoziation, körperlichem Erstarren oder Lähmungserscheinungen sowie dem Verlust des Empfindungsvermögens und der Fähigkeit, zu anderen in Kontakt zu treten, zum Ausdruck kommen kann (siehe Abb. 5.). Alle diese Zustände spiegeln einen Verlust der Fähigkeit zu synchonisierter Interaktion mit wichtigen Bezugspersonen.

In problematischeren Fällen ist eine schon sehr früh entstandene chronische Fixierung im dyshedonischen Zustand zu beobachten: beispielsweise im Falle einer reaktiven Bindungsstörung, die einen Menschen entweder in der Immobilisierung oder in der Kampf-oder-Flucht-Reaktion festhält oder ihn zwischen den beiden genannten Zuständen ständig hin- und herwechseln läßt. Die Fixierung beinhaltet den Verlust eines propriozeptiven qualitativen Erlebnisses (die Betroffenen empfinden weder Behagen noch Unbehagen) und der Fähigkeit, an synchronisierten Interaktionen teilzunehmen. Die Unfähigkeit, Behagen und Unbehagen zu beeinflussen, deutet auf starke Schwierigkeiten mit der Arousalregulation. Außerdem ist die Persönlichkeit in solchen Fällen auf die autonome sensorische Ebene fixiert, auf der die Betroffenen ihren eigenen Anteil an Ereignissen nicht verstehen und auf primitive Projektionen beschränkt sind; andere Menschen nehmen sie als unberechenbar wahr, und

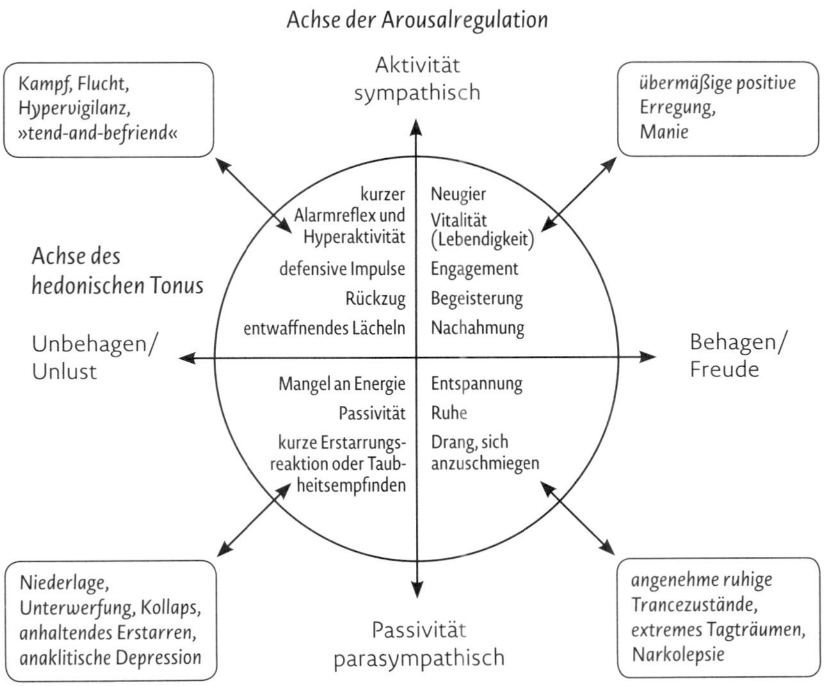

Abbildung 5. Der autonome Kompaß mit Selbstschutzstrategien (Bentzen & Hart 2013, S. 67)

sie sind nicht in der Lage, den Intentionen anderer zu vertrauen. Dieser Zustand geht häufig mit einer reaktiven Bindungsstörung, mit Soziopathie oder mit anderen Persönlichkeitsstörungen einher.

Psychotherapie mit Kindern und die Wiederherstellung der Balance des autonomen Kompasses

In der therapeutischen Beziehung werden die Fähigkeit des Therapeuten zur Arousalregulation auf der Ebene des autonomen Nervensystems und seine Fähigkeit, Kontakt zum autonomen Nervensystem des Kindes zu halten, zur Voraussetzung für die Entwicklung der Selbstregulationsfähigkeit.

Um auf dieser Ebene psychotherapeutisch optimal vorgehen zu können, muß der Therapeut am autonomen Nervensystem des Kindes arbeiten und in diesem Bereich entstandene Fixierungen auflösen. Er bewegt sich zusammen mit dem Kind in sanften, rhythmischen Wellen der Aktivierung, was an einen Tanz denken läßt, der zwischen sympathischer und parasympathischer Aktivierung, zwischen angenehmen und unangenehmen Zuständen oszilliert. Bei der Arbeit an unangenehmen Zuständen profitiert das Kind von der Interaktion mit dem ruhigen autonomen Nervensystem des Therapeuten und vom Erleben der Möglichkeit, von unangenehmen inneren Erlebnissen zu angenehmen zurückzukehren. Dies ist ein unmittelbares Copingerlebnis jenseits der Worte, das die Annäherung an den unangenehmen Zustand zwecks eingehender Untersuchung als weniger überwältigend erscheinen läßt. Eine Verstärkung der Copingfertigkeiten in der »Landschaft« der Arousalregulation verbessert die Fähigkeit zur Selbstorganisation oder Resilienz auf der Ebene des autonomen Nervensystems. In der Regel ist es schwieriger, an hedonischen angenehmen Selbstschutzstrategien wie »Herumzappeln« zu arbeiten, da sie oft stark einer Sucht ähneln, die so unwiderstehlich sein kann, daß es schwierig ist, das Kind in ein Kontaktfeld zu bringen. Der erste Schritt besteht jedoch immer darin, das Nervensystem entdecken zu lassen, daß es andere Möglichkeiten hat – daß es sich beispielsweise aus einem benommenen, traumartigen, introvertierten Zustand in einen Zustand angenehmer oder sogar ein wenig begeisternder Aktivität versetzen kann. Bei der Arbeit an Zuständen der Hyperaktivität muß man testen, wie weit man die Erregung absenken kann, so daß man sie noch als angenehm empfindet, bevor der Selbstschutzimpuls das Aktivitätsniveau wieder emportreibt. In dieser Phase der Therapie geht es darum, den Patienten befriedigende Alternativen zur aktiven Selbstschutzstrategie erleben zu lassen. Steigt die Zahl solcher Alternativerlebnisse, wechselt das autonome Nervensystem oft irgendwann spontan in einen gesünderen Rhythmus der Selbstregulation. Dies sind nur ein paar Anhaltspunkte für den Tanz der Einstimmung, der sich im Bereich des autonomen Nervensystems im Kontaktfeld entfalten sollte.

Selbstschutzstrategien der autonomen und sensorischen Organisationsebene spielen bei Vernachlässigung, Mißbrauch/Mißhandlung und Traumastörungen eine besonders wichtige Rolle. Doch erst seit man in den letzten Jahrzehnten mehr über die Posttraumatische Belastungsstörung (PTBS) bei Erwachsenen herausgefunden hat, wird die autonome Ebene in die Psychotherapie einzubezogen, und noch immer gehen nur sehr wenige Methoden der psychotherapeutischen Behandlung von Kindern auf die regulierenden Formen der Interaktion auf dieser Grundebene des Mentalisierens ein. Doch Peter Levine, der Schöpfer der *Somatic Experiencing* genannten Therapie, hat eine insbesondere in der Traumatherapie benutzte therapeutische Theorie und Methode entwickelt, die auf die Regulation und Verbesserung der Funktionsfähigkeit auf dieser Ebene zielt (Levine 1983; Levine & Kline 2006/2005, 2009/2010), indem sie Traumatisierte darin unterstützt, das Gefühl zu entwickeln, daß sie ihren eigenen Körper beherrschen. Weil jede interpersonale Entwicklung und jede intrapsychische Regulation auf dieser Ebene gründet, sollten Therapeuten unserer Auffassung nach sowohl über ein theoretisches Verständnis als auch über praktische Interventionsmethoden verfügen, die Kindern zu lernen helfen, sich auf dieser Ebene zu regulieren. Deshalb schauen wir uns im nächsten Abschnitt die Entwicklung einer frühen Vorform des Mentalisierens an, denn das wird uns helfen, einige der subtilen intersubjektiven synchronisierten Tänze zu verstehen, die das Zentrum regulatorischer Bemühungen auf dieser Ebene bilden.

Mit dem autonomen Kompaß tanzen: Eine Präsentation des Somatic Experiencing von Peter Levine

Peter Levine hat über vierzig Jahre damit verbracht, die Selbstregulation des autonomen Nervensystems in Zuständen der Ruhe, gesunder Aktivierung, der Belastung und von posttraumatischem Streß zu erforschen. Aufgrund dieser Arbeit hat er psychotherapeutische Interaktionen und Methoden entwickelt, die helfen, das autonome Nervensystem zu regulieren, und die zur allgemeinen Verbesserung der Regulationsfähigkeit und der Resilienz führen. Meist ging es bei dieser Arbeit um Erwachsene, die unter schweren Traumata litten; doch weil diese Methode nicht von sprachlichen Fähigkeiten abhängig ist, arbeitet Peter Levine seit Jahrzehnten auch mit Kindern und sogar mit sehr kleinen Kindern, mit Neugeborenen ebenso wie mit Achtzehnjährigen.

Somatic Experiencing ruht auf zwei Grundpfeilern: der Regulierung affektiver und sensumotorischer Zustände im Rahmen der therapeutischen Beziehung und der Vermittlung von Selbstregulationsfertigkeiten, indem man bewußt und aufmerksam Kontakt zum Kind aufnimmt, ihm folgt und – wenn es sich um ein älteres Kind oder einen Erwachsenen handelt – ihm hilft, sensumotorische Prozesse zu verbalisieren. Dies trägt zur Wiederherstellung und Entwicklung des *Systems soziales Engagement* (Porges 1995/2010a) ebenso bei wie zur Integration intensiver Erlebnisse, sensumotorischer Reaktionen und von Arousalzuständen. Engagierte Präsenz ist das wichtigste Werkzeug therapeutischer Arbeit, wenn man einem Kind helfen will, seiner sensumotorischen Reaktionen bewußter zu werden und seine Fähigkeit zur Selbstregulation zu stärken. Sinn und Zweck des Somatic Experiencing ist, dem Kind Möglichkeiten zu erschließen, mit belastenden körperlichen Reaktionen umzugehen und sie emotional und kognitiv zu verarbeiten.

Levine beschreibt Somatic Experiencing als psychotherapeutische Methode in neun Schritten.

1. Der Therapeut muß zunächst eine *relativ sichere* Umgebung im physischen Raum und in der Interaktion schaffen.
2. Als nächstes arbeitet er mit dem Kind an der *Erforschung und am Akzeptieren des Empfindens.* Dies kreiert im therapeutischen Kontakt ein Ressourcenerlebnis.
3. Dann arbeitet er mit dem Kind an der Etablierung einer natürlichen autonomen Bewegung zwischen dem belastenden Zustand und dem Ressourcenerlebnis, zwischen starkem und schwachem Arousal, bis das Kind sich in dieser Bewegung sicher fühlt. Diese rhythmische Bewegung hat Peter Levine *pendulation* (Pendeln) genannt.
4. Der Therapeut bezieht die intensiveren Arousalzustände ein. Dabei achtet er darauf, daß das Kind nur sehr kurz mit ihnen in Berührung kommt. Er geleitet es während langer Phasen der Integration zwischen diesen kurzen Erlebnissen. Dieser Aspekt wird *Containment* genannt.
5. Dem Containment folgt die *Titration*, wobei der Therapeut ganz allmählich, sozusagen Tropfen für Tropfen, immer stärker überlebensbasiertes Arousal und andere belastende sensorische Erlebnisse einbezieht, *im Rhythmus und*

in einer Stärke, die das Nervensystem durch das Pendeln zu integrieren in der Lage ist. Dieser Prozeß hat ein Zunehmen von Stabilität, Resilienz und Struktur in der autonomen Regulation zur Folge.

6. Der Therapeut bietet dem Kind korrigierende Erlebnisse an, welche die passiven autonomen Reaktionsmuster des Kollabierens und der Hilflosigkeit ersetzen sollen. Zu diesem Zweck unterstützt er das Kind in der Exploration aktiver Defensivreaktionen, und gleichzeitig fährt er mit der Förderung des Containment fort, um zu verhindern, daß das Kind und seine Umgebung verletzt oder vom Geschehen überwältigt werden.
7. Der Therapeut identifiziert einerseits die entstandene Assoziation zwischen Furcht und Hilflosigkeit und andererseits die biologische Immobilitätsreaktion und fördert eine Trennung oder »Entkopplung« beider Zustände. Dies bewirkt, daß das Kind sich ängstigen und hilflos fühlen kann, ohne in den Zustand der Immobilität zu verfallen.
8. Erst an diesem Punkt versucht der Therapeut, Hyperarousalzustände aufzulösen, indem er sanft die Entladung und Rückverteilung der riesigen Menge an Überlebensenergie initiiert und begleitet, die das Kind zur Sicherung seines Überlebens mobilisiert hat. Dies kann beispielsweise in Form einer vorsichtigen physischen Erforschung der vielen Möglichkeiten, hinzufallen, ohne sich zu verletzen, geschehen oder in Form einer Untersuchung der Stärke der Fallreflexe der Arme, während in Zeitlupe an den Nachwirkungen eines Fahrradunfalls gearbeitet wird. Sind die Überlebensimpulse integriert, kann diese Energie zur Unterstützung höher entwickelter mentaler Funktionen genutzt werden.
9. Die Selbstregulationsfähigkeiten werden wiederhergestellt, teilweise durch einen akzeptierenden und die Aufmerksamkeit fokussierenden Prozeß des Verweilens bei Empfindungen, Gefühlen und körperlichen Impulsen, der auf das »Hier und Jetzt« gerichtet ist, und durch die Fähigkeit, die Verbindung zur Umgebung ebenso wie die Fähigkeit zu sozialem Engagement wiederherzustellen.

Der Therapeut achtet in jeder Phase dieses Prozesses darauf, daß das Arousalniveau des Kindes in der optimalen Zone bleibt, so wie sie in den vier Quadranten des autonomen Kompasses beschrieben wird. Bei traumatischen Reaktionen steigt das Erregungsniveau meist zunächst an, bis es das optimale Niveau überschreitet, wodurch die betroffene Person vor einer potentiellen Bedrohung gewarnt wird. In erfolgreichen und energiereichen Kampf-oder-Flucht-Reaktionen wird dieses starke Arousal für eine physische Aktivität genutzt, die der Verteidigung und der Wiederherstellung der organismischen Balance dient. Kann das Arousal des Kindes auf diese Weise optimal zum Ausdruck gelangen, kehrt das Arousalniveau wieder in die optimale Zone zurück. Kommt es nicht zu dieser Rückkehr zum Ausgangswert, liegt ein zentraler Faktor für jene Hyperarousalprobleme vor, die für traumatisierte Kinder charakteristisch sind.

Eine der wichtigsten Erkenntnisse des Somatic Experiencing ist, daß Kinder und Erwachsene Informationen effizient verarbeiten können, wenn es gelingt, ihr Arousal in der optimalen Zone zu halten – was bedeutet, daß sie innere Reaktionen erleben können, ohne von den Affekten, Empfindungen, sensorischen Wahrnehmungen und Gedanken, die auftauchen, zu dissoziieren.

Nach dieser kurzen Einführung in Peter Levines Behandlungsmethode wenden wir uns nun seiner Präsentation von Behandlungssitzungen mit Kindern im Rahmen der Konferenz zu.

Videoclips von Somatic-Experiencing-Sitzungen, die Peter Levine während der Konferenz vorstellte

Therapie mit Simon

In Peter Levines erstem Demonstrationsvideo geht es um den 14 Monate alten Simon, dessen Geburt durch einen dramatischen Kaiserschnitt ermöglicht wurde. Wir überlassen nun Peter Levine das Wort.

> Bei Simons Geburt war die Nabelschnur dreimal um den Hals des Jungen gewickelt. Die Ärzte führten einen Kaiserschnitt durch, weil sie festgestellt hatten, daß Simons Herzschlag sehr stark verlangsamt war. Sie hatten aber trotzdem Schwierigkeiten, ihn aus dem Mutterleib zu holen. Anschließend wurde er sofort auf die Intensivstation verlegt, wo man alle möglichen Schläuche, Kanülen und dergleichen an seinem Körper befestigte. Heute wirkt Simon wie ein relativ normales Kind, und das *ist* er auch; allerdings schmiegt er sich nicht an seine Mutter an, kuschelt nicht mit ihr – das kann er nicht. In vielerlei Hinsicht ist er sehr intelligent; er nimmt sehr genau wahr, was in seiner Umgebung vor sich geht, aber er teilt seinen Eltern nichts davon mit. Die Mutter ist im Sinne Winnicotts sicherlich eine »hinreichend gute« Mutter. Nichts von dem, was sie tut, schränkt die Fähigkeiten ihres Sohnes ein.

Ich wurde zu Simon gerufen, weil er unter Erstickungsanfällen und Reflux litt. Die Eltern machten sich deshalb große Sorgen und wollten eine Endoskopie der Lunge, der Speiseröhre und des Magens vornehmen lassen. Und so eine Untersuchung ist, wie Sie sich vielleicht vorstellen können, sehr traumatisch. Deshalb hoffte ich, die Beschwerden beheben zu können. Normalerweise spiele ich mit Kindern, die ich behandle, zuerst. So lerne ich sie kennen, bevor ich allmählich anfange, an ihren Beschwerden zu arbeiten. Bei Simon kam ich wesentlich schneller zur Sache als normalerweise.

Mit seinen 14 Monaten konnte er natürlich noch nicht besonders gut sprechen. Deshalb mußte ich mir überlegen, wie ich mit ihm interagieren und zu ihm in Beziehung treten konnte. Wie konnte ich erkennen, wo das Problem lag? Und wie konnte ich ihm helfen, das Problem zu transformieren? Versuchen Sie, sich die Situation noch einmal vorzustellen: Sie sind im Geburtskanal stecken geblieben und versuchen, sich den Weg ins Freie zu bahnen, aber je mehr Sie sich anstrengen, um so fester sitzen Sie. Das Naheliegende in solch einer Situation ist, zu resignieren und sich hilflos zu fühlen. Und daß er schließlich herausgezogen wird, ist der schlagende Beweis für seine Handlungsunfähigkeit.

Peter Levine beschreibt hier Reaktionsmuster des autonomen Nervensystems. Studien, die mit Kindern unmittelbar nach ihrer Geburt durchgeführt wurden, haben gezeigt, daß der Katecholaminspiegel und somit die sympathische Aktivierung bei ihnen das normale Niveau um das Mehrfache übersteigt. Levine erklärte, weil die als lebensbedrohlich wahrgenommene Situation bestehen geblieben sei, sei auch seine parasympathische Reaktion, das Aufgeben, bestehen geblieben und sogar noch intensiviert worden. Die Folge sei gewesen, daß Simon 14 Monate nach seiner Geburt immer noch keine Einstimmung mit seiner Mutter erlebt habe. Angesichts von Simons bisheriger Lebensgeschichte und seiner Symptome glaube er, das Problem bestehe auf physiologisch-biologischer Ebene, denn Simon habe nicht den für Säugetierjunge charakteristischen angeborenen Anschmiegereflex gezeigt und leide außerdem unter Eßproblemen und Reflux, die normalerweise durch Synchronisation mit seiner Mutter reguliert worden wären. Die Refluxprobleme hätten auf starken Streß hingedeutet, wobei sich Simons autonome Selbstschutzstrategien auf eine Erstarrungsreaktion fixiert hätten. Dies bedeute auch, daß die sympathischen, Kampf oder Flucht ermöglichenden Reaktionen stark aktiviert gewesen seien, wohingegen die parasympathische Bremse jede motorische Aktivität blockiert habe. Im Sinne des autonomen Kompasses habe sich Simon im dissoziierten Feld befunden, in dem ein stark dyshedonischer Tonus mit parasympathischem Arousal verbunden gewesen sei, allerdings kombiniert mit einem darunter liegenden negativ geladenen sympathischen Arousal.

Peter Levine fuhr fort:

> Zunächst versuche ich, durch Rhythmik eine Verbindung zu Simon aufzubauen. Dies ist ein wichtiger Punkt, eine zentrale Variable, und ich denke, man sollte sich einen Moment Zeit nehmen, um diese Verbindung herzustellen, wirklich in Kontakt zu treten und das Problem zu sehen. Anschließend kann man den Patienten dazu anleiten, sein Gefühl der eigenen Handlungsfähigkeit und seine Fähigkeit zur Verbundenheit wiederherzustellen. Ich bin auf der Suche nach dem Anfang seiner Fähigkeit, sich zu verteidigen, denn sein grundlegendes Erlebnis ist, daß er sich in einer passiven Situation befindet und daß sich nichts von dem, was er tut, positiv auswirkt, so daß er sich okay, gut und in Sicherheit fühlt. Dann muß ich der Ladung in seinem Körper folgen, wenn er die Fähigkeit, sich zu verteidigen, zu entwickeln beginnt. So sehr uns die Dinge, die geschehen, überwältigen mögen, erstaunlicherweise gibt es in uns immer eine latente Fähigkeit, uns von diesem Gefühl, überwältigt zu werden, zu lösen und in einen Zustand der Vitalität, der Neugier und des Engagements zurückzukehren. Wir müssen jedoch beobachten, wo die Impulse stecken geblieben sind, und wenn wir das herausgefunden haben, müssen wir ihr Wiederauftauchen unterstützen, um die Fähigkeit zur Selbstorganisation wiederherzustellen.

Das Video beginnt. Wir sehen Simon auf dem Arm seiner Mutter sitzen, von Peter Levine abgewandt, der im Abstand von etwa einem halben Meter von ihm steht und versucht, Simons Aufmerksamkeit mit einer Rassel zu fesseln, die er in der Nähe von Simons Hand schüttelt. Simon wirft Levine kurz einen Blick zu und zieht seine Hand dann zurück.

Peter Levine beschreibt die Sequenz in der Videoaufnahme:

> Erster Schritt: Simon zieht seinen Arm zurück – das ist keine Annäherung, das ist keine Neugier, es liegt im negativen hedonischen Bereich.

Simon wendet sich wieder Peter Levine und der Rassel zu.

> Er ist immer noch ein wenig neugierig …

Simon stößt die Rassel von sich weg und wendet das Gesicht seiner Mutter zu.

Hier stößt er zum ersten Mal etwas weg. Es ist also ein gewisses Engagement da, das dem Impuls zur Entfaltung verhilft. Was wir hier tun, hat demnach eine bestimmte Struktur, denn zuerst etablieren wir den Rhythmus, dann suchen wir Engagement, und schließlich aktivieren wir unsere Selbstschutzimpulse. Doch gleichzeitig ist die psychotherapeutische Arbeit völlig unstrukturiert, weil wir schauen, was in Erscheinung tritt.

Peter Levine versucht nun, zu Simon durch ein mitfühlendes und beruhigendes »Aaah, ja, ja, ja …« Kontakt aufzunehmen. Die Mutter wendet sich leicht von ihm ab und schirmt Simon ab, der sich windet und dreht. Peter Levine sagt ermutigend: »Ah, du drehst dich, hmm?«

Wir haben es hier also mit dem Gleichgewichtsorgan, dem Cerebellum (Kleinhirn), dem Klang des Rhythmus und mit Bewegung zu tun, und all dies hilft Simon, die Reaktion seines Nervensystems zu modulieren. Jedesmal wenn er diese Erlebnisse hat, bei denen der Rhythmus, seine Bewegung und meine Reaktion ein kohärentes Ganzes bilden – das, was Susan und Marianne Mikroregulationen genannt haben –, verändert sich sein Erleben der Welt. Sie wirkt auf ihn nun nicht mehr fremdartig und bedrohlich, sondern er erlebt sie als fesselnd, und sie weckt seine Neugierde.

Peter Levine sagt zu Simon: »Du bist ein Kreisel«, und seine Mutter bestätigt: »Ja, tatsächlich, er ist ein Kreisel!« Dann sagt Levine in einem sanften, mitfühlenden Ton zu Simon: »Oh Mann, du hast wohl ziemliche Probleme gehabt, in diese Welt zu kommen, stimmt's?« Die Mutter antwortet: »Ja, das war es, so war's.« Simon wendet sich Levine zu und schaut ihn nun fast frontal an, deutet aber dann mit einem Finger an ihm vorbei und sagt: »Apfel!«

Jetzt sieht er etwas; und wieder ist da die Neugier: »Apfel« – da gibt es etwas in seiner Umgebung. Übrigens stellt sich heraus, daß es kein Apfel, sondern ein Granatapfel ist; in einer Schale, die auf dem Tisch steht, befinden sich drei Granatäpfel. Er sieht sie und will etwas damit zu tun haben. Auch hier sieht man also wieder: Sobald die Defensivreaktion wiederhergestellt ist, tritt, BUMM!, auch die Neugier wieder zutage.

Im Video berührt Simon den Granatapfel und stößt ihn dann weg. Seine Mutter sagt: »Ja, das ist okay so.« Peter Levine antwortet: »Wenn ich an all die Schläuche und die anderen merkwürdigen Dinge denke, kann ich verstehen, daß er Dinge von sich wegstoßen möchte …«

Hier sehen wir Neugier und eine Defensivreaktion. Beide sind sehr wichtig, denn ohne sie wäre meine Arbeit nicht möglich.

In dieser Sequenz arbeitete Peter Levine mit Simon noch daran, einen Rhythmus zwischen Neugier und Abwehrreaktionen zu etablieren, die den beiden Quadranten des sympathischen Arousals im autonomen Kompaß zuzuordnen sind. In die Interaktion waren Pausen eingestreut, in denen Peter Levine mit Simon oder seiner Mutter sprach. Peter Levine bot an, die Erlebnisse in Form der Rassel und der Granatäpfel zu organisieren, und er bemerkte und unterstützte sogar die kleinsten Zeichen Simons, um herauszufinden, ob die nächste Interaktion auf Neugier oder auf Selbstschutz zielen oder eine Pause sein sollte. Gleichzeitig war auch die Mutter vollständig in diesen Prozeß eingebunden, was es Simons Nervensystem ermöglichte, zu zwei sicher und genau eingestimmten Nervensystemen Erwachsener in einen Austausch zu treten und sich von ihnen regulieren zu lassen.

Auf der Videoaufnahme sind von der Mutter unterstützende und ermutigende Kosegeräusche zu hören: »Jaaa, jaaa«. Simon hickst leise, und die Mutter sagt: »Oooh, mein Schatz.« Peter Levine schlägt Simon und der Mutter vor, sich auf das Sofa zu setzen. Simon quengelt ein wenig und schleudert dann seine Schuhe weg. Peter Levine sagt: »Tschüss, Schuhe!«, und die Mutter schließt sich dem an und sagt ebenfalls: »Tschüss, Schuhe!« Danach redet Peter Levine mit der Mutter über die bevorstehende Endoskopie.

Ich sehe, daß Simon erstarrt, während wir über den Eingriff reden. Ich will nicht behaupten, daß das Thema unseres Gesprächs der Grund dafür ist, aber ich sehe sein Erstarren insbesondere im Mittelrücken, etwas, das ich schon in vielen verschiedenen Situationen beobachtet habe. Dieser Körperbereich ist sehr wichtig für die Regulierung der Peristaltik, und in einigen Werken der frühen osteopathischen Literatur wird dort ein wichtiger Reflexpunkt lokalisiert.

Im Video sprechen die Mutter und Peter Levine über das Refluxproblem, wobei Simon und die Mutter einander gegenübersitzen. Als Peter Levine dazu ansetzt, Simon im mittleren Bereich des Rückens zu berühren, stößt Simon ihn von sich und wimmert leise.

Da! Sehen Sie das? Das ist ein Schlüssel. Simon stößt mit seinen Beinen etwas von sich. Das konnte er bei seiner Geburt nicht. Jedesmal wenn dieser Impuls zutage tritt, läßt er seine Passivität und Verschlossenheit hinter sich und erreicht er einen Zustand aktiven Engagements. Stückchen für Stückchen, denn jedes Stückchen kommt zu den anderen hinzu. Was da geschieht, gleicht einer winzigen Insel in einem Meer von Trauma und Überwältigtsein, und dann findet man eine zweite kleine Insel und etwas später wieder eine, und so weiter, und dann kommen diese Inseln zusammen und bilden eine Masse der Stabilität, der Präsenz im Hier und Jetzt, so sehr es auch rundherum stürmen mag.

Im Video wimmert Simon leise, und die Mutter lacht sanft. Peter Levine sagt mitfühlend: »Oh je, Kleiner, jaaa, oooh …«, und die Mutter fährt mit der Schilderung des Refluxproblems fort.

Noch einmal: Wenn sie über das Problem spricht, meine ich nicht, daß er das versteht, aber sein Körper versteht etwas.

Im Video spricht die Mutter über das Trauma, und Simon stößt seine Beine von sich. Peter Levine geht darauf ein, indem er sagt: »Jaa, jaa, da bist du sehr empfindlich, hmm? Ich wünschte mir, wir hätten mehr Zeit zum Spielen, aber du sollst ja zu dieser Untersuchung, und es wäre schön, wenn du das nicht brauchtest. Jaaa, du stößt mich weg, jaaa.«

Noch einmal, diesmal stärker. Das Stoßen wird jedesmal stärker, es entwikkelt sich. Er stellt die Fähigkeit, die er verloren hatte, allmählich wieder her.

Im Video weint Simon, und Peter Levine geht darauf ein, indem er sagt: »Jaa, das ist okay. Du kannst mich stoßen, jaaa, oh …«

Es ist ein Kollaps, aber es ist auch eine Entladung, eine Erlösung. Und die Mutter sagt in einem bestimmten Moment, sie habe Simon noch nie so weinen hören; sie habe bei ihm nie Tränen gesehen.

Im Video weint Simon nun lauter, und Peter Levine sagt: »Guter Junge! Ja, das *ist ein Junge. Ja, alle diese Leute haben dich berührt, und das war nicht so schön für dich.« Simon weint nun tiefer und atmet in stärkeren Rhythmen.*

Hier sehen Sie es: Er weint, bleibt aber auch mit mir in Kontakt. Das ist auch ein wichtiger Aspekt: Man muß auch in einem qualvollen Zustand weiter in Kontakt bleiben können.

Im Video sagt Peter Levine zu Simon: »Mal so richtig weinen ist gut, jaaa.« Und dann zur Mutter: »Dieser Bereich auf dem Rücken, wo ich ihn berührt habe, ist sehr empfindlich. Er will dort nicht berührt werden. Er ist da sehr angespannt.« Die Mutter sagt: »Ich wollte gerade sagen, daß er nie *weint«, und Peter Levine antwortet: »Ja, und ich wollte Sie gerade danach fragen, denn für mich sieht das wie eine sehr starke emotionale Lösung aus.«*

Doch tatsächlich *will* Simon, daß ich ihn berühre. Er akzeptiert es jetzt. Und wenn Sie einmal auf die Frequenzen achten: Sie ähneln jetzt denjenigen, die Kinder bei ihrer Geburt produzieren.

Im Video sagt Peter Levine: »Und das muß passieren.« Simon weint, und Peter Levine kommentiert: »Ja, jetzt sind wir wirklich dort angekommen, hmm?«

Was jetzt passiert, ist wunderbar. Ich bin ihm zu nah »auf die Pelle gerückt«, und das mag er nicht.

Im Video bewegt Peter Levine einen Zeigefinger vor Simons Gesicht hin und her, und Simon stößt ihn sehr kraftvoll von sich.

Jetzt spielt er mit seiner Macht. Er weint, aber er spielt auch mit seiner Macht. Wenn Sie sich das Gesicht der Mutter ansehen, werden Sie erkennen, daß es so wirkt, als wollte sie sagen: »Ich bin mir nicht sicher, was ich damit jetzt anfangen soll.« So etwas wie: »Oh mein Gott, *das* soll mein Kind sein?« Das Problem hatte nichts damit zu tun, daß sie eine schlechte Mutter war, absolut nicht. Das Problem war, daß Simons Lebensenergie, seine zentrale Regulation, gleich zu Anfang »entgleist« war. Wenn sie wieder richtig funktioniert, werden alle möglichen Dinge klar.

Im Video sagt die Mutter: »Der ist ja richtig heiß!«

Sie spürt die Entladung, Hitze, die Gefäßerweiterung, eine sehr starke autonome Veränderung, und *jetzt* beruhigt er sich.

Simons Weinen ebbt in tiefen Seufzern und Atemzügen ab.

Und das ist die Sequenz der Defensivreaktionen: zuerst das Schütteln und Zittern, dann die Hitze und schließlich das Atmen. Dies ist die Sprache des autonomen Nervensystems.

Im Video läßt Simon einen tiefen Seufzer hören. Peter Levine sagt zur Mutter: »Haben Sie dieses Atmen gehört!« Schließlich vergräbt Simon seinen Kopf an der Schulter der Mutter.

Wenn das zentrale System in einen Zustand der Balance zurückkehrt, laufen die Entwicklungsphasen wieder normal ab. Simon folgt nun wieder dem instinktiven Drang, sich anzuschmiegen, sich anzunähern, sich halten und beruhigen zu lassen.

Im Video schaukelt die Mutter sanft vor und zurück, während Simon leise Geräusche hören läßt und sich offensichtlich entspannt. Die Mutter legt ihre Hand auf seinen Rücken, und Peter Levine sagt: »Gut, jetzt sollten wir ein wenig abwarten. Ich möchte im Moment nicht mehr tun. Ich glaube, das war genau die richtige Dosis, vor allem weil er so stark reagiert hat, was sehr untypisch ist.« Die Mutter antwortet: »Ja, ich habe das noch nie gesehen, auch nicht wenn er frustriert war, ist er nie … Ist er eingeschlafen?!«

Die Mutter ist sich nicht sicher, ob er schläft; sie lernt ihre Bindungsempfindungen gerade erst kennen. Simon schaut ein wenig um sich und verfolgt sehr genau, ob meine Hand ihm wieder nahe kommt – wahrscheinlich wird er sie abbeißen! Und jetzt ist da ein Lächeln, als wollte er sagen: »Was ist nur mit diesem Kerl los?!« Die Mutter sagt, daß er das sonst nie tut; er berührt etwas und wendet sich dann dem nächsten zu, was ihn interessiert. Hätten wir uns nicht damit beschäftigt, hätte es sich wahrscheinlich auf seine Beziehungen ausgewirkt – und auf seine Gesundheit.

Im Video sagt Peter Levine: »Was für ein Lächeln! Hi, Simon!« Simons Mutter sagt: »Das ist sehr … Er ist sehr lieb, aber er ist nicht ruhig, außer wenn er schläft. Wenn er allein ist, ist er friedlich, aber wenn andere Menschen da sind und ihn berühren oder streicheln oder …« Offensichtlich ist sie emotional sehr von dem berührt, was sie in ihrem Sohn sieht. Peter Levine sagt zu Simon: »Du mußt ziemlich viel verarbeiten, nicht wahr.« Simon wirkt selbstsicher und zieht seine Hand weg. Er hält zu Peter Blickkontakt und lächelt. Er fühlt sich offensichtlich sicher, während seine Mutter ihn sanft wiegt. Simon kann auch wegschauen, sich zurückziehen und anschließend wieder Blickkontakt zu Peter aufnehmen.

Zweite Sitzung eine Woche später

Im Video erklärt die Mutter, daß sie sich Notizen über Simon gemacht hat. Sie sagt: »Wahrscheinlich das Wichtigste, was passiert ist, war, daß er in der Nacht, nachdem wir hier waren, um 1.30 Uhr aufwachte, was er normalerweise nie tut … und nicht weinte, sondern ›Mama‹ rief. Ich bin dann zu ihm gegangen, um ihn zu holen, und da wolle er das …« [deutet Kuscheln an], »… danach hat er mich eine Weile beklopft, und dann hat er ›Apfel‹ gesagt, und ich dachte, er wollte etwas essen. Aber er wollte das hier.« Die Mutter lächelt und deutet auf den Granatapfel.

> Simon wollte wieder zu mir kommen. Seine Mutter hatte ihn zum Kinderchirurgen gebracht – und Simon hatte offensichtlich gespürt, daß er das, was dort auf ihn zukam, nicht wollte. Deshalb sagte er, als sie im Auto saßen: »Pizza«, und seine Mutter antwortete: »Ah, du willst Pizza«, und er erwiderte: »Nein, Apfel.«

Im Video schaut Simon sich neugierig um, und die Mutter sagt zu Peter Levine: »Das ist jetzt nicht er; ich meine, das ist der neue Simon!« Peter Levine sagt: »Könnten Sie mir ein Beispiel dafür nennen, was jetzt anders war?« Und die Mutter antwortet: »Er war wirklich gut. Ich meine, er war krank, hatte eine Erkältung, war aber viel gesprächiger als sonst, hat viel mehr interagiert; er will uns jetzt alle möglichen Dinge zeigen, ist stärker an unserem Feedback interessiert. Das ist … ich kann es nicht so richtig in Worte fassen … er war immer ein sehr liebes Kind, aber daß er jetzt einfach nur dasitzen und schmusen will, das ist etwas völlig Neues. Natürlich ist es wunderschön für mich, aber es ist völlig anders, als er vorher war.« Inzwischen schaut Simon sich um und nimmt alles, was passiert, aktiv in sich auf.

> Im Grunde ist das eine sehr einfache Intervention – sie erfordert nichts weiter als Aufmerksamkeit …

Peter Levine schaut zu den Konferenzteilnehmern, von denen viele feuchte Augen haben und ein wenig schniefen.

> Wie geht es Ihnen? Ich meine, wir alle waren einmal Säuglinge. Wir alle sind geboren worden und hatten Mütter. Deshalb frage ich Sie, wie es Ihnen allen geht … Okay? Bleiben Sie einfach bei Ihren Empfindungen und Gefüh-

len, wie auch immer sie sein mögen … Und wie Susan und Marianne schon gesagt haben: Diese Mikroregulationen gehen eine in die andere über, und man sieht nur die Entfaltung der Makrostruktur. Doch der Schlüssel sind die mikroskopischen Ausdruckspartikel.

Therapie mit Johnny und Susie

Im folgenden beschreiben wir Auszüge aus Peter Levines zweitem Demonstrationsvideo von einer Intervention mit Johnny und seiner großen Schwester Susie. Ein paar Monate vorher war der zwei Jahre alte Johnny durch eine Plastikplane gefallen, die den Swimmingpool im Garten der Familie abdeckte, und darunter gefangen gewesen. Susie, noch nicht ganz fünf, hatte ihn in dieser Lage gefunden und sofort ihre Mutter herbeigeholt, die Johnny aus dem Wasser gezogen hatte. Der Junge war zwar schon klinisch tot gewesen, aber es war gelungen, ihn wiederzubeleben. Nach diesem Erlebnis war Johnny nachts immer wieder schreiend aufgewacht. Im übrigen wirkte er wie ein normales, gesundes Kind. Auch Susie hatte wegen des Vorfalls einen starken Schock erlitten. Sie geriet in Panik, sobald Johnny auch nur einen Augenblick außer Sicht war, und sie lief dann im Haus umher, um ihn zu finden.

Im Video sehen wir, wie Johnny in Peter Levines Behandlungsraum auf einem Schaukelstuhl sitzt und kräftig schaukelt, während Peter Levines großer freundlicher Hund, Pouncer, schwanzwedelnd im Raum umherläuft. Peter Levine spricht mit Susie, die sich aufmerksam auf dem Videomonitor beobachtet. Er fragt sie, was genau in der Situation, in der Johnny fast ertrunken wäre, geschehen sei: »Erinnerst du dich?« Susie schneidet vor der Kamera Grimassen.

Ich habe sie an der Angel! Jetzt kann ich mich wieder Johnny zuwenden. Wir sehen hier gleich am Anfang eine Stimulation des Gleichgewichtsorgans durch die Bewegungen auf dem Schaukelstuhl.

Peter Levine beschreibt eine charakteristische Art der Selbstberuhigung des autonomen Nervensystems, die Nutzung des Schaukelns zur Verringerung von Streß und sympathischem Arousal durch Einwirken auf das Gleichgewichtsorgan und den Kleinhirnwurm *(vermis cerebelli).* Doch die Schaukelbewegung ist nur dann eine wirksame Methode der Selbstberuhigung, wenn sie durch Interaktionen mit der Betreuungsperson im Rahmen einer als sicher empfundenen Beziehung internalisiert worden ist. Schnelles, ruckartiges und stereotypes Schaukeln, wie wir es im Video mit Johnny sahen, ist oft ein Versuch, Streß oder das unaufgelöste innere Unbehagen infolge einer länger anhaltenden Dysregulation zu verringern. Stereotype Bewegungen mögen das innere autonome Streßniveau leicht verringern können, sie sind aber nicht in der Lage, das Kind völlig zu beruhigen.

Im Video beschreibt Susie, wie sie Johnny im Wasser liegend fand; Johnny hört sich den Bericht aufmerksam an, und seine Beine werden auf dem Schaukelstuhl sofort steif. Susie versucht Peter Levine zu erklären, wie Johnny in den Pool gefallen ist, und dieser fragt sie: »Kannst du mir zeigen, wie das war?« Johnny geht zu Susie, und Peter Levine tritt an den Rand des imaginären Pools, der durch das Sofa repräsentiert wird, vor dem auf dem Boden eine Matratze liegt. Susie führt in der Luft Schwimmbewegungen aus und beobachtet sich auf dem Videomonitor.

> Als ich sah, daß Johnnys Beine steif wurden, war mir klar, daß ich mich bereithalten mußte, um ihn zu dehnen und seine aktive Defensivreaktion wiederherzustellen. Wahrscheinlich bestand sie darin zu treten. Wir wollen also diese aktive Reaktion wiederherstellen. Und dann fing Susie an zu schwimmen, um ihn zu retten …

Im Video sagt Peter Levine zu Johnny: »Und dann bist du ins Wasser gefallen? Ja, das kam bestimmt ziemlich überraschend für dich, oder? Plötzlich bist du im Wasser. Kannst du mir vorführen, wie das ging? Zuerst hast du einen Fuß hineingesteckt. Und was ist dann passiert?« Johnny ahmt Blasebewegungen nach, während er sich vom Sofa auf die Matratze gleiten läßt, von Peter Levine unterstützt, bis er unten angekommen ist. Johnny liegt einen Moment auf dem Bauch und erhebt dann den Kopf und einen Arm, als versuchte er, aus dem Wasser zu kommen.

> Da ist sie, noch eine Defensivreaktion: Er bläst das Wasser aus dem Körper, in Mikroregulationen – mikroskopischen Ausdruckspartikeln. Und dann versucht er, sich aus dem Wasser zu befreien.

Im Video führt Johnny auf der Matratze Schwimmbewegungen aus. Er sagt: »Ich tue das!« Und Peter Levine antwortet: »Ja, das hast du unter Wasser getan!« Die auch anwesende Mutter sagt: »Sie sind so glücklich, daß sie zusammen sind.« Und Peter Levine sagt zu Susie: »Ja, das glaube ich gern, du bist bestimmt sehr froh, daß er gesund ist.« Dann sagt die Mutter zu Susie: »Susie, kannst du Peter sagen, was dir passiert ist?« Und Susie antwortet: »Ich wollte im Krankenhaus ein Spielzeug bekommen.« Die Mutter lacht und schüttelt leicht den Kopf, und Peter Levine kommentiert: »Daran erinnerst du dich also am besten. Das ist gut, du erinnerst dich an das Schönste von dem, was du erlebt hast.«

> Man muß wissen, daß auch das bloße Verstärken des schönsten Teils ein Marker dafür ist, daß Johnny noch lebt, daß er nicht gestorben ist. Sie muß sich in dieser Verhandlung, in diesem Spiel mit der Situation konfrontieren, in der sie dachte, ihr Bruder sei tot. Deshalb führen wir sie vorsichtig in diese Richtung.

Im Video fängt Johnny an, auf eine Trommel zu schlagen, während er Peter Levine beobachtet. Dieser geht zu ihm und empfiehlt ihm, anders auf die Trommel zu schlagen. Aber Johnny nimmt die Trommel ... und drischt weiter wie vorher auf sie ein: PENG, PENG, PENG!

> Johnny sagt hier: »Das mache ich so, wie ich es will! Danke für den Rat, aber ich brauche ihn nicht!« Das heißt im Grunde, daß ich mich jetzt nicht mehr weiter zu bemühen brauche. Er nimmt die Dinge selbst in die Hand.

In den spontanen Arousalfluktuationen im Bereich des autonomen Kompasses hat Peter Levine Johnny nun geholfen, die Partikel seiner körperlichen Erinnerung an seinen entsetzlichen Fall in das Schwimmbecken und das Gefühl, unter Wasser gefangen zu sein, wiederzuerleben, allerdings so, daß immer sympathische motorische Reaktionen in der Gegenwart unterstützt werden und somit ein Gefühl der Meisterung vermittelt wird. Die Trommelsequenz ist ein Höhepunkt in Johnnys Erleben kraftvoller Aktivität, verbunden mit einer seinem Alter gemäßen präfrontalen Freude daran, mit den Dingen fertig zu werden, eigenständig Entscheidungen treffen zu können und eine erwachsene Autorität in Frage zu stellen. Peter Levine unterstützt Johnnys Initiative. Er verstärkt bei Kindern grundsätzlich das Gefühl der Meisterung und spricht über das Geschehen in einer freundlichen, empathischen und bodenständigen Sprache. So veranschaulicht er jenes markierende Spiegeln der erwachsenen Bezugsperson (das im nächsten Kapitel erläutert wird), das Johnny und Susie ermöglicht, die beängstigende Erinnerung im Rahmen eines Raufspiels zu integrieren.

Im Video fragt Peter Levine Susie, wie Johnny nach ihrer Meinung in den Pool gefallen sei. »Er lag so auf dem Gesicht.« Pouncer (Peter Levines Hund) ist aufgeregt und nähert sich den Kindern. Johnny spielt seinen Fall ins Wasser vor, indem er sich auf das Sofa fallen läßt. Er »übt«, sich rückwärts fallen zu lassen. Er und Susie entwickeln ein Spiel daraus, auf viele verschiedene Arten vom Sofa auf die Matratze darunter zu fallen.

Nun werden Johnny und Susie ein wenig ausgelassener. Sie entfernen sich allmählich von den zunächst in sehr engen Grenzen und sehr vorsichtig variierten Wiederholungen und Veränderungen hin zu einem gewissen Überschwang. Durch das Spiel mit dem gefährlichen Fall entwickelt Johnny Resilienz, die ihm in zukünftigen potentiell überwältigenden Situationen nützlich werden könnte. Danach braucht er ein wenig Abstand und verläßt deshalb den Raum. Seine Mutter folgt ihm.

Im Video verläßt Johnny den Raum, und Peter Levine spricht mit Susie über das Geschehene. Sie erklärt: »Ich mußte den Knopf drücken, der die Sirene einschaltete.« Peter fragt sie: »Wie war das für dich?« Und Susie antwortet: »Gut! Wenn ich ins Wasser gefallen wäre, hätte ich schwimmen können. Vielleicht hätte ich etwas Wasser in den Mund bekommen, aber das hätte ich einfach wieder ausgespuckt.« Peter Levine fragt sie: »Und was hat Johnny getan?« Susie ahmt die Drehreaktion nach, die Johnny vorher selbst vorgeführt hatte. Sie sagt: »Ich dachte, er sei schon tot«, und Peter Levine antwortet: »Du mußt dich schrecklich gefühlt haben.« Susie sagt: »Ja, aber dann kam Mami, und die Männer haben gesagt, daß er wieder gesund wird.« Dann redet Susie wieder über das Spielzeug, das sie danach bekommen hatte, und über die Situation, in der ihr klar geworden sei, daß Johnny nicht tot war und daß er wieder gesund werden würde. Peter Levine sagt: »Ich kann mir vorstellen, daß du sehr erleichtert warst. Ich nehme an, du warst wie ... [atmet tief ein]« Susie ahmt die Reaktion nach und sagt: »Gott sei Dank ja!« Er wiederholt ihre Äußerungen: »Ja, Gott sei Dank, er ist okay, er wird wieder gesund werden. Und du hast alles richtig gemacht, denn du bist sofort losgerannt und hast deine Mutter herbeigerufen.« Susie erwidert: »Ja, und ich habe gesehen, wie sie ein Wehwehchen im Knie bekommen hat.«

Hier sehen wir, daß dieses Narrativ sie wirklich durch das gesamte Erlebnis führt. Offensichtlich handelt es sich um eine andere Fähigkeit, über die der zweijährige Bruder auch nicht annähernd verfügt.

Im Video sagt Susie: »Alle haben gesagt, daß er wieder gesund wird.« Peter Levine wiederholt diese Äußerung und die damit verbundenen Emotionen: »Ja, Gott sei Dank. Erinnerst du dich daran, daß alle das gesagt haben?« Jetzt ist Susie durch Pouncer abgelenkt.

Susie will sich im Moment nicht mit diesem Bild beschäftigen. Und das ist in Ordnung. Aber ich geleite sie sanft dorthin zurück.

Im Video sagt Peter Levine: »Als du in das Krankenhaus kamst, bist du da in den Raum gegangen, wo Johnny lag?« Und Susie antwortet: »Ja, in einen Raum durfte man nicht hinein … aber später konnte ich zu ihm.« Peter Levine antwortet: »Und dann hast du gesehen, daß mit ihm alles in Ordnung war. …«

Wahrscheinlich war das der Notfallversorgungsraum. Auch hier geht es um die Verstärkung der Augenblicke nach dem Unfall, der »Ich habe überlebt«-Momente.

Im Video sagt Peter Levine: »Und du hast gesagt, ich bin froh, daß du mein Bruder bist.« Und Susie antwortet: »Ja, aber er ist trotzdem eine Nervensäge.«

Nun weiß ich also, daß mit ihr alles in Ordnung ist. Das Trauma ist bei ihr verschwunden. Und auch Pouncer entspannt sich jetzt.

Im Video ahmen Peter Levine und Susie die Geräusche von Sirenen nach. Johnny kommt in den Behandlungsraum zurück und beginnt wieder mit dem Fallspiel, aber jetzt läuft und springt er und tut so, als ob er Wasser aus der Lunge blasen würde.

Wieder ist zu beobachten, daß der Überschwang zunimmt. Johnny scheint mit seinen Bewegungen zu sagen: »Heh, ich lebe!«

Das Video zeigt, wie Susie und Johnny spielen, indem sie sich auf viele verschiedene Arten vom Sofa fallen lassen.

Man sieht hier wirklich ihren Übermut. Und die Atmosphäre ist jetzt sehr entspannt und viel aktiver als vorher. Sie ist ruhiger, aber auch überschwenglicher. Ich möchte dies so lange fortsetzen, bis eine bestimmte Reaktion eintritt, nach der ich immer Ausschau halte, wenn es um Ertrinken geht, und zwar Husten. Weil das Shutdown-System die glatten Muskeln der Bronchien zusammenzieht, kann das Kind, wenn sich diese Konstriktion nicht auflöst, leicht anfällig für Bronchialinfekte und sogar für Asthma werden. Deshalb möchte ich dies fortsetzen, bis die erwartete Reaktion eintritt …

Im Video hustet Johnny, und Peter Levine sagt: »Ja, huste das Wasser heraus!« Und dann hustet auch Susie. Peter erklärt der Mutter, warum das Husten so wichtig ist, und sie berichtet, Susie habe ihren Bruder viel Wasser aushusten sehen. Nun wird der Teddybär in die spielerische Reinszenierung des Vorfalls einbezogen. Peter Levine läßt ihn in Zeitlupe vom Sofa fallen, während Susie brüllt: »Es ist okay, Bär!«

»Es ist okay, Bär. Es ist okay. Alles wird wieder gut werden.« Ich glaube, daß Johnny jetzt die Graduate-School besucht …

Zusammenfassung

In beiden Therapieprozessen, die in diesem Kapitel beschrieben werden, geht es um posttraumatische Reaktionen infolge lebensbedrohlicher Ereignisse. Die Kinder lebten in guten Familien und hatten sichere Bindungen zu ihren Eltern. Sie litten jedoch unter schwerwiegenden Symptomen und Traumanachwirkungen, weil ihr autonomes Nervensystem sich nicht aus einer parasympathischen Shutdown- und Erstarrungsreaktion befreien und zu gesunden Defensivreaktionen sowie zum Coping und zu freudigem Ausdruck zurückkehren konnte. Doch mit Hilfe von Peter Levine, der darauf spezialisiert ist, die autonome Selbstregulation sachkundig zu unterstützen, war es den Kindern möglich, vom parasympathischen Shutdown, vom Somatisieren und von der Erstarrungsreaktion zu einer gesunden Funktionalität zurückzukehren. Mit Hilfe dieser Unterstützung gelang ihnen etwas, das an ein Wunder grenzt, nämlich eine gesunde Arousalregulation, adaptive Selbstschutzreaktionen und ein Gefühl des Vertrauens und der Zuversicht der Welt gegenüber zu entwickeln.

Kinder mit einer starken Dysregulation haben keine sichere Bindung, und obwohl es in solchen Fällen wichtig ist, an der autonomen Regulation zu arbeiten, müssen die Arousalwellen in emotional unterstützendes Spiel eingebettet werden, damit der limbische Bindungsaspekt reifen und das autonome System reguliert werden kann.

KAPITEL 4

Der limbische Kompaß und Theraplay

»Therapie ohne die Bereitschaft, Risiken einzugehen, ist wahrscheinlich keine Therapie.«
— Jukka Mäkelä

In diesem Kapitel beschreiben wir zuerst die limbische Ebene der Mentalisierung und den Kompaß für die emotionale limbische Ebene. Dann wird die Anwendung von Theraplay durch den finnischen Kinderpsychiater Jukka Mäkelä beschrieben, und zum Abschluß schauen wir uns das Beispiel für eine Theraplay-Behandlung an, das Jukka Mäkelä anläßlich der Konferenz präsentierte.

Das limbische System

Das limbische System wird funktional mit den Emotionen und dem Gedächtnis assoziiert, und es wird oft auch »emotionales Gehirn« genannt. Seine Grenzen sind nicht besonders klar definiert. Zwar fungieren einige seiner Teile als allgemeines Kontrollsystem für das autonome Nervensystem, den Hirnstamm und die eng mit der Regulierung der Hirnstammstrukturen einschließlich des Hypothalamus verbundenen neuronalen Strukturen, doch stehen andere Teile des limbischen Systems in engerer Beziehung zum Kortex. Das limbische System bildet die Grundlage unserer Emotionen, es stellt eine Verbindung zum Neokortex her, und es spielt bei perzeptuellen und kognitiven Prozessen eine Rolle.

Die limbischen Strukturen sind vermutlich entstanden, als die Säugetiere eine engere Bindung an ihren Nachwuchs entwickelten und der Nachwuchs seinerseits, wenn er von den Eltern getrennt wurde, mit Bindungsverhalten zu reagieren begann. Das limbische System ist eine emotional motivierende Struktur, die innere und äußere Ereignisse filtert. Es trägt zur Intensivierung oder Dämpfung von Arousal bei und versieht Wahrnehmungen mit einer affektiven oder emotionalen Ladung. Dieses System besteht aus zahlreichen Schaltkreisen: Die Emotionen werden also nicht nur durch einen einzigen emotionalen Schaltkreis vermittelt, und für sie ist auch nicht nur ein Zentrum im Gehirn zuständig (Damasio 1999/2000). Bis zur vollständigen Entwicklung der Präfrontallappen hat das limbische System starken Einfluß auf das Verhalten des Kindes. Bei regressivem Verhalten sowohl von Kindern als auch von Erwachsenen übernimmt es oft die Kontrolle, schaltet das rationale Denken aus und agiert aufgrund unmittelbarer Impulse, indem es beispielsweise die sofortige Erfüllung von Wünschen und Bedürfnissen zu erreichen versucht oder hemmungslos Wut ausdrückt (Cicchetti & Tucker 1994; Lewis, Amini & Lannon 2001; Schore 2003a; van der Kolk 2000a; van der Kolk & McFarlane 1996/2000b).

Das limbische System ermöglicht die Entwicklung und Verfeinerung sozialer Interaktionen und somit auch sozialer Emotionen wie Spielfreude, Begeisterung und Traurigkeit. Menschen entwickeln die sogenannten kategorialen Emotionen, die sich in bestimmten Arten des Gesichtsausdrucks spiegeln. Kategoriale Emotionen sind universelle Emotionen, wobei allerdings Uneinigkeit darüber herrscht, welche Emotionen den universellen zugerechnet werden sollten. Darwin und andere erwähnen sieben emotionale Kategorien: Freude, Traurigkeit/Leid, Furcht, Ekel, Haß, Überraschtheit und Interesse. Und weil diese emotionalen Zustände Handlungsimpulse erzeugen, wird das limbische System manchmal auch Motivationssystem genannt. Menschen ermöglicht das limbische System die Protokonversation und die Arousalregulation mittels emotionaler intersubjektiver Einstimmung, einem Vorläufer der Repräsentationsbildung und des Symbolverständnisses.

Die limbische Organisationsebene

Die Phase der emotionalen limbischen Ebene reicht ungefähr vom Alter von 2–3 Monaten bis zum Alter von ca. 9–12 Monaten. Wenn der Säugling das Alter von 2–3 Monaten erreicht, verläßt er sich weniger stark auf Imitation und fängt an, sich in Reaktion auf kommunikative Vorgänge für bestimmte Handlungen zu entscheiden. Dieses »Gespräch« in Form von Gebärden, Gesten und Geräuschen wird Protokonversation genannt. Interaktionen in diesem Alter sind nonverbal, und daß der Säugling Reize bevorzugt, die nicht auf Imitation beruhen, sondern eine Protokonversation darstellen, unterstützt die Entwicklung der Fähigkeit, das Verhalten anderer Menschen als vom eigenen verschieden zu erkennen und ihr Erleben als vom eigenen Erleben getrennt zu internalisieren. Protokonversationen entwickeln sich und werden ebenso reguliert wie Gespräche zwischen Erwachsenen (Beebe & Lachmann 2002; Stern 1977/1979). Die Fähigkeit zur Protokonversation und zur Regulierung des Arousals mittels intersubjektiver emotionaler Einstimmung ist ein Vorläufer sowohl der Repräsentationsbildung als auch des Symbolverständnisses. In den ca. sechs ersten Lebensmonaten entwickelt sich bei einem Kind normalerweise eine natürliche Balance zwischen imitierenden Kontaktinitiativen und Protokonversationen, die das Gefühl des Zusammenseins fördern. Weil für Protokonversationen expressive Polarität charakteristisch ist, beispielsweise die zwischen Jäger und Gejagtem, können sie diese Balance verändern, so daß für den Kontakt der Person entweder Fusion und das Fehlen adäquater Grenzen oder, im anderen Extremfall, exzessive Grenzen und konfliktsuchendes Verhalten charakteristisch sind.

Peter Fonagy (Hart 2009) ist der Auffassung, daß der Säugling in seinem frühesten bewußten und mentalen Zustand nicht zwischen Innen und Außen unterscheidet und daß es beim ersten Entwicklungsprojekt um die Kreation der Unterscheidungsfähigkeit geht. Inspiriert von Winnicotts (1967/1973) Theorie, daß der Säugling, wenn er das Gesicht seiner Mutter anschaue, während sie den Säugling anschaue, sich selbst sehe, vertritt Fonagy die Auffassung, daß wiederholte Erlebnisse affektregulierenden Spiegelns dem Säugling zu verstehen helfen, daß Emotionen nicht zwangsläufig auf die äußere Umgebung übergreifen und daß sich mentale Zustände von der physischen Welt unterscheiden. Dieses Verständnis entsteht durch Affektspiegelung und durch eingestimmte Reaktionen der primären Bezugsperson, mit deren Hilfe der Säugling allmählich seine eigenen inneren Zustände und andere Menschen als beseelte Wesen zu verstehen lernt. Zwischen dem realistischen/unmarkierten emotionalen Ausdruck der primären Bezugsperson und ihrem markierten Ausdruck besteht ein Unterschied. Durch das Spiegeln unmarkierten Ausdrucks von Affekt erkennt das Kind, daß die Bezugsperson seine Gefühle teilt, was impliziert, daß der Affektausdruck des Kindes ansteckend wirkt, wohingegen markierter Affektausdruck dem Kind zeigt, daß die Bezugsperson *mit* ihm fühlt, aber nicht das gleiche fühlt. Der markierte Ausdruck zeigt dem Kind, daß die Bezugsperson zu fassen vermag, was es fühlt, ohne davon infiziert oder überwältigt zu werden. Insofern erlebt der Säugling den emotionalen Ausdruck der primären Bezugsperson wahrscheinlich auf zwei unterschiedliche Arten: als unmarkiert und als markiert. Die mit unmarkiertem emotionalem Ausdruck assoziierten Verhaltensreaktionen, beispielsweise der

Anblick der Mutter im Zustand der Wut, unterscheidet sich qualitativ von den Reaktionen, die bei einem ähnlichen markierten Ausdruck auftreten, beispielsweise dem Anblick der Mutter, wenn sie die Wut des Säuglings spiegelt. Reagiert die Bezugsperson auf den negativen affektiven Ausdruck des Kindes mit einem identischen emotionalen Ausdruck, wird die Emotion in unmarkierter, realistischer Form reproduziert. Das Kind erschrickt dann, und seine Wahrnehmung verliert ihr symbolisches Potential. Dies entspricht der klinischen Beschreibung projektiver Identifikation als eines pathologischen Abwehrmechanismus – der Projektion unerwünschten psychischen Materials auf eine signifikante Bezugsperson, mit der sich der Projizierende identifiziert. Im Falle der projektiven Identifikation ist manchmal schwer festzustellen, wer der Sender und wer der Empfänger von Emotionen ist.

Etwa im Alter von 6–8 Monaten bilden sich ein Bindungsmuster und Bindungsverhalten heraus, und das Kind fängt an, Angst gegenüber Fremden zu zeigen. Die Beziehung zur primären Bezugsperson wird zu einem festen Bestandteil der inneren Organisation des Kindes, der sich nicht leicht ersetzen läßt. Außerdem können andere den Platz der Bezugsperson nicht ohne Weiteres übernehmen und dem Kind die Stimulation zukommen lassen, die es braucht. Die primäre Bezugsperson wird zu einer Art Basis, zu der das Kind zurückkehren kann, wenn es müde oder unsicher ist. Im Alter von neun Monaten kann das Kind innere Repräsentationen entwickeln und sich die primäre Bezugsperson auch dann vorstellen, wenn sie nicht anwesend ist. Es kann sich nun an Interaktionen mit anderen erinnern, hat elterliche Repräsentationen internalisiert und erwartet bestimmte Arten von Verhalten (Aitken & Trevarthen 1997). Hat das Kind innere Repräsentationen von generalisierten Interaktionen entwickelt, entstehen dadurch Bindungsmuster, auf die es sich in nachfolgenden Interaktionen mit anderen Menschen verläßt.

Im Alter von 6–9 Monaten entwickelt das Kind die Fähigkeit, seine Aufmerksamkeit mit seinen Bezugspersonen gemeinsam auf etwas zu richten, das nicht unmittelbar den dyadischen Kontakt betrifft. Diese Fähigkeit entsteht erst, wenn das Kind sich emotional auf die Emotionen der Bezugsperson, also nicht nur auf ihre Handlungen, einstimmen und psychische wie physische Nähe zu ihr aufbauen und zulassen kann. Das Kind reagiert nicht mehr auf das Handeln der Bezugsperson, sondern wird ihrer mentalen Zustände allmählich bewußter. In der Dyade beeinflußt die Bezugsperson die Stimmungen des Säuglings – wie er sich fühlt, wie intensiv seine Gefühle sind und ob es ratsam für ihn ist, Gefühle bezüglich bestimmter Objekte in der Umgebung zu haben (Schore 2003a; Stern 1977/1979, 2004/2005). Allmählich lernt das Kind, anderen Menschen Intentionen und Motivationen zuzuschreiben, und es lernt zu spüren, ob es in die emotionalen Zustände anderer eingestimmt ist. Es erlebt innerlich nicht nur Gefühle, Motivationen und Intentionen, sondern ihm wird auch klar, daß andere diese Dinge ebenfalls erleben. Da wir innere Erlebnisse anderen mitteilen können, lernt auch das Kind, den Fokus seiner Aufmerksamkeit, seine Intentionen und seine affektiven Zustände anderen mitzuteilen. Aufgrund seiner frühen Erlebnisse affektiver Eingestimmtheit entdeckt das Kind die Möglichkeit, mit seiner primären Bezugsperson zusammen ein Resonanzfeld aufzubauen. Es lernt zu erkennen, wann es der Bezugsperson ein Erlebnis mitteilen kann und wann es isoliert bleibt (Stern 1985/1992). Deshalb ist es auf dieser Reifungsstufe wichtig, daß die Bezugsperson oder der Therapeut eigene Gefühle in die Interaktion einbringen können; dies geschieht durch engagiertes, markiertes Spiegeln, das dem Kind ermöglichen soll, sein Erleben der variierenden mentalen Zustände eines anderen Menschen zu erforschen.

Der limbische Kompaß

Beim limbischen Kompaß geht es vor allem darum, daß unsere emotionalen Interaktionserlebnisse tief verwurzelte nonverbale Interaktionserwartungen kreieren, die durch Gebärden und Körpersprache von einer Person zur anderen übermittelt werden. Die Flexibilität der eigenen emotionalen Valenz und des eigenen Orientierungszentrums sind Schlüsselelemente der emotionalen limbischen Selbstregulation und des eigenen Seinsgefühls als sowohl sicher gebunden als auch von anderen verschieden. Und dies definiert auch die beiden Achsen des Kompaßmodells für das limbische System (Abb. 6.). Die eine Achse repräsentiert das Spektrum positiver und negativer emotionaler Erlebnisse oder die emotionale Valenz, die andere die Art der Zentrierung – ob ein Mensch auf den eigenen Zustand und das eigene Erleben oder auf Zustand und Erleben eines anderen Menschen fokussiert. Zusammen ergeben die beiden Achsen vier erlebensbezogene Quadranten, die positive oder negative Emotionen spiegeln, welche entweder mit dem Selbsterleben oder mit dem Erleben des anderen assoziiert sind. Wie auf der autonomen Ebene ist es auch hier wichtig und natürlich, sich zwischen diesen Zuständen und Interaktionserwartungen leicht bewegen zu können, weil das die Grundlage für das Gefühl ist, daß man in Sicherheit ist, daß die eigenen Bedürfnisse erfüllt werden und daß man die Gefühle und Empfindungen anderer wahrnimmt und sich auf sie einstimmen kann.

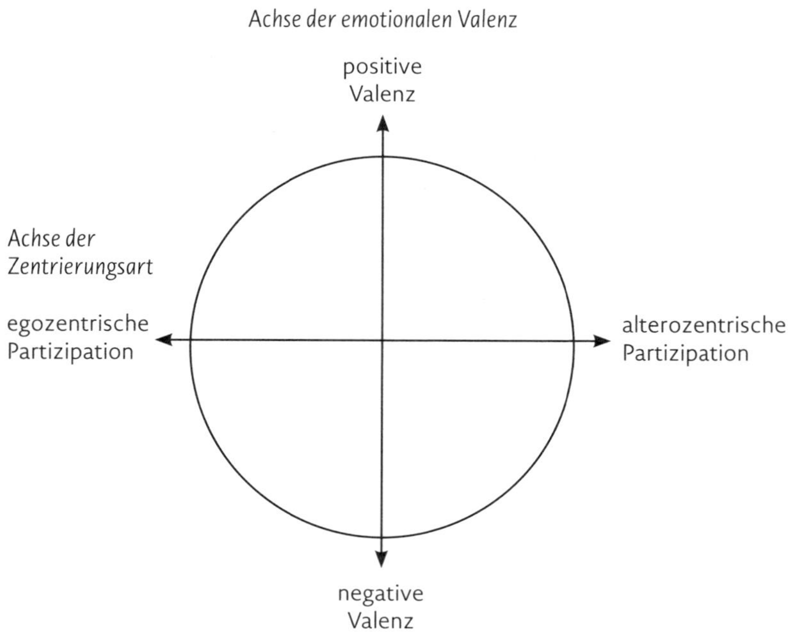

Abbildung 6. Der limbische Kompaß

Somit ist der limbische Kompaß ein Modell für individuelle Interaktionserwartungen und emotionales Erleben des Zusammenseins mit anderen. Die eine Achse repräsentiert das Variieren der emotionalen Valenz zwischen positiven und negativen emotionalen Erlebnissen, die andere Achse das Variieren hinsichtlich Zentriertheit – ob die Person primär auf das eigene Erleben oder auf Zustand und Erleben anderer fokussiert ist.

Die Quadranten limbischer Interaktion

In der limbischen Entwicklungsphase interagiert das Kind sowohl mit seinen primären Bezugspersonen als auch mit anderen Erwachsenen und Kindern und erlebt in diesen Interaktionen viele Nuancen positiver und negativer kategorialer Emotionen. Es erlebt, wie Emotionen hinsichtlich ihrer Intensität und zwischen positiver und negativer Valenz ganz natürlich variieren. Ebenso oszilliert es zwischen einem gesunden ichzentrierten Interesse an dem, was ihm als anregend und befriedigend erscheint, und dem Interesse an den Handlungen und später auch den inneren Zuständen anderer. Der norwegische

Psychologe Stein Bråten (1993, 1998) hat die Fähigkeit des Kindes zu alterozentrischer Partizipation beschrieben. Damit ist gemeint, daß das Kind sich für soziale Interaktion engagieren kann, indem es zunächst seine Aufmerksamkeit auf den anderen richtet. Man könnte auch sagen, daß es das Erleben des anderen so erlebt, als befände sich das Zentrum seiner eigenen Orientierung und seiner eigenen Sicht in der anderen Person. Zu diesem Zeitpunkt entwickelt das Kind die Fähigkeit, sich von anderen zu unterscheiden – die Fähigkeit, Selbstgewahrsein mit dem Gewahrsein anderer zu verbinden und sich emotional zu regulieren; also die Fähigkeit zur egozentrischen wie auch zur alterozentrischen Partizipation (Abb. 7.). Diese Fähigkeit entwickelt sich teilweise durch markiertes Spiegeln.

Die vier Erlebensquadranten, die aus diesen beiden Achsen resultieren, beschreiben emotionale Erwartungen in der Interaktion. Im oberen linken Quadranten finden wir positive Emotionen in Verbindung mit Selbstzentriertheit, beispielsweise in Form von selbstbezogener Freude *(self-enjoyment)* oder von

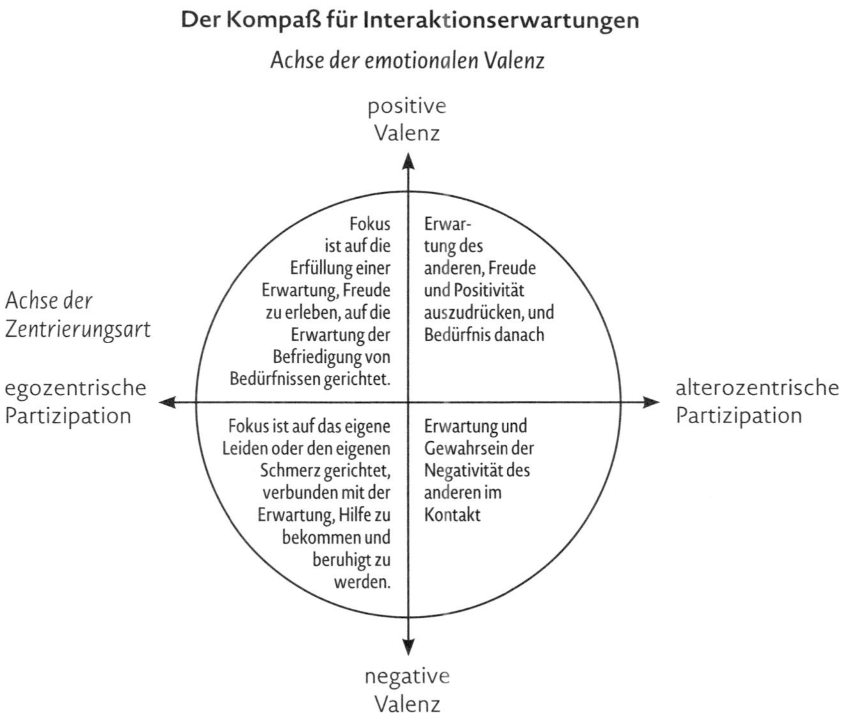

Abbildung 7. Einstimmung mit Hilfe des limbischen Kompaß. Der limbische Kompaß mit Interaktionsquadranten (Bentzen & Hart 2013, S. 73)

Freude darüber, daß man bekommt, was man will. Das Kind hat hier also einen mit positiven Emotionen assoziierten egozentrischen Fokus, was zu der freudigen Erwartung führt, im Zentrum der Interaktion zu stehen und die eigenen Bedürfnisse und Wünsche erfüllt zu sehen. Im Quadranten oben rechts erlebt das Kind positive Emotionen, die mit auf das Wohlbefinden anderer gerichteter Aufmerksamkeit verbunden sind, beispielsweise altruistische Sehnsüchte oder Freude daran, einem anderen Menschen etwas zu geben, das er braucht. Hier hat das Kind einen mit positiven Emotionen assoziierten alterozentrischen Fokus, der mit altruistischen Wünschen für den anderen oder mit positiven Erwartungen, dem anderen etwas von Wert geben zu können, verbunden ist. Die egozentrische Fokussierung auf negative Emotionen im unteren linken Quadranten könnte ein Bemühen um die Aufmerksamkeit des anderen mit Hilfe von Belastungssymptomen beinhalten; in diesem Fall hat das Kind einen mit negativen Emotionen verbundenen egozentrischen Fokus, was zu der Erwartung führt, man könne die Aufmerksamkeit anderer auf den eigenen Schmerz oder den eigenen unangenehmen inneren Zustand lenken. Im Quadranten unten rechts ist in ähnlicher Weise ein alterozentrischer Fokus auf negative Emotionen mit einer Erwartung assoziiert, daß andere einem selbst mit Wut oder Neid begegnen.

Wie auf der autonomen Ebene manifestieren sich auch hier alle Zustände ganz natürlich im Rahmen von Interaktionen, weshalb es auch natürlich ist, mit ihnen vertraut zu sein, sie von Zeit zu Zeit zu erleben und zwischen ihnen wechseln zu können. Eben diese Fähigkeit, im eigenen Erleben zu variieren, ermöglicht uns, die Identifikation mit einem bestimmten Zustand zu vermeiden. Statt dessen werden wir in die Lage versetzt, die singulären Zustände einzugrenzen und uns sogar aus ihnen zu lösen. Kinder entwickeln Interaktionserwartungen durch eingestimmte Interaktionen mit ihren primären Bezugspersonen. Ein älteres Kind kann, wenn es sich das gesamte Spektrum emotionaler Erlebnisse erschlossen hat, sich in allen diesen Arten von Interaktionen flexibel engagieren, sich in sie hineinversetzen und sich wieder daraus zurückziehen.

Limbische Selbstschutzstrategien

Auf der limbischen Ebene kann auch das Nervensystem zum Zweck des Selbstschutzes auf einen der beschriebenen vier Zustände fixiert sein oder zwischen ihnen erratisch schwanken. Diese unregulierten Zustände werden in den vier Eckfeldern von Abbildung 8 dargestellt. Sitzt das Kind im limbischen Kompaß fest, kann es entweder zwischen den Extremen der Achse der Egozentrizität und Alterozentrizität schwanken oder sein Leid teilweise mittels spezifischer emotionaler Entladungen ausdrücken, z. B. in Form von Wut oder Angst, und zwar oft mit Hilfe von voraussagbaren und sterotypen Reaktionsmustern.

In der positiv-egozentrischen Position kann sich der Betroffene in narzißtischer Selbstversunkenheit verfangen; ihm geht es dann ausschließlich um die Befriedigung seiner eigenen Bedürfnisse ohne jedes Gespür für andere Menschen und ohne andere zu beachten. Alle Erwartungen des Kindes beziehen sich dann auf seine eigene Zufriedenheit und seine überragenden Qualitäten. Das positive alterozentrische Erlebnis kann zu selbstzerstörerischer Selbstaufopferung führen, wobei die Betroffenen jederzeit bereit sind, die Bedürfnisse anderer zu erfüllen und alles Erforderliche für deren Wohlbefinden zu tun. Im Falle der egozentrischen negativen emotionalen Valenz sind die Betroffenen in einem Zustand der Depression oder in psychosomatischem Schmerz gefangen, in dem sie verzweifelt Hilfe suchen, jedoch mit dem Gefühl, daß andere ihnen

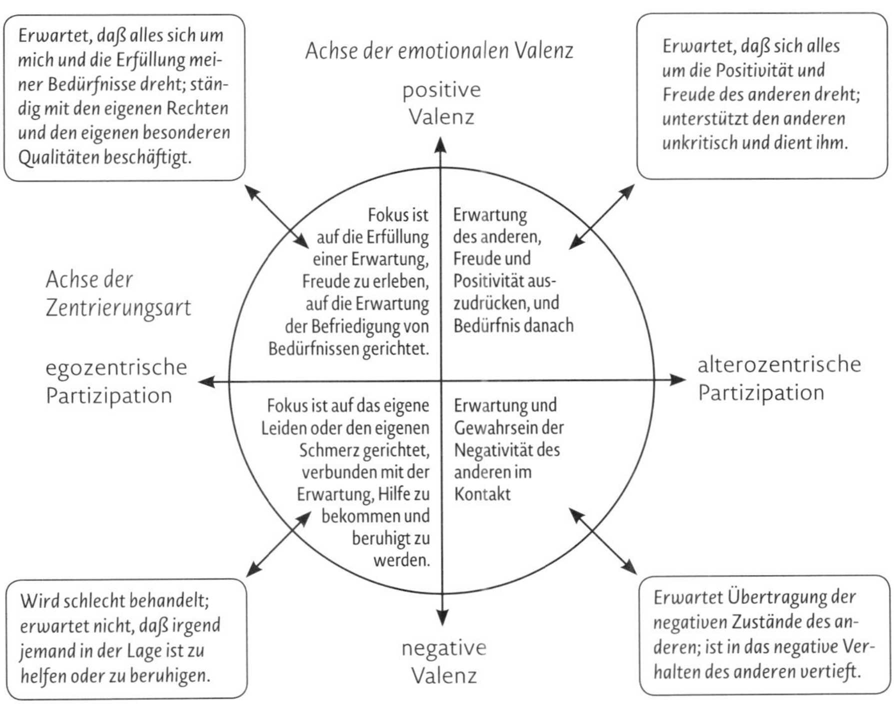

Abbildung 8. Der limbische Kompaß mit Selbstschutzreaktionen (Bentzen & Hart 2013, S. 74)

niemals geben werden, was sie brauchen, oder daß sie ihnen gegenüber nicht genug Rücksicht zeigen werden. Dem Kind erscheint es als unmöglich, jemals Hilfe zu bekommen, oder es erlebt andere als nicht bereit oder in der Lage, ihm zu helfen. In der alterozentrischen Position kann sich das Kind in dem Erlebnis verfangen, selbst das Objekt der Wut, Verachtung und Traurigkeit anderer zu sein, was entweder das Erlebnis, ein unschuldiges Opfer zu sein, nach sich zieht, oder das Gefühl, zur Rache berechtigt zu sein.

Sich im limbischen Kompaß zu verfangen kann bedeuten, daß man zwischen den Extremen der ego-/alterozentrischen Achse schwankt, es kann aber auch die Form einer partiellen Entladung hinsichtlich bestimmter emotionaler Kategorien annehmen, beispielsweise wenn Wut evoziert wird. Sich in diesem Kompaß zu verfangen bedeutet, daß man auf die Rolle des Tyrannen/Folterers bzw. des Opfers oder Helfers festgelegt wird oder zwischen den genannten Extremen schwankt. Dieses Wechseln kann beinhalten, daß man anderen Menschen Rollen zuschreibt, in denen sie entweder idealisiert werden oder die ihnen Gefühle des Hasses oder der Feindseligkeit zuschreiben (Spaltungen). Es kann aber auch bedeuten, daß man die eigenen unerträglichen Gefühle anderen zuschreibt (projektive Identifikation) oder daß man sich in ein inneres Drama zurückzieht, negative Gefühle auf sich selbst richtet und wegen Handlungen anderer Menschen Scham und Schuld empfindet. Diese Zustände werden oft als Borderline-Störung bezeichnet. Fixierungen auf den egozentrischen Bereich der Achse können zu psychopathischen Störungen führen.

Kinderpsychotherapie und Arbeit am Ausbalancieren des limbischen Kompasses

Während sich die auf den autonomen Kompaß zielende Psychotherapie auf den präverbalen Tanz der grundlegenden Arousalwellen und der hedonischen Stimmungen zwischen Klient und Therapeut konzentrierte, beziehen sich Interaktionen im Bereich des limbischen Kompaß auf präverbale Einstimmung, Fehleinstimmung und Wiederherstellung der Einstimmung sowie auf die Herstellung einer flexiblen Balance zwischen Egozentrismus und Alterozentrismus und somit auf die Entwicklung des eingestimmten wie auch des Sicherheit schaffenden Gefühls der Bindung und auf den die Individuation fördernden Prozeß der Differenzierung. Dieser Kontakt erfordert, daß der Therapeut zur affektiven Einstimmung und zum markierten Spiegeln des Klienten in der Lage ist – daß er sowohl im Bereich der negativen als auch in dem der positiven Valenz beim Klienten und seinen Gefühlen sein, sie spüren und sie fassen kann, ohne sie zu absorbieren oder, wie Peter Fonagy es ausgedrückt hat, daß er über die Fähigkeit verfügt, »*mit* dem anderen zu fühlen, aber nicht *wie* der andere zu fühlen« (Hart & Schwartz 2008).

Weil es in einer Psychotherapie um interpersonales Lernen geht, ist es wichtig, Einstimmungsprozesse bezogen auf positive und negative emotionale Valenzen zu etablieren und sowohl egozentrische als auch alterozentrische Impulse und Aufmerksamkeitsorientierungen einzubeziehen. Ist die Beziehung immer auf die Probleme und die negativen emotionalen Zustände des Kindes fokussiert, bringt das Kind diese »Gewohnheit« möglicherweise in Beziehungen außerhalb des Therapieraums als neue interpersonale Kontaktform hinein, wo das ausschließlich ichzentrierte und problemfokussierte Muster die Entwicklung befriedigender und ausgeglichener Netzwerke behindert.

Der Therapeut muß in die symmetrische menschliche Beziehung eintreten und sich in ihr austauschen, aber gleichzeitig die asymmetrische Verantwortlichkeit aufrechterhalten, wobei er ständig darauf achtet, ob die Interaktion dem Kind hilft, neue und gesunde emotionale und interaktionelle Gewohnheiten zu entwickeln. Ausgehend von diesem Modell der Einstimmung auf der limbischen Ebene, werden wir uns nun *Theraplay* anschauen, eine Therapiemethode, die Werkzeuge entwickelt hat, mit deren Hilfe sich die relationale limbische Einstimmung erweitern und regulieren läßt.

Einstimmung mit dem limbischen Kompaß: Präsentation von Theraplay durch Jukka Mäkelä

Ebenso wie für die Ebene des autonomen Kompaß gibt es auch für diese zweite Ebene der Mentalisierung nur wenige Behandlungsmethoden. Eine dieser wenigen ist Theraplay, ein in den 1960er und 1970er Jahren in Chicago entwickelter Ansatz. Die Entwickler von Theraplay sind Ann M. Jernberg, die Leiterin der Psychological Services des Head-Start-Programms von Chicago, sowie Phyllis Booth und weitere Kollegen. Theraplay nutzt einfache und schnell variierende Interaktionsspiele und Fürsorgesituationen, um eine sichere, permanent bestätigende und fröhliche Interaktion zu kreieren, die auf den gegenwärtigen Augenblick und die interpersonale Begegnung fokussiert.

Im Jahre 1967 wurde Ann Jernberg beauftragt festzustellen, ob Kinder psychologische Hilfe benötigten, und diese an existierende Hilfsdienste zu überweisen. In den ersten Jahren des Head-Start-Programms stellten sie und ihre

Mitarbeiter fest, daß fast 300 Kinder psychotherapeutische Hilfe brauchten. Als sie in Chicago und Umgebung nach adäquaten Behandlungsmöglichkeiten suchten, wurde ihnen klar, daß nicht einmal für einen kleinen Teil dieser Kinder sinnvolle Behandlungsmöglichkeiten zu finden waren. Die verfügbaren Psychotherapieangebote für Kinder waren kostspielig und auf langfristige Behandlungen angelegt, und die wenigen existierenden Behandlungszentren lagen weit von den Wohnorten der Familien der als behandlungsbedürftig identifizierten Kinder entfernt. Dem Team wurde klar, daß es selbst einen Behandlungsansatz würde entwickeln müssen, den relativ junge Mitarbeiter des sozialpsychologischen Dienstes leicht verstehen und anwenden könnten. Es erschien ihnen als naheliegend, daß ein solcher Ansatz auf spielerischen Interaktionsmustern basieren müßte, den Eltern und andere Erwachsene, die Kinder mögen und gern Zeit mit ihnen verbringen, auf Anhieb verstehen könnten.

Jernbergs neuer Behandlungsansatz basierte auf positiven Interaktionen zwischen Eltern und Säuglingen. Dabei ließ sie sich von Bowlbys Arbeit inspirieren, und sie achtete darauf, daß aktives Engagement, Blickkontakt und direkter physischer Kontakt zwischen Kind und Therapeut dabei zum Zuge kamen. Außerdem konzentrierte sie sich auf das, was im Hier und Jetzt geschieht, statt auf das, was in der Vorstellung vor sich geht. Bei ihrer Arbeit mit emotional gestörten Kindern stellte sie die fürsorgliche Beziehung zwischen Therapeut und Kind in den Vordergrund, was Berührungen, Schaukelbewegungen, Singen und physisches Halten und Umarmen des Kindes einschloß. Das Team suchte gezielt Therapeuten, die zu einem lebendigen, spielerischen Umgang mit Kindern besonders befähigt waren und die einen starken Wunsch hatten, Kindern zu helfen, ihre Möglichkeiten vollständig zu erschließen. Es stellte sich heraus, daß traurige und zurückgezogene Kinder durch Theraplay lebendiger wurden und zu Wutausbrüchen und Aggressivität neigende Kinder, die oft ausagierten, ruhiger wurden und sich stärker für Kooperation zu interessieren begannen (Booth & Jernberg 2009).

Theraplay wird weiterhin im Rahmen des Head-Start-Programms genutzt und hat mittlerweile auch in anderen Zusammenhängen Anklang gefunden, unter anderem im Bereich der Frühinterventionen, in Kinderkrippen und Kindergärten, bei der Heimbehandlung, in Pflege- und Adoptivfamilien, in Betreuungseinrichtungen für Mütter im Teenageralter, in Wohngruppen und in der Langzeitpflege (Booth & Jernberg 2009). Der Name Theraplay deutet selbst schon auf den wichtigsten Unterschied zur Spieltherapie hin: Beim Theraplay wird als eigenständiges Ziel verfolgt, Kindern zu helfen, sich das interaktive, dyadische Spiel zu erschließen. Spiel wird als therapeutisches Mittel verstanden, nicht nur als Mittel zur Darstellung innerer Dramen, die das Kind zu verstehen lernen muß. Die symbolische Ebene wird beim Theraplay nicht unmittelbar thematisiert, obwohl natürlich viele Ereignisse und Episoden eine symbolische Dimension beinhalten. Statt dessen wird das Spiel genutzt, um das Erleben von Vergnügen und Freude, Meisterschaft und Überraschung zu ermöglichen. Das bereichernde Erlebnis des Genießens und Findens von Freude durch den Kontakt zu einem anderen Menschen ermutigt das Kind dazu, Vertrauen zu seiner eigenen Fähigkeit, eine interpersonale Bindung einzugehen, zu entwickeln. Theraplay versucht, das Erleben basaler Vitalität zu verstärken, wohingegen Spieltherapie darauf zielt, Kindern zu helfen, sich selbst und ihre Schwierigkeiten besser zu verstehen. Beim Theraplay geht es um das erlebensbasierte Selbstverständnis des Kindes, in der Spieltherapie um das verbale und symbolische Selbstkonzept. Die Nutzung dyadischen, physischen und strukturierten Spiels beim Theraplay zielt auf die Stärkung der Fähigkeit des Kindes, sich sicher zu fühlen und in dieser Atmosphäre von Sicherheit Elemente von sich zu entdecken, die bisher nicht genug Raum hatten, um sich entwickeln und entfalten zu können.

Ein Kind kann sich nur sicher fühlen und nur Zuversicht entwickeln, wenn es weiß, daß es einen klugen und einfühlsamen Erwachsenen gibt, der sich um es kümmert. Deshalb sucht der Therapeut nach Aktivitäten, die den tatsächlichen Bedürfnissen des Kindes entsprechen. Er leitet die Sitzung sehr sensibel und ist jederzeit bereit, die Initiativen des Kindes in der Interaktion zu sehen und zu spüren. Beispielsweise achtet er bei Interaktionen mit Kindern, die Probleme mit der Selbstregulation haben, darauf, daß die Spielaktivitäten die Toleranzschwellen des Kindes nicht überschreiten und keine Enttäuschung verursachen. Seine Aufgabe besteht wesentlich darin, im Kontext der Interaktion positive Erlebnisse zu ermöglichen. In der Regel folgen die Sitzungen der gleichen Grundstruktur, und die einzelnen Aktivitäten haben jeweils einen klar erkennbaren Anfang und ein entsprechendes Ende. Spielerische Aktivitäten und Augenblicke mit einem eher fürsorglichen und nährenden Charakter wechseln ab. Indem der Therapeut eine klare Struktur vorgibt, übermittelt er dem Kind ein unmißverständliches Signal: Ich werde dafür sorgen, daß die Welt sicher und vorhersehbar ist, und es ist nicht gefährlich, wenn du dich von deinem Bedürfnis, die Kontrolle zu behalten, löst (eine Strategie, die dir wahrscheinlich früher einmal nützlich war).

In Theraplay-Sitzungen motiviert der Therapeut das Kind, einen Schritt weiter auf die nächste Stufe seiner Entwicklung zuzugehen – Theraplay bleibt grundsätzlich in der Zone der nächsten Entwicklung des Kindes. Das kann in einem Fall bedeuten, daß das Kind riskiert, engen physischen Kontakt und nährende Zuwendung zu akzeptieren; in einem anderen Fall könnte die Herausforderung darin bestehen, daß das Kind in der Interaktion eine aktivere Rolle übernimmt; den meisten Kindern fällt es schon schwer, das Aufrechterhalten von Blickkontakt über längere Zeit zu akzeptieren. Herausforderungen sollten immer so dimensioniert sein, daß dem Kind ein Weg zum möglichen Erfolg gewiesen wird. Theraplay zielt darauf, Augenblicke gemeinsamer Freude und des Erfolgs zu kreieren. Der Therapeut lädt das Kind ein, mit ihm gemeinsam die Aufmerksamkeit zu fokussieren und zu spielen; dabei gibt er klare, positive Anweisungen und starkes positives Feedback. Wenn eine Interaktion nicht wie beabsichtigt verläuft oder ihr Ziel verfehlt, übernimmt der Therapeut grundsätzlich die Verantwortung, sowohl im Hinblick auf das Kind als auch auf die Eltern. Die Dimension der Herausforderung berücksichtigend, sagt er sowohl zum Kind als auch zu den Eltern: »Ich möchte Ihnen helfen, interessante Dinge, die Sie tun können, zu finden. Sie können dafür sorgen, daß Gutes geschieht.«

Theraplay zielt auf die Stärkung einer sicheren Bindung und der Fähigkeit, die eigene Aktivität mit der anderer zu synchronisieren. Dies erschließt sowohl dem Kind als auch der Bezugsperson mehr Möglichkeiten, die positiven Auswirkungen von Kontakt und Bindung auf die Psyche zu erleben – die Emotionen, die uns eine Orientierung geben und die Art zu denken, die es erleichtert, Dinge, Gedanken, Menschen und Beziehungen zu verstehen. Die Integration dieser unterschiedlichen Arten, die Welt zu erleben, fördert die psychische Gesundheit.

Im Idealfall fordert Theraplay das Kind optimal, doch der Therapeut kann die Hürden jederzeit senken, wenn sie die Fähigkeiten des Kindes übersteigen. Einem Kind Aufgaben zu stellen, die es bewältigen kann, ist wichtig, weil dadurch Gefühle der Kompetenz, des Selbstvertrauens und der Handlungsfähigkeit gefördert werden. Beim Theraplay sollte ein fürsorglicher und nährender Geist dominieren. Enger physischer Kontakt ist dabei ein wichtiges nährendes Element. Weil dies insbesondere Kinder, die vernachlässigt, mißhandelt oder mißbraucht worden sind, in große Schwierigkeiten bringen kann, muß der Therapeut immer genau verfolgen, was geschieht, um zu merken, was ein bestimmtes Kind schaffen kann. Enger physischer Kontakt und Berührungen werden beim Theraplay nie *grundsätzlich* in Frage gestellt, weil sie wichtige Aspekte des Engagements und des Nährens sind. Alles geschieht so, wie eine ideale Mutter oder ein idealer Vater es handhaben würden, und wie ein Säugling die Milch seiner Mutter mit nährender Zuwendung und Gefühlen der Sicherheit assoziiert, ruft der Therapeut beim Kind Gefühle der Freude und Sicherheit hervor, indem er ihm etwas Süßes zu essen und zu trinken gibt, beispielsweise Schokolade und Fruchtsaft. Dieses nährende Verhalten dient nicht dazu, die Regression zu fördern, sondern es soll helfen, Fragen zu beantworten, die im ersten Lebensjahr des Kindes zu lange unbeantwortet geblieben sind: »Übernimmt irgend jemand die volle Verantwortung dafür, sich um mich zu kümmern, sicherzustellen, daß sich mein Körper wohlfühlt, so wohl, daß mir das Leben als lebenswert erscheint?«

Die vier Dimensionen von Theraplay sind:

1. *Struktur*: Grenzen setzen und für das Kind eine adäquat strukturierte und sichere Umgebung schaffen.
2. *Engagement*: Das Kind zu spielerischer Interaktion animieren und dabei auf seine inneren Zustände und Reaktionen eingestimmt bleiben.
3. *Nähren*: Die Bedürfnisse des Kindes nach Beruhigung, Trost und Fürsorge erfüllen.
4. *Herausforderung*: Fördern und Unterstützen der Bemühungen des Kindes, auf einer seinem Entwicklungsstand entsprechenden Ebene erfolgreich zu sein.

Jukka Mäkelä beschreibt Theraplay als intensive psychophysische Eltern-Kind-Therapie, welche die positive emotionale Entwicklung des Kindes fördert, die Entstehung eines sicheren Bindungsmusters ermöglicht und die Sensibilität der Eltern ihrem Kind gegenüber verstärkt. Der Therapieraum ist so eingerichtet, daß es nur wenig Ablenkung gibt, und er ist mit weichen Objekten wie Sitzsäcken, Sofas, Kissen usw. ausgestattet. Außerdem gibt es darin einfache Objekte wie Behälter mit Flüssigkeit zum Produzieren von Seifenblasen, Wattebäusche, Zeitungen, Hautcreme, Federn und Ballons. Therapeut und Kind sitzen nah beieinander, der physische Kontakt wird durch viele Berührungen aufrechterhalten. Die Verantwortung liegt beim Therapeuten. Er schaut das Kind interessiert an und ermöglicht ihm Blickkontakt, ohne darauf zu bestehen. Er äußert sich positiv über einige besondere Merkmale des Kindes, beispielsweise über die Farbe seiner Augen oder seines Haars, über Muttermale und andere besondere Kennzeichen oder Eigenheiten der Haut sowie über positive Details seiner äußeren Erscheinung; während der Aktivitäten kommentiert er Stärken des Kindes, beispielsweise seine Schnelligkeit.

Eine typische Theraplay-Sitzung dauert ungefähr 30 Minuten, und es nehmen zwei Therapeuten daran teil, wobei der eine mit den Eltern und der andere mit dem Kind arbeitet. Die Sitzungen bestehen in häufig wechselnden einfachen Aktivitäten. Es handelt sich dabei um Interaktionen von unterschiedlicher Intensität, wobei Anfang und Ende jeder Aktivität klar markiert sind. Viele dieser Aktivitäten zielen darauf, den Aktivierungszustand zunächst zu erhöhen und später zu verringern, um die Entspannung in einem Kontaktfeld zu fördern. Etwa eine von je vier Sitzungen ist ausschließlich den Eltern gewidmet, damit auch sie die Unterstützung erhalten, die sie brauchen. Anfangs beobachten die Eltern die Sitzung ihres Kindes über einen Monitor, wobei sie mit ihrem eigenen Therapeuten zusammensitzen. Nach einigen Sitzungen nehmen sie mit ihrem Kind aktiv an dessen Sitzungen teil.

Jukka Mäkelä weist darauf hin, daß es für das Kind wichtig ist zu wissen, daß seine primäre Bezugsperson den Sitzungen positiv gegenübersteht. Die Arbeit soll Raum für neue emotionale Erlebnisse schaffen, ohne das Kind zum Mentalisieren zu drängen. Allerdings bringt der Therapeut oft sprachlich zum Ausdruck, was ihm beim Kind auffällt. Dieses kann die Beobachtungen des Therapeuten anschließend korrigieren, muß es aber nicht. Beim Theraplay geht es in erster Linie um Erlebnisse der Freude und Meisterschaft. Der Therapeut fokussiert auf das Hier und Jetzt, auf die Botschaften, die das Kind aussendet, und auf die Förderung des Prozesses der gemeinsamen Einstimmung. Die Arbeit soll dem Kind helfen, sich selbst in den Augen des Therapeuten als Person von emotionaler Bedeutung und von Wert zu erkennen. Deshalb bemüht sich der Therapeut, dem Kind seine Wertschätzung zu verdeutlichen und ihm zu zeigen, daß es jemand Besonderes ist. Dies geschieht mit Hilfe von Mikroregulationsprozessen, den einzigen direktem Erleben zugänglichen Interaktionsprozessen.

Nach der Erläuterung des Prozesses der Reifung des limbischen Systems und der Theraplay-Methode stellen wir nun Jukka Mäkeläs Demonstrationsvideo von mehreren aufeinanderfolgenden Sitzungen mit einem achtjährigen Jungen, Matias, vor.

Video-Clips von Theraplay-Sitzungen, die Jukka Mäkelä während der Konferenz präsentierte

Therapie mit Matias

In Jukka Mäkeläs Demonstrationsvideo geht es um einen achtjährigen Jungen, Matias, der eine Bindungsstörung hatte, und um seine Pflegemutter. Wir geben nun Jukka Mäkelä das Wort.

Matias, ein achtjähriger Junge, war in seiner Ursprungsfamilie stark vernachlässigt und mißhandelt worden. In Finnland braucht die Kinderschutzbehörde oft viele Jahre, um festzustellen, ob ein Kind aus seiner Ursprungsfamilie herausgenommen und in einer Pflegefamilie untergebracht werden muß. Natürlich bin ich der Auffassung, daß man in den meisten Fällen dieser Art mit den Eltern arbeiten sollte, was heute auch tatsächlich oft geschieht. Im vorliegenden Fall jedoch erhielten die leiblichen Eltern von Matias keine Hilfe, und Matias wurde, als er sechseinhalb Jahre alt war, in eine sehr gute Pflegefamilie gegeben. Die Pflegeeltern hatten schon Erfahrungen mit Kindern, die ähnliches erlebt hatten, und sie waren gut mit Matias zurechtgekommen. Auf dem Video sehen Sie, daß die Pflegemutter an den Theraplay-Sitzungen teilnimmt; der Pflegevater kümmerte sich unterdessen zu Hause um die anderen Kinder.

Matias hatte in der Schule viele Probleme, hauptsächlich weil er fast jeden Tag einen Wutausbruch bekam. Er bemühte sich zwar, in der Klasse gut mitzuarbeiten, aber es gelang ihm nicht, und wenn er wieder einmal aus der Haut gefahren war, wurde er aus dem Klassenraum geschickt: »Du bist ein ungezogener Junge! Geh auf den Flur, und melde dich beim Direktor!« Etwa einmal wöchentlich rief der Direktor die Pflegemutter an und teilte ihr mit: »Sie müssen kommen und ihn abholen. Er ist wieder durchgedreht, und jetzt ist er in Panik und greift andere Kinder an.« Dies war typisch für Matias, denn er war nicht normal aggressiv, sondern bekam immer wieder solche plötzlichen Anfälle von Aggression. Im Alter von sieben Jahren hatte man bei ihm ADHS diagnostiziert. In Finnland geben wir solchen Kindern nicht gleich Medikamente, sondern versuchen zunächst, sie mit Hilfe von psychosozialen Interventionen zu behandeln. Matias hatte probeweise an einigen therapeutischen Gruppensitzungen mit anderen Kindern aus Pflegefamilien teilgenommen, in denen die Teilnehmer über ihre Lebensgeschichte sprechen konnten. In diesen Gruppensitzungen war er völlig ausgerastet. Wenn er von dort nach Hause kam, war er wie betäubt, und seine Pflegemutter mußte ihn eine Weile von der Schule fernhalten. Er hatte angefangen, ins Bett zu nässen und in die Hose zu machen, und er hatte viele Monate gebraucht, um sich von den Erlebnissen in der Therapiegruppe mit Kindern, denen es ähnlich ergangen war wie ihm, zu erholen.

Danach kam er mit vier anderen Kindern in ein intensives Theraplay-Camp, an dem Mütter oder Väter mit ihren Kindern gemeinsam teilnahmen, zunächst für eine Woche und zwei oder drei Monate später noch einmal für eine Woche. In diesem Camp finden ein paar Gruppensitzungen und Einzelgespräche mit den Eltern statt, aber das Wichtigste ist von Montag bis Donnerstag eine tägliche Sitzung mit dem Kind und seinen Eltern (am Freitag findet ein Gruppentreffen mit allen Kindern und Eltern zusammen statt). Die Videoaufnahme, die Sie jetzt gleich sehen werden, beginnt mit dem ersten Tag, den Matias in diesem Camp verbrachte. Er hatte sich schon auf diese Sitzung gefreut, weil einige Kinder aus seiner Pflegefamilie Theraplay schon vor ihm kennengelernt hatten: Sie hatten zu ihm gesagt: »Es ist schön da, und du bekommst Süßigkeiten« (was natürlich stimmt). Deshalb war Matias mit sehr positiven Erwartungen gekommen. Als wir ihn morgens am Frühstückstisch das erste Mal sahen, sagte er, er wisse, daß ich sein Therapeut sei, und das sei für ihn in Ordnung. Als er dann mit seiner Pflegemutter zur Sitzung kommen sollte, kam nur sie allein und sagte, Matias sei ausgerastet und liege in seinem Raum auf dem Boden hinter der Couch. Sie könne ihn nicht dazu bewegen zu kommen. Da dachten wir uns, wenn der Berg nicht zum Propheten kommt, muß der Prophet eben zum Berg kommen. Also gingen wir zu seinem Raum, und wenige Augenblicke später baute mein Kollege auf einem wackligen Stuhl die Kamera auf. Das war wichtig, weil wir alles, was wir tun, dokumentieren, und zwar aus mehreren Gründen: Erstens können wir uns die Aufnahmen später mit den Eltern zusammen anschauen. Zweitens können wir aufgrund der Aufnahmen sicher sein, daß alles richtig gelaufen und in Ordnung ist. Und drittens sind die Aufnahmen für die Supervision und auch für viele andere Zwecke nützlich.

Ich hob Matias vom Boden auf und sagte: »Ich habe gehört, daß du nicht in den Therapieraum kommen kannst. Das ist kein Problem; ich kann diese halbe Stunde auch hier mit dir verbringen. Aber es sieht nicht so aus, als ob du es dort auf dem Boden bequem hättest. Deshalb hebe ich dich auf das Bett.«

Ich legte ihn auf das Bett und sagte dann: »Weißt du, ich möchte gern sehen, was für eine Art Junge du bist.« So fangen wir immer an: Wir stellen klar, daß er das Recht hat, das Kind zu sein, das er ist, und daß ich ihn kennenlernen muß. Ich erkläre ihm also nicht, wie er sein *sollte*, sondern teile ihm nur mit, daß mich interessiert, wie er ist. Ich sagte: »Laß uns ein Kissen hierhin legen; der Rand des Tischs ist sonst zu hart«, und dann fahre ich fort: »Du hast wunderschönes goldenes Haar« und: »Oh, ich glaube, du hast alle deine fünf Finger hier – schaun wir doch einmal nach, eins, zwei, drei, vier, fünf! Aber guck mal, ich habe eine ziemlich große Hand – wollen wir mal sehen, wieviel kleiner deine Hand ist?« Ich kann mich nicht erinnern, daß ich so etwas jemals gleich zu Anfang getan habe. Wenn alles okay ist und wir guten Rapport haben, prüfen wir oft unterschiedliche Größen, aber ich bin der Meinung, wenn etwas einfach so passiert, gibt es meist einen Grund dafür. Ich dachte, am wichtigsten ist für Matias jetzt, daß er sich sicher fühlt. Wenn wir auf Bowlby zurückkommen – wie charakterisiert er eine Bindungsfigur? »Größer, stärker, weiser und gütig« nennt er sie. Ich glaube, ich versuchte Matias klarzumachen, daß ich größer bin als er, und um das zu veranschaulichen, zeigte ich ihm, daß ich eine größere Hand als er habe, und größere Hände sind etwas, das ein Kind umfaßt und es umsorgt. Natürlich versuche ich, die Qualität der »Güte« zu spiegeln, indem ich sicherstelle, daß alles okay ist, und das tue ich mit Hilfe des Kissens und einer freundlichen Stimme. Aber ob ich wirklich weise bin, nun ja, dazu kann ich nichts sagen.

Im Video sehen wir Matias auf einem Bett sitzen und sein Gesicht in einem Kissen verbergen. Jukka Mäkelä sitzt ebenfalls auf dem Bett, in der Nähe von Matias, dem er seinen Oberkörper entgegenbeugte. Er spricht mit dem Jungen und singt eine Art Schlaflied, wobei er von Zeit zu Zeit innehält, um sicherzugehen, daß Matias es möglichst bequem hat, wozu er die Position des Kissens manchmal etwas verändert und leicht über Matias' Haar streicht. Matias wirkt fast wie erstarrt, und er scheint große Angst zu haben. Dann hält Mäkelä einen Finger empor und lädt Matias ein, mit ihm zusammen Finger zu zählen. Matias erhebt sofort seine Hand und bringt sie in die Nähe von Jukka Mäkeläs Hand. Dann zählen sie die Finger, indem sie jeweils die Fingerspitzen ihrer Hände gegeneinandertippen. Zuerst die Zeigefinger, dann die Mittelfinger usw.

Als Matias seine Hand erhob, um sie in die Nähe meiner Hand zu bringen und die Größen der beiden Hände zu vergleichen, dachte ich: »Das war eine Überraschung!« Ich erinnere mich noch an das Gefühl, als ich sagte: »Schauen wir doch einmal, wieviel kleiner deine Hand ist als meine.« Ich dachte: »Oh je, das wird wohl nichts.« Deshalb war ich ziemlich überrascht, als er seine Hand hob, und ich dachte, okay, wir können diese Art Kontakt von Finger zu Finger herstellen, denn er hatte schon angefangen, seine Hand gegen meine zu drücken. ... Wenn man als Therapeut etwas tut, versucht das Kind oft, das gleiche auch zu tun. Das war ursprünglich in der Welt der Affen die Funktion der Spiegelneuronen. ... Danach war klar, daß wir nicht mehr an der Herstellung eines grundlegenden Gefühls der Sicherheit zu arbeiten brauchten. Wenn er sich nicht sicher gefühlt hätte,

> hätte er nicht mit seinen Fingern Kontakt zu mir aufgenommen. Danach fangen wir in der Therapie an, alle möglichen Dinge zu tun. Ich bin kein Traumatherapeut, aber wenn ich mit einer anderen Technik arbeiten würde, könnte ich nun anfangen, an dem zu arbeiten, was für diesen Jungen in seinem Leben traumatisch war, warum er immer wieder so starke Angst bekam und durchdrehte und weshalb er nicht in den Therapieraum kommen konnte. Aber ich dachte mir, daß er vor allem Sicherheit erleben müßte, daß er sich in seiner Haut wohlfühlen und sich fähig fühlen müßte. Deshalb konzentriere ich mich bei meiner Arbeit darauf, den Stolz auf die eigenen Fähigkeiten und Freude zu fördern, obwohl der Junge einem entsetzlichen traumatischen Zustand noch so nahe ist.

Zuerst wirkte Matias sehr verängstigt und wachsam, und der Ausdruck seines Gesichts war ungewöhnlich starr. Offensichtlich hatte er sich in eine Erstarrungsreaktion zurückgezogen, und es sah ganz so aus, als würde sein Fluchtsystem im nächsten Moment aktiviert. Jukka Mäkelä tat alles, um die Situation so sicher wie möglich zu machen. Er versuchte, den Erregungszustand des Jungen zu verringern, indem er rhythmisch und mit melodiöser Stimme sprach; er sang ein Schlaflied und führte ruhige Bewegungen aus; und gleichzeitig bemühte er sich beharrlich und selbstsicher um Kontakt. Obwohl das Gesicht von Matias im Kissen verborgen war, reagierte er positiv auf Jukka Mäkeläs Berührung, und diesem gelang es schon bald, Matias aus seinem unangenehmen Zustand starker Erregung zu erlösen. Die Berührung war in eine spielerische Aktivität eingebunden und betraf nur die Fingerspitzen, so daß bei Matias nicht einmal das System soziales Engagement aktiviert worden war. Seine Erregung sank so stark ab, daß ein kommunikativer Austausch auf der Ebene limbischer Einstimmung in den Bereich des Möglichen rückte.

> Nach dem Zählen der Finger suchen wir immer nach Verletzungen. Mir fiel ein winziger Kratzer auf, der schon geheilt war, ich sagte aber trotzdem: »Ich streiche ein wenig Salbe darauf.« Dann strich ich Salbe auf die Finger, und weil ich annahm, er werde bald wieder in eine traumatische Erstarrung verfallen, beschloß ich, mich noch einmal ausdrücklich zu vergewissern, ob es ihm gut ging. Deshalb sagte ich: »Ich muß wissen, ob das hier für dich okay ist.« Weil Schrammen manchmal schmerzen, wenn man sie mit Salbe behandelt, fragte ich ihn sicherheitshalber, ob alles in Ordnung sei. Er antwortete: »Es tut nicht weh.« Damit haben wir also auch verbalen Kontakt. Ich wiederhole noch einmal, daß ich befürchtet hätte, die Schramme könne

weh tun, denn dann hätte ich etwas dagegen unternehmen wollen, um sicherzugehen, daß sich seine Finger wohlfühlten. Um den weiteren Verlauf der Therapie zu fördern, singe ich dann: »Ich salbe, salbe, salbe deine Finger und hoffe, daß es dir gefällt. Ich hoffe, es ist angenehm. Das ist mir wichtig.« Etwas in dieser Art. Man kann den Text erfinden, während man singt. Und dann: *»yksi, kaksi, kolme, neljä, viisi«* (eins, zwei, drei, vier, fünf) – dazu müßten Sie ein wenig Finnisch lernen ... Und von meiner Kollegin Ilona habe ich gelernt, daß man, nachdem man bis fünf gezählt hat, immer sagen sollte: »Genau so, wie es sein sollte.« Schließlich können Sie nicht wissen, ob Kindern klar ist, wie ihr Körper beschaffen sein sollte.

Dann wende ich mich der anderen Hand zu, bestreiche zuerst die Finger und dann die ganze Hand mit Salbe. Meine Hände sind nun glitschig, und ich frage ihn: »Kannst du deine Hand wegziehen?« Und während er das tut, sage ich: »Oh, ich kann deine Hand nicht festhalten. Du bist so stark!« Dann mache ich es mit der anderen Hand genauso. Natürlich soll er auf diese Weise merken, daß er sich entfernen *kann*, falls das für ihn wichtig ist.

Im Video fängt Jukka Mäkelä nun mit dem Spiel »Hände aufstapeln« an. Dabei legen er und Matias abwechselnd ihre Hände aufeinander und ziehen jeweils die unterste Hand aus dem »Stapel« heraus und legen sie nach oben. So erreichen sie mit ihren Händen eine immer höhere Position und bauen einen Turm. Mäkelä steigert das Tempo, spricht lauter und begeisterter – das Spiel wird schneller, bis sich der Rhythmus schließlich überschlägt und sie aus dem Takt kommen. Matias kichert, wendet dann aber seinen Kopf sofort wieder ab.

Fehleinstimmung! Zum Glück hat Susan uns erklärt, daß Fehleinstimmungen wichtig sind. Bei Kindern mit ADHS bemühe ich mich immer, ein ziemlich hohes Tempo zu erreichen, um ihnen klarzumachen, daß es in Ordnung ist, sehr schnell zu sein. Wir brauchen in unserer Gesellschaft Menschen, die sehr schnell sind. Wir bewegen uns also zunächst sehr schnell, und dann werden wir langsamer. Aber hier bin ich zu rasch zu schnell geworden. Matias hätte sich zuerst beruhigen und abstressen sollen. Er lachte zwar, aber dann haben Sie die Schamreaktion beobachten können, und natürlich mußte ich ihm sagen: »Du hättest es schaffen können; ich habe nur einfach zu schnell angefangen. Ich habe es versiebt.« Und: »Laß es uns noch einmal versuchen.« Nach meiner Auffassung sollte die Antwort auf Scham darin bestehen, die Eingestimmtheit zu korrigieren. Es geht nicht darum zu sagen: »Es ist okay«, denn es ist tatsächlich *nicht* okay, fehleingestimmt zu sein. Aber wenn wir die Situation noch einmal wiederholen, können wir uns darin rhythmisch und so, daß es okay ist, verhalten.

Die Angst von Matias war nun so weit reduziert, daß seine Neugier geweckt wurde. Während Jukka Mäkelä eine Lotion auf seine Arme strich, hätte man denken können, seine Fluchtreaktion sei aktiviert worden. Doch als die Interaktion sich in ein Spiel verwandelte, bei dem Matias seinen Arm zurückzog, und als Mäkelä sich daraufhin anerkennend über seine Aktivität äußerte, indem er konstatierte, daß er stark sei, kam er der Aktivierung seines Systems soziales Engagement und gleichzeitig der Zone des limbischen Kompasses einen Schritt näher. Nun wurde Matias kühner. Sein Gesicht war vollständig unter dem Kissen hervorgekommen, und er hatte zeitweise Blickkontakt zu Mäkelä. Als während des schnellen Spiels mit dem Händeturm die Fehleinstimmung deutlich wurde, schien Matias seine Angst für einen Moment zu vergessen, und seine Mimik erwachte. Anschließend wirkte er sehr erstaunt, weil er in das Kontaktfeld hineingezogen worden war, und er wandte rasch sein Gesicht ab. Mäkelä redete weiter, als sei nichts geschehen, und ab diesem Moment wirkte Matias, als befände er sich im angenehmen Bereich des autonomen Nervensystems, und Mäkelä konnte in einem optimalen Schwankungsbereich zwischen Aktivitäten im Zustand starker und im Zustand schwacher Erregung frei hin und her wechseln. Nun konnte er mit der Arbeit an der Einstimmung im Bereich des limbischen Kompasses fortfahren.

Im Video ist nun wieder das Spiel »Hände stapeln« zu sehen. Jukka Mäkelä sagt: »Du warst so schnell, daß ich gar nicht mitgekommen bin!« Dann wechseln sie zu einer anderen Version des Spiels und legen Faust auf Faust. Mäkelä sagt: »Bumm!«, als seine Faust auf der Faust darunter auftrifft. Dann fragt er Matias: »Kannst du sie herunternehmen? Das fühlt sich sehr gut an!«

Wenn ich Fäuste benutze, will ich dem Patienten auch zeigen, daß Aggression okay ist. Deshalb sage ich oft »Bumm!«. Gewöhnlich fängt das Kind dann an, mit mir zusammen »Bumm!« zu sagen. Allerdings hat Matias das nicht getan, und deshalb habe ich die Energie etwas reduziert. Aber jetzt hatte seine Faust auf dem Boden des »Turms« gelegen, und ich bin grundsätzlich der Meinung, daß es wichtig ist, eine Situation voll und ganz zu erleben. Liegt die Faust des Klienten am Anfang ganz unten, sollte das Spiel auch damit enden, daß seine Faust unten liegt. Dann fiel mir abermals meine Fehleingestimmtheit auf. Deshalb sagte ich: »Weißt du was? Wir haben mit deiner Faust ganz unten angefangen. Nun wollen wir einmal sehen, ob du deine Faust immer noch unter den Stapel zwängen kannst.« Unter meiner Hand befindet sich eine Matratze, und ich glaube, wir hatten das erste Mal Blickkontakt, als er daraufhin sagte: »Ja, wir haben mit meiner Faust angefangen.« Ich erwiderte: »Wir müssen feststellen, ob du deine Faust immer noch unter meine Faust stecken kannst.«

Im Video sehen wir, wie Matias dies schafft. Daraufhin produziert Jukka Mäkelä mit seiner Stimme ein Geräusch: »Buumm!« Im Laufe einiger kurzer Dialoge gibt er Matias zuerst ein paar Süßigkeiten und massiert dann sanft die Stirn des Jungen, wobei er mit leiser Stimme ermutigend mit ihm redet.

Weil er es geschafft hat, gebe ich ihm eine Goldmedaille: Ein Pringles-Päckchen eignet sich gut als Goldmedaille. Und als er es zu verzehren beginnt, bewundere ich seine Zähne und sage: »Du hast wirklich wunderschöne perlweiße Zähne!« Offensichtlich fühlt er sich nicht besonders wohl dabei, so viel positives Feedback zu erhalten, Deshalb runzelte er stark die Stirn, und ich fing an, seine Stirn zu massieren. »Du magst alle möglichen Sorgen haben, aber das macht nichts. Über die brauchen wir hier nicht nachzudenken.«

Im Video massiert Jukka Mäkelä Matias anschließend die Füße.

Nun sage ich: »Die Sonne ist so stark, daß ich die Farbe deiner Augen gar nicht richtig erkennen kann; deshalb muß ich dich auf die Seite drehen.« Nachdem ich mir seine Augen genau angesehen habe, ist er auf dem Kissen entspannter, und ich kann anfangen, an seinen Füßen zu arbeiten. Jungen sind manchmal ein wenig empfindlich, wenn es um ihre Füße geht. Diese Mutter hatte offensichtlich sehr auf die Reinlichkeit ihres Sohns geachtet, und seine Füße waren sauber und gepflegt. Bei größeren Jungen benutze ich gewöhnlich ein warmes feuchtes Handtuch, um ihnen zu ersparen, daß sie sich genieren, weil ihre Füße nicht gewaschen sind. Ich kann sie dann waschen. … Und ich sage etwas wie: »Du hast fünf Zehen, und, weißt du, deine Haut sieht zwar ziemlich gepflegt aus, aber sicherheitshalber trage ich noch etwas mehr Lotion auf.« Man kann also Salbe daraufstreichen, wenn Verletzungen vorhanden sind, und wenn es keine Verletzungen gibt, kann man ebenfalls Salbe benutzen; es gibt also in jedem Fall einen Grund, dem Kind die Möglichkeit zu geben, eine kräftige Massage zu erleben. Ich teile Matias

> mit, daß sein Fuß sehr gut ist, und er erwidert: »Der andere Fuß ist nicht so gut!« Vielleicht können Sie den Ausdruck auf seinem Gesicht nicht erkennen: Er grinst, als wollte er sagen: »Na, was wirst du damit wohl anfangen!« Und ich entgegne: »Okay, wir werden uns gleich mit dem anderen Fuß beschäftigen.« Ein Zehennagel ist ein wenig eingewachsen; deshalb massiere ich die Nagelhaut etwas zurück, und dabei achte ich wieder darauf, daß er den Vorgang als angenehm empfindet.

Als Jukka Mäkelä sich ein wenig von Matias entfernt und sich die Aufmerksamkeit auf ein drittes Objekt, die Zehen des Jungen, verlagert, entspannt sich Matias deutlich. Sein Gesicht wirkt entspannt, und er fängt an, sich am Gespräch zu beteiligen und Mäkelä mit einem freundlichen und etwas frechen Grinsen herauszufordern. Er scheint sich nun sicher genug zu fühlen, um Mäkelä spielerisch zu testen, indem er die Initiative ergreift. In dieser Sequenz stellt Matias die Balance der ego-/alterozentrischen Teilhabe auf die Probe. (»Ich weiß, daß du denken könntest, der andere Fuß sei auch in Ordnung; aber ich werde deine Haltung trotzdem hinterfragen, denn sie ist nicht mit meiner identisch!«) Diese Herausforderung hat eine positive emotionale Valenz und findet in einer Atmosphäre statt, in der das Selbstwertgefühl des Jungen stärker geworden zu sein scheint.

> Das Wegstoßen habe ich genossen; das tun alle Kinder. Wenn sie es nicht von selbst tun, fordern wir sie auf, uns wegzustoßen, als eine Art Spiel. Dabei geht es im Grunde darum, daß ihre Stärke und ihre Fähigkeit zum Ausdruck kommen, aber ihnen wird auch das Gefühl vermittelt: »Ich kann dich wegstoßen, wenn ich muß.«

Im Video hat Jukka Mäkelä die Füße des Jungen in seine Hände genommen, und er hat Matias aufgefordert, ihn mit seinen Füßen umzustoßen. Mäkelä leistet nur so starken Widerstand, daß Matias ihn noch umstoßen kann. Anschließend fangen Matias und Jukka Mäkelä an, ein Wattebällchen hin und her zu blasen. Matias' Gesicht wirkt jetzt offen und lebendig, und er lacht mehrmals. Dann spielen sie Backe-Backe-Kuchen in verschiedenen Geschwindigkeiten.

> Das ist nur ein Wattebällchen und ein Blatt Papier. Wir nennen dieses Spiel Wattefußball. Wir blasen die Watte auf den Gegner zu. Wenn dieser es schafft, die Watte über den mir zugewandten Rand das Blatts Papier zu blasen, bekommt er einen Punkt, und wenn es mir gelingt, bekomme ich

einen Punkt. Bei Kindern muß man dafür sorgen, daß sie am Anfang ein paar Punkte sammeln können. Das Spiel macht Spaß, denn wenn beide Beteiligten gleichzeitig blasen, fliegt die Watte hoch in die Luft, und ich kann dann eine Bemerkung machen wie: »Wow, daß er so hoch fliegt, habe ich noch nie gesehen!« Was *in diesem Moment* wahr ist. Die Authentizität der Äußerung resultiert aus dem aktuellen Augenblick, nicht aus den Verallgemeinerungen.

Im Video sitzt Matias jetzt auf Jukka Mäkeläs Schoß, auf dem ein Kissen liegt. Jukka Mäkelä nimmt zuerst Matias' Hand in seine und dann die Finger. Dann stupst er seine eigene Nase an und produziert dabei einen tiefen Grunzton. Anschließend stupst er Matias' Nase und läßt dabei einen hohen Piepton hören.

Das war das Ende der ersten Sitzung: sich zu beruhigen, sich zu entspannen ist für einen Jungen in seinem Alter etwas sehr Ungewohntes. Es geht für ihn um eine etwas sonderbare, irreale Beziehung zu einem verrückten Kerl, der alle möglichen seltsamen Dinge tut und ihm Empfindungen und Erlebnisse ermöglicht, die er andernfalls nicht kennenlernen würde. Weil ich ein Mann bin, lege ich grundsätzlich ein Kissen auf meinen Schoß und setze das Kind auf dieses Kissen, um ihm die Sicherheit der Distanz zu bieten. Doch dieser Junge ist von Anfang an ungewöhnlich begabt darin, sich anzukuscheln. Ein Kind nur aufzufordern, sich zu entspannen, führt zu nichts. Spielt man jedoch etwas wie »Piep! Grunz!«, wird das Kind meist davon abgelenkt, daß es sich nicht entspannen kann, und erhält so die Möglichkeit, ein wenig Entspannung zu empfinden.

Matias kam zur nächsten Sitzung eine halbe Stunde zu früh und wartete vor der Tür zum Therapieraum. Ich hatte ihm nach der ersten Sitzung keine Fragen gestellt wie die, ob es für ihn in Ordnung sei wiederzukommen, und ich habe ihn auch nicht gefragt, was er empfunden habe, als er nicht habe kommen können, denn Theraplay ist eine Form von Therapie, bei der wir an neuen Erlebnissen arbeiten. In der Regel geht es nicht darum, negative Erlebnisse durchzuarbeiten, allerdings gibt es in dieser Hinsicht einige wenige Ausnahmen: Ist ein Kind körperlich stark mißhandelt oder sexuell mißbraucht worden, sprechen wir häufig auch darüber, weshalb diese neuartigen Erlebnisse wichtig sind. Etwa: »Ich weiß, daß man dir körperlich weh getan hat, und ich weiß, daß Erwachsene dich so angefaßt haben, wie sie Kinder nicht anfassen sollten. Deshalb wirst du hier kennenlernen, wie es ist, anders angefaßt zu werden – so wie Erwachsene Kinder anfassen sollten, um für sie zu sorgen, sie zu nähren und sie zu erfreuen.« Ich sage so etwas sogar zu sehr kleinen Kindern, wenn ich weiß, daß sie Mißbrauch oder Mißhandlungen und insbesondere sexuellen Mißbrauch erlebt haben. Größere Kinder sagen manchmal aus sich heraus Dinge wie: »Faß mich nicht an, du Schwuchtel«, und ich antworte dann: »Okay, du weißt also, wie es ist, wenn Erwachsene dich ungehörig berühren. Deshalb möchte ich, daß du erlebst, was es bedeutet, für Kinder zu sorgen. Und *das* sollten Erwachsene tun. Was sie *nicht* tun sollten, weißt du ja schon.« So versuche ich, ihnen zu helfen, den Unterschied zwischen diesen beiden Arten von Berührung zu erkennen.

Aus den folgenden Sitzungen werde ich nur auf ein paar wichtige Dinge hinweisen.

Im Video sehen wir nun in einem anderen Raum Matias auf einem großen Sitzsack in einer Ecke. Er stupst Jukka Mäkelä spielerisch, der sich daraufhin übertrieben heftig rückwärts fallen läßt und mit den Füßen in der Luft strampelt. Jukka Mäkelä sagt zu Matias: »Das war ein ziemlich starker Stoß. Ich bin ja durch den halben Raum geflogen!«

Wie jeder, der schon einmal mit kleinen Kindern gespielt hat, weiß, macht es Erwachsenen gewöhnlich großen Spaß, Dinge, die bei dieser Art von Spiel passieren, zu übertreiben. Das hat mir niemand in einer Therapieausbildung beigebracht; ich habe erst durch Theraplay gelernt, daß wir auf diese Weise etwas Starkes von uns selbst beisteuern können. Statt nur aufzugreifen, was das Kind tut, können wir solche Übertreibungen produzieren.

Im nächsten Clip spielen Jukka Mäkelä und Matias mit Seifenblasen. Mäkelä bläst die Seifenblasen in die Luft, und Matias läßt sie zerplatzen. Irgendwann stößt Matias mit einem Finger gegen eine Wand, woraufhin Jukka Mäkelä den Finger sofort in seine Hände nimmt und darauf bläst.

Ich fordere ihn, um festzustellen, wie viele Seifenblasen er zum Zerplatzen bringen kann, bevor sie zu Boden sinken. Bei einem anderen Kind gebe ich mich vielleicht mit nur einer Seifenblase zufrieden und bringe es dazu, sich auf diese zu konzentrieren. Aber wie ich bereits sagte, versuche ich Kinder mit ADHS möglichst stark »in Fahrt« zu bringen, um ihnen danach Gelegenheit zu geben, sich zu beruhigen. Solche Kinder einfach nur aufzufordern, sich zu beruhigen, hilft ihnen nicht, ihre Regulationsprobleme zu lösen.

Hier berührt er mit seiner Hand wieder die Wand oder schlägt dagegen, was dem Erwachsenen die Möglichkeit gibt, ihm nährende Zuwendung zukommen zu lassen. Ich übertreibe den Vorfall, indem ich auf seinen Finger blase und mich sehr besorgt zeige, daß seine Hand okay ist, obwohl er natürlich gar keine starken Schmerzen hat. Es geht darum, allem, was geschieht, Aufmerksamkeit zu widmen, so damit umzugehen, als sei es etwas Wichtiges, und dem Kind dadurch zu zeigen, daß wir als Erwachsene die Aufgabe haben, für Kinder zu sorgen.

Im Video sehen wir nun zwei Spiele, zuerst Daumendrücken, wobei Jukka Mäkelä Hand und Arm von Matias stützt und ihn gewinnen läßt. Es folgt Armdrücken im Stehen, wobei Mäkelä den Jungen abermals gewinnen läßt, sich übertrieben heftig fallen läßt und mit den Beinen in der Luft strampelt.

In Finnland nennen wir diese Art von Armdrücken »Seemannsringen«. Man kann einem Kind damit gut seine Stärke bewußt machen. Daumendrücken ist auch sehr gut geeignet, weil sogar ziemlich kleine Kinder es so gut und schnell können, daß es sehr schwer ist, sie zu besiegen, und darauf sind sie natürlich stolz.

Bei einem Training, das auf den limbischen Kompaß gerichtet ist, geht es um Einstimmung, Fehleinstimmung und insbesondere um die Auflösung von Fehleinstimmungen durch markiertes Spiegeln, wobei die der asymmetrischen Hierarchie höher stehende Person dem Kind Erlebnisse ermöglichen soll, die seine Interaktionsfähigkeit und sein Selbstwertgefühl fördern. Dieser Prozeß wird in einer Zone positiver emotionaler Valenz initiiert, wodurch die Entwicklung der Selbstachtung des Kindes unterstützt wird, ein wichtiger Bestandteil des Prozesses im Bereich des limbischen Kompasses. Bei vielen Aktivitäten und Spielen, die Jukka Mäkelä bei der Arbeit mit Matias benutzte, sorgte er dafür, daß Matias seine Kompetenz unter Beweis stellen konnte oder gewann. Solche selbstauferlegten Handicaps benutzen fast alle Säugetiere beim Spiel mit ihren Jungen. Erst wenn die Zone der nächsten Entwicklung des Kindes (unabhängig vom biologischen Alter) die Stufe der Sozialisation erreicht hat, muß das Kind lernen, mit dem Verlieren umzugehen.

Im Video sehen wir nun eine klassische Vertrauensübung. Matias steht, lehnt seinen Rücken leicht gegen Jukka Mäkeläs Hand und hält den Körper aufrecht, während Jukka ihn sanft von der einen zur anderen Seite stößt. Anfangs ist der

Junge etwas unsicher und sucht Blickkontakt zum Therapeuten, der mit seinem Blick signalisiert, daß alles in Ordnung ist. Dann läßt Matias seinen Kopf sanft mit der Bewegung schwanken und lacht dabei. Er läßt sich sanft vor- und zurückstoßen, und Jukka Mäkelä vergrößert die Schaukelbewegung allmählich. Unterdessen produziert Jukka Mäkelä mit seiner Stimme unterstützende Klangeffekte – ein absinkendes Buuum-Geräusch, jedesmal wenn Matias sich dem Fallen überläßt und aufgefangen wird.

> Ich nenne dies Vertrauenspendel. Das Kind steht, und ich lasse es dann immer stärker zurück und vor schwingen. Zuerst halte ich meine Hände sehr nah zusammen, und dann vergrößere ich allmählich den Bereich, in dem der Patient schwankt. Es überraschte mich sehr, daß Matias dies so gut konnte, denn oft ist die Koordinationsfähigkeit von Kindern weniger ausgeprägt. Als ich merkte, daß er diese Übung gut ausführen konnte, fiel es mir leicht zu demonstrieren, wie begabt er ist. Und wie Sie an seinem Ausdruck erkennen können, ist er sich der Sache trotzdem noch nicht völlig sicher. »Kann ich das auch seitwärts machen?«

Im Video kämpfen Jukka Mäkelä und Matias nun mit Schaumstoffschwertern gegeneinander. Beide sind eindeutig sehr bei der Sache: Sie lachen, kommen außer Atem und setzen ihren Körper rückhaltlos ein. Jukka Mäkelä sagt: »Weiter kämpfen, weiter, weiter!« Dann plötzlich sagt er: »Stopp!« Und Matias stoppt sofort sichtlich stolz.

> Diese »Schwerter« werden benutzt, um Wasserleitungen zu isolieren. Das Material ist preiswert und in jedem Baumarkt zu haben, und der Schaumstoff ist so dünn, daß selbst kleine Kinder die Rollen in der Hand halten können. Beim Fechten fordere ich sie auf, so kräftig und schnell wie möglich zu schlagen, und wenn ich »Stopp!« sage, müssen sie auf der Stelle erstarren! Ich versuche, sie so in Begeisterung zu versetzen und ihnen dann zu demonstrieren, wie stark die innere Kraft ist, die es ihnen ermöglicht zu erstarren. Ich habe noch kein Kind kennengelernt, das zu diesem augenblicklichen Erstarren nicht in der Lage war. Anschließend kämpfen wir weiter. Nach meiner Auffassung zeigt diese Übung, daß es viele Arten von Stärke gibt – daß Starksein bedeutet, daß man die eigenen Bewegungen kontrollieren kann.

Mittlerweile sind Jukka Mäkelä und Matias gut aufeinander eingestimmt. Fehleinstimmungen zwischen ihnen lassen sich so schnell auflösen, daß Mäkelä nun das Präfrontalsystem des Jungen und seine Impulshemmungsfähigkeit testen könnte. Damit hatte Mäkelä schon in Zusammenhang mit früheren Aktivitäten begonnen, indem er Matias beispielsweise aufgefordert hatte, auf ein Startsignal zu warten, bevor er anfing, mit seinen Füßen Druck auszuüben, um Mäkelä umzuwerfen. Allmählich hatte Mäkelä die Hürde dann höher gelegt: Wenn er »Stopp!« rief, mußte Matias nun sofort stoppen. Vorher war ihm das Stoppen schwergefallen, beispielsweise wenn ein Lehrer ihn dazu aufgefordert hatte; manchmal war es bei ihm dadurch zu Impulsdurchbrüchen und ernsten Auseinandersetzungen zwischen ihm und dem Lehrer gekommen. Indem Mäkelä die Impulshemmung in Situationen geübt hatte, in denen Matias seine Impulse beherrschen und innehalten konnte, ermöglichte er Matias das gegenteilige Erlebnis. Anschließend lobte er Matias, weil es ihm gelungen war zu stoppen, so daß er stolz darauf sein und sich darüber freuen konnte, diese Hürde gemeistert zu haben.

Im Video liegt Matias auf Jukka Mäkeläs Schoß, während seine Pflegemutter nach einer Süßigkeit sucht, die unter Matias' Hemd verborgen ist. Matias lacht mehrmals und tritt zu Jukka Mäkelä und seiner Pflegemutter in Blickkontakt. Als sie das Bonbon findet, steckt sie es Matias in den Mund, was er ohne jeden Widerstand geschehen läßt.

Hier kommt also die Mutter ins Spiel. Ich erwähnte bereits, daß man Eltern entweder schon sehr früh oder ziemlich am Ende der Arbeit einbeziehen kann. Diese Mutter wollte nur an den letzten beiden Sitzungen teilnehmen, und sie hatte Angst, daß diese Zeit nicht ausreichen würde. Als sie das erste Mal kam, nahm sie an meinen Aktivitäten teil; beim zweiten Mal war sie für den Verlauf der Sitzung selbst verantwortlich, und ich unterstützte sie. Zuerst suchte sie nach Süßigkeiten, die ich bei Matias versteckt hatte. Vielen Eltern fällt es schwer, ihre Kinder so zu berühren, daß es die Kinder nicht zu sehr überrascht und sie nicht kitzelt. Matias' Mutter hatte das Berühren mit Ilona, meiner Kollegin, geübt; sie hatte mit der Mutter gearbeitet, während sie meine Sitzungen mit Matias auf einem Monitor verfolgten. Nun weiß sie, wie sie Matias berühren kann, so daß es für ihren Pflegesohn okay ist. Sie war überrascht, wie gut er das annahm, denn er hatte ihre Berührungen vorher nie akzeptiert. Eine ihrer großen Sorgen war gewesen, daß diese ganze Sache zu nichts führen würde, so wie sie es im Kontakt mit Matias ja auch vorher erlebt hatte. Aber weil es hier um ein Spiel ging, hatte Matias vergessen können, daß dies nicht hätte passieren dürfen.

Im nächsten Clip spielen die Pflegemutter, Jukka Mäkelä und Matias mit Seifenblasen, und Matias versucht, die Seifenblasen so schnell wie möglich zum Zerplatzen zu bringen. Matias sagt: »Ich kann das sogar mit meinen Zehen!« Mäkelä unterbricht den Vorgang und fragt: »Ist das denn die Möglichkeit! Daß jemand das nur mit seinen Zehen geschafft hat, habe ich noch nie erlebt!« Dann läßt Matias die Seifenblasen mit seinen Zehen zerplatzen. Offensichtlich ist er sehr stolz auf seinen Erfolg, und seine Pflegemutter bringt ihre Bewunderung zum Ausdruck.

Nun folgt die letzte Sitzung, in der ich nur noch die Pflegemutter unterstütze. Sie hat die Sitzung geplant, die Aktivitäten, die sie dafür vorgesehen hat, mit Ilona geübt, und nun tut sie mit Matias, was sie geplant hat. Während er die Seifenblasen mit seinen Fingern zerplatzen ließ, konfrontierte er uns mit einer weiteren Überraschung – Kinder sind einfach unglaublich erfinderisch. Sie hatte ihn gebeten, die Seifenblasen nacheinander mit dem Daumen, dem Zeigefinger, dem Mittelfinger, dem Ringfinger und dem kleinen Finger zerplatzen zu lassen, aber irgendwann fing er an, es genau umgekehrt zu machen, was sie sofort kommentierte und wofür sie ihn lobte. In Reaktion darauf sagte ich: »Erstaunlich, wie genau Sie verfolgen, was Matias tut.«

Im Video spielen die Pflegemutter und Matias mit Schaumstoffschlägern und Ballons. Sie schlagen mit dem Schläger nach dem Ballon und treiben ihn wie bei einem Badminton-Match zwischen sich hin und her, wobei sie viel lachen. Dann hält die Pflegemutter ein Zeitungsblatt zwischen ihren Händen, und Matias zerreißt es mit einem Karateschlag, wobei er so fest wie möglich zuschlägt.

Wir hatten sie gebeten, für die Sitzung Aktivitäten auszuwählen, die sie mit ihrem Pflegesohn auch zu Hause ausführen könnte. Aktivitäten, die Matias Freude gemacht hatten und von denen sie sich vorstellen konnte, daß sie ihrer Beziehung zugute kommen würden. Sie hatte das Volleyball-Spiel mit dem Ballon und den Karateschlag auf die Zeitung vorgeschlagen. Beim Zeitungskarate geht es darum, daß die Erwachsene so schnell wie möglich immer kleinere Papierstücke zwischen beide Hände nimmt und das Kind sie zerschlägt – ohne seine Mutter zu schlagen. Auch dies ist ein Aspekt des Miteinander-Teilens von Freude: gemeinsamer Stolz.

Im nächsten Teil des Videos hält die Pflegemutter Matias in ihren Armen. Er lehnt sich an ein Kissen und schaut hin und wieder zu ihr auf und in ihre Augen. Er trinkt Apfelsaft aus einem Pappbehälter. Matias und seine Pflegemutter sind in intensivem Kontakt, und sie stützt ihn, wenn er trinkt. In einem bestimmten Moment signalisiert er, daß er eine Pause braucht, und sie erkennt dieses Signal so gut wie das folgende, mit dem er ankündigte, daß er weitertrinken könne.

In dieser Sequenz ähnelt Matias fast einem Baby, das aus einer Flasche trinkt; er aktiviert so seinen Saugreflex und seine Kuschelreaktion im Arm der Pflegemutter. Es wirkt, als sei er dabei, »verlorenes Terrain« zurückzuerobern. Gleichzeitig wird er auf dieser Altersstufe herausgefordert, denn er soll den Apfelsaft so schnell wie möglich trinken. Auf diese Weise wird sein autonomes Nervensystem aktiviert, weil die Reflexe und die sichere Basis aktiviert werden, was die Entwicklung des limbischen Systems fördert und auch dem Bedürfnis des achtjährigen Jungen nach Wettkampfspielen entspricht, einem für das Präfrontalsystem charakteristischen Merkmal.

Die Pflegemutter war von Natur aus keine besonders »schmusige« Mutter, auch bei ihren anderen Kindern nicht; aber sie war physisch sehr aktiv; sie praktizierte Ski-Langlauf und dergleichen. Deshalb war ich absolut nicht überrascht, als sie erklärte, sie glaube, diese sehr kraftvollen Aktivitäten seien für sie und Matias am besten geeignet. Tatsächlich widmeten sich beide gemeinsam dem Ski-Langlauf, und sie unternahmen sehr lange Skitouren. Die größte Überraschung war jedoch, daß am nächsten Tag, als Matias wieder zur Schule ging, niemand von dort anrief, um zu berichten, während des Unterrichts sei wieder irgendeine Katastrophe passiert. Dies war eine erstaunliche Veränderung, denn vorher war Matias, wenn er nach Hause kam, sofort in seinem Zimmer verschwunden und hatte jeden Kontakt zum Rest seiner Familie vermieden. Inzwischen sind einige Jahre vergangen, die Situation ist weiter positiv geblieben, und Matias macht sich in der Schule sehr gut. Er brauchte weder Medikamente noch irgendeine andere Behandlung wegen ADHS, und der Neurologe war ein wenig erstaunt, weil es Matias so viel besser ging. Ich bin mir nicht einmal sicher, ob er jemals ADHS hatte; nach meiner Auffassung ging es bei ihm nur um die fast panikartigen Empfindungen, die er nicht kontrollieren konnte. Ebenfalls wichtig für ihn war die Tatsache, daß er zu einer Pflegemutter in Kontakt treten konnte, deren Stärke in ihrer körperlichen Leistungsfähigkeit lag.

Zusammenfassung

Matias war in seiner ursprünglichen Familiensituation stark vernachlässigt worden. Für den in diesem Kapitel dargestellten Therapieprozeß ist das Fokussieren auf Bindung mittels Einstimmungsprozessen, die vom limbischen System vermittelt werden, charakteristisch.

Beim Theraplay ging es somit darum, mittels dyadischen Interaktionen an der Regulation von Arousal und Affekt zu arbeiten und dies in einer asymmetrischen Beziehung zu tun, die darauf zielte, die sozialen Fähigkeiten des Jungen zu stärken und es ihm in einem späteren Stadium zu ermöglichen, sie im Kontakt mit Gleichaltrigen zu üben. Mit Jukka Mäkelä als zuverlässigem »Karawanenführer« gelang es im Therapieprozeß, mittels verstärkend und abschwächend regulierendem Spiel eine sichere Basis zu schaffen, die Matias ermöglichte, seine Interaktionsfähigkeit durch sorgfältig abgestimmte Mikroregulationsprozesse zu verbessern. In Jukka Mäkeläs Video wurde Finnisch gesprochen, weshalb wahrscheinlich niemand im Publikum auch nur ein einziges Wort des Dialogs verstanden hat. Doch die zentralen Elemente der Therapie waren leicht zu erkennen und zu verstehen.

Wie schon im vorigen Kapitel erwähnt wurde, muß sich therapeutische Arbeit mit Kindern im Zustand starker Dysregulation ohne sichere Bindung auf die Regulation im Bereich des autonomen Kompasses konzentrieren und die Arousal-Wellen in emotional unterstützendes Spiel einbetten, damit der limbische Bindungsaspekt die Entwicklung und Regulation des autonomen Systems fördern kann.

KAPITEL 5

Der präfrontale Kompaß und entwicklungsunterstützende Gespräche mit Kindern

> »Liebe reicht nicht. Es muß auch eine Substanz geben, die das Kind für seine Entwicklung nutzen kann. Und der Erwachsene muß Zeit sowie physischen und mentalen Raum bereitstellen und das Kind als sich selbst organisierende Instanz anerkennen. Außerdem muß den Reaktionen des Kindes Raum gegeben und sie müssen akzeptiert werden.«
>
> — Haldor Øvreeide

Die Frontallappen sind die »oberste Schublade« des dreieinigen Gehirns. Beim Menschen machen die Frontallappen ungefähr ein Drittel des Neokortex aus. Dieser Bereich, der den Präfrontalkortex einschließt und der das ältere limbische System umgibt, ermöglicht abstraktes Denken. Er ist mit allen Reaktionspfaden im Gehirn verbunden und verwandelt Signale aus allen sensorischen Bereichen in Bilder, Gedanken und Körperzustände, die dauerhaft repräsentiert werden. Der Präfrontalkortex ist wichtig für die emotionale Stabilität. Im vorigen Kapitel haben wir uns mit der limbischen Ebene der Mentalisierung und dem limbischen Kompaß beschäftigt, und außerdem wurde darin Theraplay als Methode beschrieben, die auf das limbische System zielt. Im nun beginnenden Kapitel konzentrieren wir uns auf die Organisationsebene des Mentalisierens und den präfrontalen Kompaß und somit auf die mit dieser Ebene verbundenen neuronalen Strukturen und Reifestufen. Außerdem stellen wir die dialogbasierte Methode entwicklungsunterstützender Gespräche mit Kindern vor, die auf diese Ebene zielt. Den Abschluß bildet eine Beschreibung des Demonstrationsvideos, das Haldor Øvreeide anläßlich der Konferenz vorführte, und wir kommentieren einige seiner Reflexionen anhand des Modells der drei Kompasse.

Der Präfrontalkortex

Der Präfrontalkortex entwickelt Impulse und Pläne für Handlungssequenzen und ist bei Primaten besonders stark und bei Menschen noch stärker entwickelt. Der Präfrontalkortex von Menschen ist ungefähr doppelt so groß wie der anderer Primaten. Er kooperiert mit den Bereichen in den Parietallappen, die Körperempfindungen vermitteln, und zusammen ermöglichen sie einen großen Teil dessen, was heutzutage gewöhnlich als Intelligenz bezeichnet wird. Der Präfrontalkortex spielt eine wichtige Rolle beim Abruf gespeicherter Erinnerungen wie Fakten, Regeln usw. sowie als Arbeitsgedächtnis, was ein hohes Maß an Flexibilität ermöglicht. Alexander Luria nannte den Präfrontalkortex das »Organ der Zivilisation« (Goldberg 2001).

Der Präfrontalkortex ist eine Quelle mentaler Flexibilität, weil er Gedanken und Handlungen verändern kann, indem er Assoziationen verändert. Er kontrolliert primitives Verhalten und basale Emotionen, indem er Impulse hemmt und von den reflexhaften instinktiven Systemen und den emotionalen limbischen Strukturen die Kontrolle übernimmt. Die zahlreichen Verbindungen zwischen dem Präfrontalkortex und dem restlichen Neokortex sind der Ursprung der menschlichen Vorstellungskraft und der Fähigkeit, mit Hilfe eines multimodalen sensorischen Systems komplexe Ideen zu entwickeln. Durch die soziale Reifung des Präfrontalkortex wird die Mentalisierungsfunktion des Menschen entwickelt, welche die Fähigkeit zur Selbstreflexion sowie die Fähigkeit, die Vorgänge im Geist eines anderen Menschen zu entschlüsseln, einschließt. Der Präfrontalkortex ermöglicht uns, Wahrnehmungen mit einer bestimmten Bedeutung zu verbinden, die Zukunft vorauszusagen und bestimmte Gedanken, Emotionen und Empfindungen für eine gründlichere Auseinandersetzung auszuwählen und die weniger wichtigen Gedanken zu ignorieren. Mit dem Präfrontalkortex können wir mentale Reisen unternehmen, die die Zukunft einschließen. Er gibt uns die Möglichkeit, uns an frühere Erlebnisse zu erinnern, uns die Zukunft vorzustellen und Vergangenheit, Gegenwart und Zukunft zu integrieren. Er ermöglicht spezielle subjektive Erlebnisse. Wegen dieses Bereichs in unserem Gehirn sind wir Menschen so einzigartig. Unserer Fähigkeit, Entscheidungen zu treffen, liegen Prozesse im Präfrontalkortex zugrunde wie die Einschätzung der aktuellen Situation und der Abgleich unserer Wünsche, Werte und Annahmen mit den Folgen einer bestimmten Handlung. Ein großer Teil des Präfrontalbereichs, der nur bei Menschen existiert, versetzt uns in die Lage, in Situationen Entscheidungen zu treffen, in denen es nicht nur um die Suche nach einer spezifischen und objektiv korrekten Lösung geht.

Der Präfrontalkortex ist der Bereich, in dem emotionale und mentale Eindrücke zusammengefaßt und mit einem Sinn verbunden werden. Außerdem werden dort Handlungen geplant, mentale Bilder können festgehalten und manipuliert und Pläne und Visionen entwickelt werden. Dieser Bereich gibt uns die Möglichkeit, eine bestimmte Strategie einer anderen vorzuziehen, Emotionen zu unterdrücken oder anderweitig zu beeinflussen sowie unterschiedliche Handlungsmöglichkeiten zu nutzen, um mit einer Situation besser fertig zu werden.

Der Orbitofrontalkortex, der an das limbische System angrenzt und die oberste Ebene jener Hierarchie der Gehirnstrukturen bildet, deren mittlere Ebene das limbische System und deren unterste das autonome Nervensystem sind, repräsentiert den Gipfel der Emotionsregulation. Die Verbindungen zwischen Orbitofrontalkortex und Amygdala vermitteln die Modulation des Verhaltens mittels Belohnung und Bestrafung, und der Orbitofrontalkortex spielt auch bei der Entstehung der angenehmen Wirkungen sozialer Interaktionen eine Rolle. Er verbindet Verhalten und von den limbischen Strukturen initiierte unbewußte Reaktionen mit einem Sinn und steuert die Impulshemmung, unsere Fähigkeit, die Aktivierung dysfunktionaler Handlungen zu hemmen. Sind die orbitofrontalen Funktionen vollständig entwickelt, kann der Organismus mit ihrer Hilfe innere Bedürfnisse und äußere Realitäten in Einklang bringen. Außerdem ist diese Struktur an der Entwicklung von Affektregulation, Impulskontrolle und Realitätsprüfung maßgebend beteiligt.

Der *Gyrus cingulus* und der Orbitofrontalkortex spielen außerdem bei der Herausbildung von Objektkonstanz eine Rolle. Wir brauchen innere Repräsentationen, um unser Verhalten einstimmen zu können, indem wir bestimmte Reaktionen initiieren und andere hemmen. Die Einsatzfähigkeit dieser Funktion erkennt man daran, daß das betreffende Kind versteht, daß ein Objekt zeitlich und räumlich dauerhaft existiert und daß Informationen darüber zu einem späteren Zeitpunkt, wenn das Objekt selbst nicht mehr präsent ist, erneut abgerufen werden können. Der Orbitofrontalkortex ermöglicht, starken Affekt zu modulieren und einzugrenzen und komplexe symbolische Repräsentationen zu verarbeiten. Ein Kind, das negative Gefühle erlebt, kann mit seiner Hilfe eine innere Repräsentation eines tröstenden Anderen entwickeln. Bei der Ergänzung des rationalen Denkens um eine emotionale Dimension sowie bezüglich der Tatsache, daß die Mentalisierung mit unseren Gefühlen verbunden ist, spielt der Orbitofrontalkortex eine Schlüsselrolle. Gefühle helfen uns, unsere Gedanken zu verstehen, und sie bewirken, daß uns bestimmte Dinge als bedeutsamer erscheinen als andere.

Die Organisationsebene des Mentalisierens

Die dritte Ebene mentaler Organisation reift im Alter von 8 bis 12 Monaten. Zu ihren Funktionen zählt, ein Gefühl durch Hinzufügen unserer Gedanken darüber zu erweitern – was wir heute Mentalisierungsfähigkeit nennen. Die Reifung auf dieser Ebene mentaler Organisation hängt stark von Stimulation ab und setzt voraus, daß die primäre Bezugsperson die Sozialisierung des Kindes fördern kann, wobei das dysfunktionale Verhalten des Kindes gehemmt wird. Die hemmenden Funktionen des Präfrontalkortex werden durch kulturell konditionierte und sozial vermittelte Verhaltensweisen internalisiert. Die neuronalen Schaltkreise im Präfrontalkortex verfügen über eine hohe Plastizität, sie werden durch Erlebnisse und Lernprozesse beeinflußt, und sie brauchen lange, um vollständig zu reifen. Da die Entwicklung der Frontallappen erst im Alter von etwa 20 bis 25 Jahren abgeschlossen wird, sind sie die zuletzt reifende Struktur im menschlichen Gehirn (Goleman 2003/2003).

Im Zuge ihrer Reifung beginnt das Kind, eine Verbindung zwischen Vergangenheit, Gegenwart und Zukunft wahrzunehmen, eine wichtige Voraussetzung für die Unterscheidung zwischen Interaktion und Beziehung. Es kann dann Interaktionen über längere Zeiträume aufrechterhalten und sich somit auf eine Beziehung einlassen. In diesem Bereich erleben wir Gefühle der Angst und Reue. Seine Entwicklungsmöglichkeiten sind beträchtlich, und viele Therapiemethoden, die für die Behandlung von Kindern genutzt werden, beziehen sich auf diese Organisationsebene, vom Rollenspiel über narrative Methoden, kognitive und mentalisierungsbasierte Ansätze bis hin zu systemischen Therapieformen. Im Alter von zwölf Monaten kann das Kind bestimmte Impulse hemmen, um andere umsetzen zu können, und es kann zwischen unterschiedlichen Handlungsmöglichkeiten wählen. Wenn der dorsolaterale Präfrontalkortex im Alter von eineinhalb bis zwei Jahren reift, kann das Kind komplexere symbolische Repräsentationen entwickeln, mit denen wir uns im nächsten Kapitel in Zusammenhang mit dem zweiten Entwicklungsschub beschäftigen werden. Diese Symbolisierungsfähigkeit bildet die Grundlage für die Entwicklung der Sprechfähigkeit. Im Alter von 12 bis 18 Monaten lebt das Kind in einer egozentrischen Welt, und es staunt, wenn ihm klar wird, daß andere Menschen völlig andere Gedanken und Gefühle als es selbst haben können. Es versteht nicht, daß seine Mutter nicht fühlt, was es selbst fühlt (Fonagy 2005). Im Alter von 14 Monaten fängt es an, den Schmerz anderer Menschen wahrzunehmen, und es versucht dann zu helfen, indem es einen Erwachsenen herbeiruft. Erst wenn es 20 bis 24 Monate alt ist, versucht es, einen anderen Menschen zu trösten, oder zeigt andere Formen nährenden Verhaltens (Karr-Morse & Wiley 1997). Um diese Zeit entwickelt das Kind die Fähigkeit zur Empathie, wobei es seinen eigenen subjektiven Zustand spürt und diesen auf eine andere Person oder ein Objekt projiziert.

Wenn Kinder ein Jahr alt sind, können sie den emotionalen Ausdruck anderer Menschen erkennen, aufgrund dieses emotionalen Inhalts Schlüsse ziehen und diese Information nutzen, um über das Verhalten anderer nachzudenken. Ist das Kind beispielsweise unsicher, ob es eine Lücke in seinem Blickfeld überwinden kann, um seine Mutter zu erreichen, schaut es sich den Gesichtsausdruck der Mutter an und nutzt diese emotionale Information zur Modulation seines eigenen Verhaltens, ein Prozeß, der soziales Referenzieren genannt wird. Bis zum Alter von 18 Monaten verbessert das Kind seine Fähigkeit, seinen eigenen mentalen Zustand und den der primären Bezugsperson im Hinblick auf eine dritte Person oder ein Objekt zu koordinieren. Diese intentionale Kommunikation ist gut zu erkennen, weil das Kind auf Dinge zu deuten, der Blickrichtung einer anderen Person zu folgen und Gesten zu nutzen beginnt, um zu einem Objekt in Beziehung zu treten.

Gefühle der Scham oder Verlegenheit treten ab dem Alter von 12 bis 14 Monaten zutage, wenn die Begeisterung des Kindes ihren Höhepunkt erreicht (Schore 1994, 2003b/2007). Die Fähigkeit, sich zu schämen, entsteht wahrscheinlich, weil sie eine wirksame Sozialisationsstrategie ist. Treten Schamgefühle auf, hemmen sie die Neugier des Kindes und seine positiven Empfindungen augenblicklich und setzen dem Erkundungsverhalten ein Ende, weshalb Schore die Scham als Ursache der Deflation von narzißtischem Affekt bezeichnet. Der Mechanismus der Scham wirkt Grandiosität sowie manischen Zuständen starker Erregung entgegen und dämpft Allmachtsgefühle. Scham kann das Arousal des Kindes verringern, dadurch einen ausgeglicheneren Zustand fördern und so den Entwicklungsprozeß vorantreiben. Erlebnisse der Scham sind für die Entwicklung der Selbstregulationsfähigkeit und des Über-Ich wichtig. Die Fähigkeit des Kindes, sich zu schämen, ist fragil und muß respektvoll eingestimmt werden, damit sie sich adaptiv entwickeln kann. Bei der psychotherapeutischen Arbeit mit Kindern jedoch ist zu bedenken, daß Verbote, Befehle und vernünftiges Reden erst zur Föderung des Reifungsprozesses benutzt werden können, nachdem die früher funktionsfähigen autonomen und limbischen Strukturen vollständig integriert und mit bewußten präfrontalen Kontrollmechanismen verbunden worden sind.

Die Fähigkeit, dem Bereich der Phantasie zuzurechnende Handlungen oder eine symbolische Repräsentation von der realen Welt und realen Beziehungen zuzurechnenden Handlungen zu unterscheiden, ist für die Entwicklung der Persönlichkeit des Kindes sehr wichtig. Die Unterscheidungsfähigkeit entwickelt sich in mehreren Phasen im Alter zwischen 15 Monaten und vier Jahren durch die Koordination von Erlebnissen, die dem Kind allmählich die Möglichkeit erschließen, innere Zustände mit Symbolen und Worten zu verbinden und ihre Realität mit der Realität anderer in Einklang zu bringen. In der psychologischen Fachsprache wird dies häufig Fähigkeit zur Realitätskorrektur genannt. Im Alter von 15 bis 18 Monaten wird das Kind stärker der Möglichkeit gewahr, anderen Menschen Erlebnisse durch Übermittlung ihrer verbalen Bedeutung und ihres Kontexts mitzuteilen. Im rasch fortschreitenden Prozeß der Sprachentwicklung wird die Aufmerksamkeit des Kindes von den Vorgängen in seinem Inneren abgelenkt und auf Phänomene fokussiert, die verbal beschrieben und so anderen mitgeteilt werden können. Dies könnte der Anfang einer tiefreichenden Trennung zwischen dem nonverbalen inneren Fluß sensorischer Eindrücke und Erlebnisse einerseits und der vom Kind selbst wahrgenommenen Identität und seinem Selbstkonzept andererseits sein.

Im Alter von etwa 18 Monaten kann das Kind Symbole benutzen, und es entwickelt die Fähigkeit zu symbolischem Spiel, wozu auch das »Als ob«-Spiel zu zählen ist. In der hier beschriebenen Zeitspanne ist es immer noch nur zu Parallelspiel in der Lage, und seine Fähigkeit, neue Elemente in einen Spielkontext einzuführen, sind begrenzt. Erst wenn ihm klar wird, daß ein anderer Mensch ein anderes Zentrum hat, das auf seinen eigenen subjektiven Erlebnissen basiert, entwickelt es die Fähigkeit, die Rolle eines anderen Menschen zu übernehmen und damit an Rollenspielen teilzunehmen; dazu kommt es aber erst im Alter von vier Jahren (Neisser 1993; Trevarthen 1993a, b). Schließt die Zone der nächsten Entwicklung die Integration von Rollen, der Sprache, der Phantasie und der Wirklichkeit ein, stehen viele Therapiemethoden zur Wahl, die genutzt werden können, um partielle innere Repräsentationen und Emotionen darzustellen.

Während die Fähigkeit, innere Repräsentationen kontinuierlich aufrechtzuerhalten, um das Alter von 12 Monaten entsteht, ist die Fähigkeit, mentale Repräsentationen von mentalen Repräsentationen anderer zu entwickeln, erst im Alter von ca. 18 Monaten verfügbar. Die Fähigkeit zur Erzeugung mentaler Repräsentationen von mentalen Repräsentationen anderer hilft dem Kind, Selbstgrenzen zu entwickeln, weil es dann zwischen seinen eigenen Erlebnissen und inneren Repräsentationen und denjenigen anderer unterscheiden kann. Es entwickelt allmählich ein Gefühl dafür, wie andere es wahrnehmen, und es lernt, Aspekte der Sicht anderer zu begreifen; dies gilt auch für die Einsicht, daß ein anderes Kind wütend und aufgebracht reagieren wird, wenn man ihm ein Spielzeug wegnimmt. Die Fähigkeit, Wut zu empfinden, die auf ein bestimmtes Ziel gerichtet ist, und sie verbal statt physisch auszudrücken, und die Entwicklung sozialer Selbstregulations- und Selbstberuhigungsverhaltensweisen werden in Therapien häufig thematisiert und sind zentrale Aspekte der präfrontalen Fähigkeiten des Kindes.

Der präfrontale Kompaß

Zwar beginnt die Reife des Präfrontalkortex schon um das Alter von 6–9 Monaten, doch findet der größte Teil der Entwicklung der kognitiven Funktion und der Mentalisierungsfunktion in diesem Bereich nach der ersten Reifungsperiode statt, weshalb diese Aspekte im nächsten Kapitel behandelt werden. Da aber einfache Versionen der beiden Achsen des Präfrontalkompasses auf dieser Reifungsstufe schon aktiv sind, werden wir hier in Zusammenhang mit dem Modell des dreieinigen Gehirns einen kurzen Blick auf das dritte

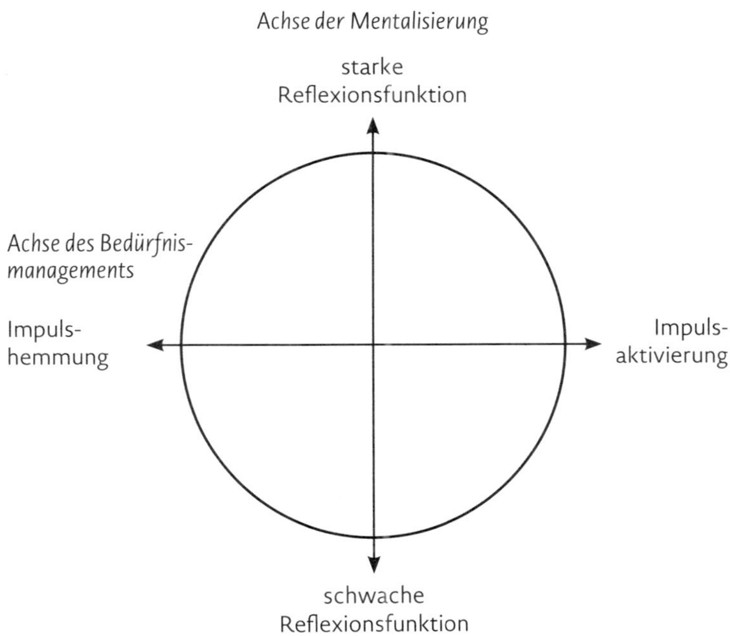

Abbildung 9. Der präfrontale Kompaß

Kompaßmodell werfen und im folgenden Kapitel, das sich mit der zweiten Reifeperiode oder den zweiten Reifungsschub beschäftigt, wieder darauf zurückkommen.

Beim präfrontalen Kompaß beziehen sich die beiden Achsen einerseits auf den Umgang mit Bedürfnissen und andererseits auf die Mentalisierung. Auf die Befriedigung der eigenen Bedürfnisse und Wünsche gerichtete Impulse entstammen der limbischen und der autonomen Ebene; erreichen sie die präfrontale Ebene, können sie entweder gehemmt oder willentlich aktiviert werden. Mentalisierung ist die Fähigkeit, »sich selbst von außen und andere von innen zu sehen« und sich die möglichen Konsequenzen eigenen Handelns vorzustellen: sowohl interpersonale Reaktionen als auch zukünftige Folgen eigener Antriebe und Wünsche. Ist die Reflexionsfunktion gut entwickelt, wurden die genannten Fertigkeiten gemeistert. Das Gewahrsein der Emotionen und die Reflexion über sie und Handlungen, die auf sie zielen, verändern dann eben diese Emotionen und Handlungen und fördern ihre Integration. Andererseits deutet eine wenig ausgeprägte und zu schwache Reflexionsfunktion darauf hin, daß die Betreffenden handeln und fühlen, ohne zu wissen, warum sie es so und nicht anders tun, oder daß sie in primitiveren, konkreteren und realitätsverzerrenden Denkweisen gefangen sind, die nur wenig mit irgendeiner äußeren Realität zu tun haben (Abb. 9.).

Die Quadranten der präfrontalen Interaktion

Wie bei den anderen beiden Kompassen ermöglicht auch bei diesem ein Zustand flexibler Balance, der Identifikation mit den verschiedenen konkreten Zuständen zu entkommen, sie statt dessen einzugrenzen und sich zeitweise von ihnen zu lösen.

Wie auch auf der autonomen und der limbischen Ebene kann ein »gesundes« Nervensystem, das zur Selbstregulation in der Lage ist, sich problemlos in diese Zustände hinein und wieder aus ihnen heraus begeben und zwischen ihnen hin- und herwechseln. Alle sozialisierten Erwachsenen und Kinder verfügen über ein inneres moralisches Empfinden, das aus reiferen und weniger reifen Elementen besteht. Mit Hilfe des primitiven Über-Ich und seiner Befehle und Verbote entwickelt das Kind schnell wirksame Impulshemmungen und -aktivierungen, auch wenn das für die Erfüllung seiner Wünsche und Bedürfnisse zuständige System etwas anderes will. Beispielsweise ist es nützlich, wenn die primitive präfrontale Hemmung unmittelbar eingreifen kann, um den Impuls des Kindes, einen Wutausbruch auszuagieren, zu hemmen. Reflexion kostet Zeit, weshalb der Impuls vor ihrem Abschluß längst ausagiert worden sein kann. Manchmal verlangt das Leben von uns, daß wir starke Impulshemmungen oder -aktivierungen initiieren, obwohl unsere Wünsche und Bedürfnisse etwas anderes beinhalten (Abb. 10.).

Eine einfachere Form der Reflexionsfunktion bildet sich im zweiten Lebensjahr heraus, und selbst Erwachsene mit gut entwickelter Mentalisierungsfähigkeit werden gelegentlich von primitiven Zuständen und Gefühlen überwältigt und greifen dann auf vereinfachende Erklärungen und Wahrnehmungen zurück. Deshalb ist bei Kindern wie bei Erwachsenen eine vereinfachende Form der Mentalisierung häufig zu finden, wohingegen eine stabile Fähigkeit zu reflektiver Mentalisierung relativ selten zu erkennen ist.

Wenn wir uns die vier erlebensbezogenen Quadranten anschauen, entspricht Impulshemmung in Verbindung mit einer starken Reflexionsfunktion der Hemmung eines Dranges oder Impulses mit Blick auf Gratifikationsauf-

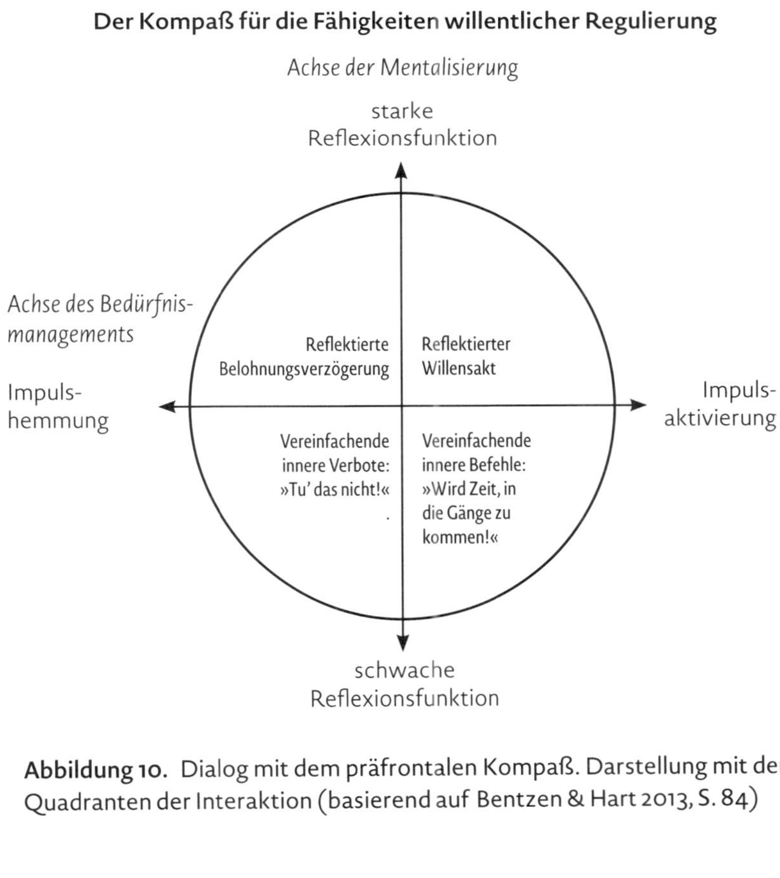

Abbildung 10. Dialog mit dem präfrontalen Kompaß. Darstellung mit den Quadranten der Interaktion (basierend auf Bentzen & Hart 2013, S. 84)

schub – beispielsweise indem man einem engen Freund gegenüber, auf den man wütend ist, loyal bleibt, weil man ihn nicht verletzen will. So kann das Kind durch Impulsaktivierung aufgrund einer starken Reflexionsfunktion eine weniger attraktive Aufgabe oder Handlung ausführen, um sich einen späteren Vorteil zu sichern. Beispiele hierfür sind das Erledigen von Hausaufgaben, weil man sich gute Zensuren sichern will, die man braucht, um zu einem bestimmten Studium zugelassen oder von einer bestimmten weiterführenden Schule aufgenommen zu werden. Ein anderes Beispiel ist, daß man einen Spaziergang unternimmt, obwohl man eigentlich lieber im Haus bleiben und die Vorhänge zuziehen würde, weil man weiß, daß frische Luft und Körpertraining die miese Stimmung vertreiben werden.

Wenn die Impulshemmung auf eine schwache Reflexionsfunktion zurückzuführen ist, kommt der Impuls vom archaischen Über-Ich: »Nein, das muß ich nicht!« Wenn Scham nicht zu stark ist, hilft sie dem Kind, seine Beziehung zur Außenwelt zu regulieren, und außerdem fungiert sie als Signal für die Notwendigkeit von Veränderung und Selbstkorrektur. Das Kind lernt allmählich zu spüren, wann es ratsam ist, die eigene Erregung zu verringern und ein Verhalten, das ihm momentan Vorteile bringt, durch das andere jedoch in Schwierigkeiten geraten, möglichst aufzugeben. Ist die Aktivierung des Impulses Resultat einer schwachen Reflexionsfähigkeit, wird er entweder als Befehl des gleichen archaischen, vom Über-Ich ausgehenden *»Du mußt …«* verstanden oder als Versuch, auf eine von den Eltern als moralisch überlegen definierte Weise zu handeln.

Präfrontale Selbstschutzstrategien

Wie beim autonomen und beim limbischen Kompaß können auch beim präfrontalen Kompaß die vier Quadranten fixiert werden, ihr Ausdruck kann extreme Ausmaße annehmen oder ein erratisches Hin- und Herflattern von einer Selbstschutzstrategie zur nächsten verursachen, das neurotische Zustände im Bereich dieses Kompasses spiegelt (Abb. 11.).

In der simplistischen impulshemmenden Position könnte das Kind unrealistische Visionen von einer Katastrophe oder von drohenden und urteilenden inneren Stimmen des Über-Ich haben, die ihm Entsetzliches in Aussicht stellen, falls der Impuls, um den es geht, nicht gehemmt wird. In der simplistischen Position mit aktiviertem Impuls könnte das Kind seinen Alltag zwanghaft mit »guten Taten« ausfüllen, um Rügen des inneren Richters oder die

Katastrophe zu verhindern, von der es glaubt, sie werde eintreten, wenn ihm nicht alles perfekt gelinge.

In der Position der Impulshemmung bei starker Reflexionsfunktion kann das Kind durch beständige Bemühungen, seine eigenen mentalen Zustände und die anderer Menschen zu verstehen, zu erklären und empathisch aufzunehmen, in dem Maße erschöpft werden, wie seine lustvollen Impulse ständig gehemmt werden. In der Position der Impulsaktivierung bei starker Reflexionsfunktion gibt es immer gute Gründe, gute Taten zu begehen und die damit verbundene Freude zu spüren, aber ohne daß die Betreffenden der eigenen Bedürfnisse oder Grenzen gewahr sind. Ein Kind in dieser Situation gesteht sich nicht die Zeit zu, die es braucht, um sich auszuruhen und zu entspannen. Schlimmer noch ist, daß die Fixierung auf eine Position bei starker Reflexionsfunktion bedeutet, daß die präfrontalen rationalen Kausalerklärungen und Strukturierungsfähigkeiten von Emotionen, Empathie und Empfindungen des Behagens und Unbehagens abgespalten sind.

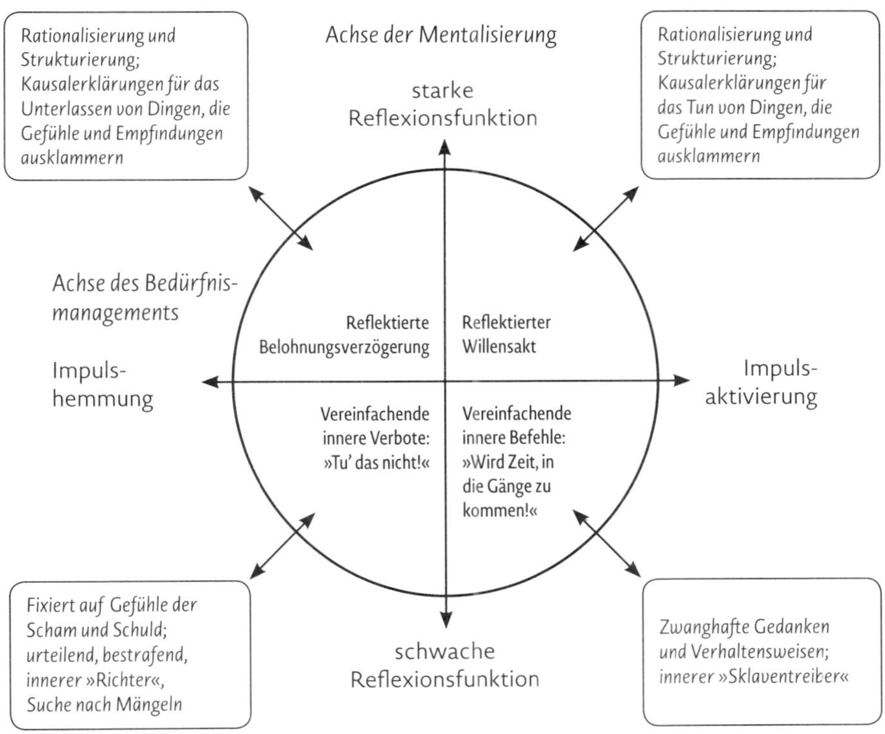

Abbildung 11. Der präfrontale Kompaß mit Selbstschutzstrategien (Bentzen & Hart 2013, S. 85)

Psychotherapeutische Arbeit mit Kindern und die Wiederherstellung der Balance des präfrontalen Kompaß

Ein großes Spektrum von Therapien und Interventionen zielt auf die rationale Ebene der Mentalisierung, anfangend mit Rollenspiel und narrativen Ansätzen bis hin zu kognitiven, mentalisierungsbasierten und systemischen Therapiemodalitäten. Im Rahmen der Konferenz wurden die auf diese Ebene zielenden Interventionen wundervoll vom norwegischen Psychologen Haldor Øvreeide repräsentiert, der seinen Ansatz der strukturierenden und empathischen Gespräche mit Kindern vorstellte, sowie von Eia Asen, dem Leiter des Marlborough Family Service in London, der die systemische Multifamilien-Therapie vorstellte, durch welche die von ihm geleitete Einrichtung auf der ganzen Welt bekannt geworden ist.

Während die Arbeit im Bereich der beiden zuerst vorgestellten Kompasse präverbaler Art war, ist das psychotherapeutische Bemühen im Bereich des präfrontalen Kompasses auf den verbalen Bereich gerichtet. Dabei geht es darum, Aktivierung und Hemmung von Impulsen in eine Balance zu bringen und gleichzeitig durch Einbeziehung und Anerkennung eines allmählich umfangreicher werdenden Spektrums von Emotionen die Reflexionsfähigkeit zu verbessern. Darüber hinaus werden auch andere Aktivitäten vorgestellt, welche die starke Reflexionsfähigkeit entlasten sollen, indem sie ruhige und entspannte innere Zustände fördern, die das Kind von der Notwendigkeit ständiger Überwachheit befreien sollen. Der Prozeß kann aus einem Gemisch von narrativen Dialogen und der Selbstbeobachtung körperlicher Empfindungen, mentaler Bilder, innerer Repräsentationen und Emotionen bestehen sowie in Reflexionen über die eigene Beziehung zu anderen Menschen. Therapeut und Kind konstruieren, eventuell gemeinsam mit den Eltern, neue mentale Bilder und Erzählungen, die in Strukturen im limbischen und autonomen System integriert und in einen Zustand der Balance gebracht werden. Bei diesem Prozeß geht es darum, das Kind und seine Eltern zu ermutigen und zu befähigen, sich allmählich immer größere Teile ihrer selbst zu eigen zu machen.

In einer Psychotherapie, die auf die Stufe der frühen Reifung des Präfrontalkortex zielt, müssen die Verbindungen einerseits »abwärts« gerichtet sein, damit sie zu den limbischen emotionalen Zuständen und den autonomen Arousalprozessen in Beziehung treten können, und gleichzeitig müssen sie »aufwärts« reifen, um eine differenziertere und realitätsbasiertere Wahrnehmung der eigenen Person und der Außenwelt zu ermöglichen. Da die Entwicklung des Präfrontalkortex etwa im Alter von einem Jahr beginnt und sich bis in die frühen Zwanziger fortsetzt, umfaßt dieser Reifungsprozeß zahlreiche Stufen und Ebenen. In diesem und im folgenden Kapitel schauen wir uns zwei Therapieformen an, die die Reifung auf der präfrontalen Ebene und die rationale Mentalisierung fördern sollen. Im vorliegenden Kapitel beginnen wir mit dem Ansatz der entwicklungsunterstützenden Gespräche mit Kindern, den der bekannte norwegische Kinder- und Familientherapeut Haldor Øvreeide entwickelt hat.

Dialoge mit dem präfrontalen Kompaß: Eine Präsentation der entwicklungsunterstützenden Gespräche mit Kindern von Haldor Øvreeide

Haldor Øvreeide widmet sich zusammen mit seiner Frau und Kollegin Reidun Hafstad der therapeutischen Arbeit mit Kindern und ihren Eltern. Seit 1989 haben beide eine entwicklungsunterstützende Perspektive entwickelt. Im Jahre 1989 lernten sie in den Niederlanden Maria Aarts kennen, die damals die später *Marte Meo* genannte Methode entwickelte. Einer der Ansatzpunkte der Arbeit von Reidun Hafstad und Haldor Øvreeide ist die Tatsache, daß die Entwicklung von Kindern stark von einer stabilen Beziehung zu Erwachsenen abhängt, welche die Bedürfnisse der Kinder nach Unterstützung und fürsorglicher Zuwendung verstehen und erfüllen können.

Nach einigen Jahren des Trainings und der Supervision in Marte Meo stellte Haldor Øvreeide fest, daß er, wenn er bei seiner Arbeit mit Kindern das nutzte, was er als die Grundprinzipien entwicklungsunterstützender Kommunikation ansah, das Interesse der Kinder weckte, mit der Folge, daß sie ihm Dinge erzählten, die sie vorher noch nie ausgesprochen und sogar noch nie gedacht hatten. Sie konnten sich plötzlich authentischer ausdrücken, als er es jemals vorher erlebt hatte. Die wichtigste Entdeckung aber war, daß die Eltern, wenn ihre Kinder zu einer besseren Form von Kommunikation in der Lage waren, diese in einem völlig neuen Licht zu sehen begannen. Kommunikation und Fürsorge der Eltern ihrem Kind gegenüber veränderten sich plötzlich völlig. Ihr Kontakt zum Kind war nun von echtem Interesse und dem Wunsch geprägt, etwas Gutes für das Kind zu tun, nicht mehr von ihren Vorstellungen darüber, was das Kind »müßte« oder »sollte«. Seither bat Haldor Øvreeide die Eltern der Kinder, die er behandelte, bei seinen Gesprächen mit ihnen zugegen zu sein, um ihnen die Möglichkeit zu geben, ihre Kinder in einem neuen Licht zu sehen, zu hören und zu erleben. Zusammen mit Reidun Hafstad entwickelte

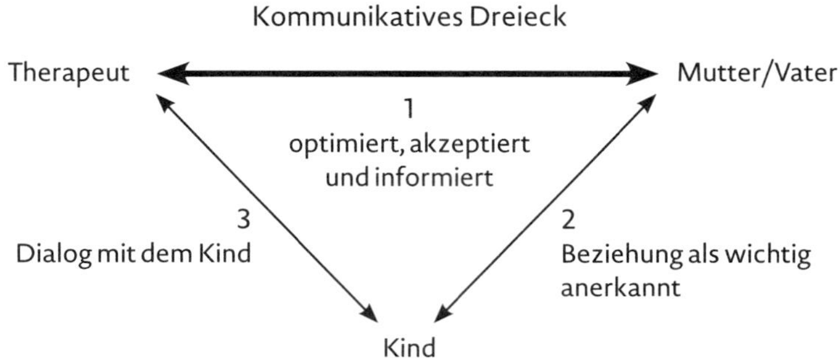

Abbildung 12. Kommunikation im Dreieck
(Haldor Øvreeides Power-Point-Präsentation während der Konferenz)

er diesen Ansatz zu einer systematischeren Interventionsmethode für die Arbeit mit Kindern. Ein weiterer wichtiger Faktor bei der entwicklungsunterstützenden Kommunikation ist die Unvorhersehbarkeit. Haldor Øvreeide erklärt: »Die Arbeit ist riskant. Man weiß nie, was passieren wird und wie und wann das der Fall sein wird. Die Jetzt-Augenblicke kommen und gehen.«

Den entwicklungsunterstützenden Gesprächen mit Kindern liegt die Annahme zugrunde, daß deren Entwicklung und Lebensqualität von einer stabilen Beziehung zu Erwachsenen abhängt, die sie verstehen und ihre Bedürfnisse nach Fürsorge und Unterstützung erfüllen können. Im Kontext der Behandlung geht es zentral darum, einen natürlichen entwicklungsunterstützenden Dialog zu initiieren, der zu einer gesunden Intersubjektivität zwischen Eltern und Kindern führt. Ziel der therapeutischen Arbeit mit Kindern ist, diese Intersubjektivität zwischen Eltern und Kindern zu initiieren oder wiederherzustellen, ganz gleich, ob es in der Behandlung primär darum geht, die Entwicklung des Erwachsenen zu unterstützen, oder ob der Therapieprozeß dem Kind helfen soll. Eine Möglichkeit, dieses Ziel zu erreichen, besteht in der Durchführung von Dreiecksgesprächen (Abb. 12.).

Ist der Fokus auf das Kind gerichtet, kann der Therapeut ihm helfen, seine Bedürfnisse und Fähigkeiten auszudrücken. Dies wiederum ermöglicht es, das Kind nuancierter zu beobachten, was die Eltern zu respektvolleren und fürsorglicheren Reaktionen veranlassen kann. Ist der Fokus auf die Eltern gerichtet, kann ihnen der Dialog mit dem Therapeuten helfen, sich ihr Gefühl der Verantwortlichkeit zu vergegenwärtigen und ihre fürsorglichen Bestrebungen und realistischen Einschätzungen ihrer Grenzen im Umgang mit ihrem Kind auszudrücken. Haldor Øvreeide und Reidun Hafstad weisen darauf hin, daß ein Kind sich entwickeln kann, wenn die Verantwortung zwischen den Eltern und ihm hierarchisch und asymmetrisch verteilt ist und so gehandhabt wird, daß sie den Bedürfnissen und wachsenden Fähigkeiten des Kindes Rechnung trägt. Eine Implikation der Abhängigkeit des Kindes von Erwachsenen ist, daß praktisch immer die Erwachsenen definieren und artikulieren, daß das Kind Probleme hat. Das Kind selbst hingegen lebt mit seinen Problemen und bringt sie im Sinne seiner eigenen, einzigartigen Sicht zum Ausdruck, wobei die Art, wie das Kind das Problem ausdrückt, von den Erwachsenen häufig als das Hauptproblem angesehen wird.

Im therapeutischen Dialog ist es wichtig, sowohl die unterschiedliche Gewichtung der Verantwortung zwischen Therapeut und Kind zu thematisieren als auch die Autonomie und die Fähigkeiten des Kindes zu berücksichtigen. Im Spannungsfeld zwischen Autonomie und Unabhängigkeit kann sich das Kind optimal entwickeln. Damit es sich im Rahmen der Familientherapie entfalten kann, sollte der Therapeut als »der Dritte im Bunde« seine Aufgabe im Spielen einer begrenzten und zeitweiligen Rolle als Betreuer sehen, den das Kind als neue intrapsychische Repräsentation internalisiert. Auch sollte er den Dialog zwischen Eltern und Kind fördern, um den Eltern zu helfen, die Bedürfnisse des Kindes auf verantwortungsbewußte und die Entwicklung unterstützende Weise zu erfüllen (Abb. 13.). Wenn das Kind erlebt, daß es gesehen wird und daß seine Bedürfnisse erfüllt werden, wird es in die Lage versetzt, sich klarer und selbstsicherer auszudrücken.

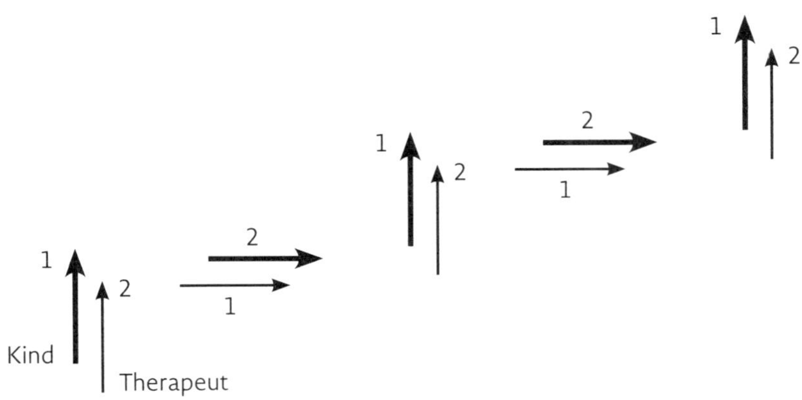

Abbildung 13. Folgen, Führen und in einem entwicklungsfördernden Sinne ergänzen (Haldor Øvreeides Power-Point-Präsentation während der Konferenz)

Wenn Erwachsene zeigen, daß sie Zustände, Emotionen, Bedürfnisse und mentalen Fokus eines Kindes wahrnehmen, reagiert dieses darauf. Erlebt es diese Form von Synchronisation jedoch nicht, leidet seine Entwicklung. Øvreeide erklärt: »Den mentalen Zustand [des Kindes] im betreffenden Augenblick wahrzunehmen ist bei dieser Art von Unterstützung entscheidend ... Wir sind dabei in den Zuständen und Bedürfnissen des Kommunikationspartners gegenwärtig. Der Zustand ›des anderen‹ wird zu ›unserem eigenen‹« (Øvreeide 2001, S. 25). Durch seine aktive Einstimmung auf das Kind wird der Erwachsene für dieses sichtbar. Das Kind wird dann sowohl der Zustände des Erwachsenen als auch seiner eigenen gewahr. Ein wichtiger Aspekt des Entwicklungsprozesses besteht darin, sich durch die Augen eines anderen Menschen zu sehen, und genau das geschieht, wenn sich der dialogische Prozeß für die gemeinsam erlebten Augenblicke gegenwärtigen Erlebens öffnet. Ziel dieses Dialogs ist, dem Kind zu helfen, zur aktiven Meisterung zu gelangen und die Fähigkeit zu entwickeln, sich sowohl um die eigenen Bedürfnisse als auch um die anderer zu kümmern. Die Anerkennung und Anleitung, die das Kind erfährt, wenn es sich bemüht, neue Bereiche seiner Zone der nächsten Entwicklung zu erschließen, sind eine unabdingbare Voraussetzung für die Entstehung sozialer Fertigkeiten. Dies kann nur auf der Grundlage eines wertschätzenden intersubjektiven Dialogprozesses zwischen Eltern und Kind geschehen. Kinder wie Erwachsene sind auf zirkuläre Interaktionen in einer Atmosphäre gegenseitiger Wertschätzung im Rahmen einer gesunden Beziehung angewiesen; dies ist für die Entwicklung des Potentials des Kindes von zentraler Bedeutung.

Øvreeide (2001) weist darauf hin, daß der therapeutische Dialog »einen dyadischen Prozeß beinhaltet, aber praktisch immer auch triadische Konsequenzen hat« (S. 30). Die Aufgabe des Therapeuten besteht darin, das Leiden der an der Beziehung Beteiligten und ihre Fähigkeiten zu sehen und anzuerkennen und ihre Bedürfnisse und Kompetenzen für ihre wichtigsten Bezugspersonen sichtbar zu machen. Im nächsten Schritt hinterfragt der Therapeut die Reaktionen der Eltern auf Ereignisse und fördert adaptivere Arten ihrer Reaktion auf die Bedürfnisse und Zustände des Kindes. Die Beiträge des Therapeuten zum Dialog sollten stets Elemente sowohl der Bestärkung als auch des Hinterfragens enthalten – dies gilt für die abhängige Person (das Kind) wie für die Person mit der größeren Verantwortung (die Eltern).

Haldor Øvreeide faßt seinen Behandlungsansatz in fünf zentralen Faktoren zusammen, die ein Therapeut nach seiner Auffassung bei Interaktionen mit Kindern und ihren Eltern stets vor Augen haben sollte.

1. Der *erste* Faktor ist die *Abhängigkeit* des Kindes. Es drückt sich aus und reift in ständiger Anpassung an einen Menschen, der größer ist als es selbst.
2. Der *zweite* Faktor ist, *daß immer inhärente Machtaspekte im Spiel sind.* Weil die größere Person (der Erwachsene) Wahlmöglichkeiten hat und Entscheidungen treffen kann, sollten ihre Entscheidungen den Bedürfnissen des Kindes und seiner Entwicklungsstufe entsprechen und darauf eingehen. Diesen Machtaspekt muß man im Auge behalten.
3. Der *dritte* wichtige Faktor ist der *Kooperationsprozeß zwischen dem Kind und dem Elternteil oder dem Therapeuten*. Die Fähigkeit des Kindes, sich anzupassen und zu kooperieren, ist eine generelle und individuelle Fähigkeit, die bei allen Kindern und auf allen Entwicklungsstufen vorhanden ist.
4. Der *vierte* Faktor ist das *Schaffen von Bedeutung*. Als Menschen können wir nicht interagieren, ohne die Interaktion in irgendeiner Hinsicht als bedeutsam zu empfinden. Man sollte sich darüber im klaren sein, daß Sinn in den dyadischen Prozessen von Beziehungen entsteht, aber beim Einzelnen gespeichert wird. Das Individuum tritt also in die nächste Situation mit dem aus der Beziehung abgeleiteten gespeicherten Sinn ein.
5. Der *fünfte* wichtige Faktor ist, daß wir in Interaktionen und Beziehungen dyadisch sind, die dyadische Kommunikation aber stets in einem Kontext triadischer und multipler Beziehungen stattfindet. Wir können mit einem anderen Menschen nicht kommunizieren, ohne uns darauf zu beziehen, daß es noch eine dritte Person geben könnte, die an dem, was zwischen den beiden der Dyade angehörenden Personen geschieht, erhebliches Interesse hat. Dies ist ein wichtiger Grund für die Einbeziehung von Eltern in die therapeutische Arbeit mit Kindern.

Im entwicklungsunterstützenden Dialog spielen fünf Elemente die Schlüsselrollen:

1. *Folgen*: Der Erwachsene stimmt sich in die physischen und mentalen Zustände des Kindes ein – in körperliche, perzeptuelle, emotionale und kognitive.
2. *Relevanz*: Der Erwachsene erzeugt Neugier durch Mitteilen relevanter Informationen, durch emotionale Reaktionen und durch Struktur.
3. *Raum für Handlungsfähigkeit*: Der Erwachsene bietet Zeit, physischen und mentalen Raum und Anerkennung an, um die Reaktionen des Kindes aufzunehmen und anzuerkennen und seine Fähigkeit zur Selbstorganisation zu stärken und zu unterstützen.

4. *Co-Regulation*: Der Erwachsene kreiert Rhythmen, indem er *Turn-taking* fördert.
5. *Hierarchie*: Der Erwachsene übernimmt die Führung, indem er seine grundsätzliche Verantwortung und seine Unterstützungsbemühungen annimmt.

Videoclips aus Therapiesitzungen, die Haldor Øvreeide während der Konferenz präsentierte

Therapie mit Olaf

Die Mutter, die in diesem Video zu sehen ist, brachte Olaf zur Therapie, und als ich sie fragte, ob ich diesen Film heute auf der Konferenz in Kopenhagen benutzen dürfte, sagte sie, es würde sie sehr freuen, wenn er anderen Menschen helfen würde, wichtige Dinge über die Entwicklung von Kindern zu verstehen. Die Aufnahmen sind vor zwei Jahren entstanden, und heute lebt Olaf in einer sicheren und gut unterstützenden Beziehung zu seiner Mutter. Doch als vor etwa zwei Jahren diese Aufnahme entstand, befand sich diese kleine Familie in einer Krise. Die Mutter, die ich schon vorher kennengelernt hatte, hatte traumatische Kindheitserlebnisse gehabt und war schon seit einiger Zeit bei mir in Therapie gewesen. Sie hatte eine Beziehung zu einem Mann, der nicht Olafs Vater war, aber diese Beziehung bestand schon seit Jahren, und Olaf sah den Freund seiner Mutter als seinen Vater an. Dieser »Stiefvater« hatte eine Zeitlang Drogen konsumiert, und ich denke, daß Olaf in den letzten Jahren nicht besonders gut betreut worden war.

Dies gipfelte in einer Episode an einem Freitag, einem Streit zwischen der Mutter und dem »Stiefvater«, zu dem die Polizei und eine Ambulanz gerufen wurden. Nach diesem Vorfall wurde Olaf zeitweilig in Pflege gegeben, und zum Zeitpunkt der Aufnahme befindet er sich seit zwei Tagen in einer Pflegefamilie. Er ist aber mit seiner Mutter und Betreuern vom Jugendamt gekommen, weil besprochen werden soll, was an jenem Freitag vorgefallen war. Darum geht es in der aufgenommenen Sitzung, die am folgenden Montag stattfand. Sie sind gekommen, um zu klären, was an jenem Freitag vorgefallen war. Die Mutter war in diesem Moment sehr müde; sie sagte, sie habe mehrere Nächte lang nicht geschlafen.

Als Olaf den Raum betritt, sage ich: »Willkommen. Du bist hierher gekommen, um mit mir und deiner Mutter zu reden. Wir werden jetzt am Tisch miteinander reden, und du kannst in dieser Zeit etwas malen.«

Im Video schaut die Mutter Haldor Øvreeide an, während er die Videokamera aufbaut. Zuerst geht Olaf umher, schaut sich im Raum um und nimmt die ganze Szenerie in sich auf, denn er ist hier noch nie gewesen. Dies tut er, bis Haldor Øvreeide sagt: »Olaf, kannst du mir helfen, die Videokamera aufzubauen?«

> Ich beziehe ihn in ein Projekt ein, das ihn interessieren könnte, und er wird mir helfen. Ich versuche also in einem Augenblick gegenwärtigen Erlebens bei dem Jungen zu sein und dem, was er erlebt, sehr nahe zu bleiben.

In dem kurzen Videoclip sehen wir, wie Haldor Øvreeide Olaf geleitet und ihm auch Zeit gibt, um sich zu beruhigen. Hier handelt der Therapeut in der Rolle des »Karawanenführers«, wobei er deutlich eine Atmosphäre der Ruhe und Autorität vermittelt. Er lädt Olaf ein, sich an einer für ihn kaum bedrohlichen Aktivität zu beteiligen, statt daß er die Art von Smalltalk anfängt, die oft zu Beginn einer Therapiesitzung mit Erwachsenen das Eis brechen soll. Dieses Verhalten fördert Olafs autonome Regulation, hilft ihm, sein Arousalniveau zu senken und schafft so sehr schnell die Voraussetzungen für affektive Einstimmung auf der limbischen Ebene.

Im Video zeigt Haldor Øvreeide Olaf, wie das von der Videokamera erfaßte Bild aussieht. Olaf schaut sich das an, und Haldor Øvreeide sagt: »Gut so.« Daraufhin Olaf: »Und dann werden wir beide aufgenommen, während ich zeichne.« Haldor Øvreeide und Olaf setzen sich an den Tisch. Olaf sitzt am Kopfende des Tischs, während Haldor Øvreeide und die Mutter einander an den beiden langen Tischseiten gegenübersitzen. Olaf sagt: »Aber warte, warte, warte, wir brauchen einen Stift.« Haldor Øvreeide antwortet: »Ja, und vielleicht willst du ja auch Apfelsaft oder Orangensaft.« Olaf antwortet: »Ich hätte gern Apfelsaft. Kann ich mit dir gehen [um ihn zu holen]?«

> Ich gebe ihm also eine Struktur und innerhalb dieser Struktur Raum zum Wählen. Es ist wirklich erstaunlich: Wenn man dem Kind eine Struktur anbietet und dann seinem gelebten Augenblick folgt, faßt das Kind in dieser Struktur sehr oft Tritt und folgt. Man selbst übernimmt dabei die Führung. Wir sehen hier also das Prinzip des Folgens, das Prinzip der Hierarchie. Der Junge folgt. Und die Mutter schläft, während wir außerhalb des Raums sind.

Haldor Øvreeide unterstützt die Makroregulation durch Mikroregulation und bietet Olaf freundlich Saft an. Er geht Olaf immer einen kleinen Schritt voraus und hat eine klare Vorstellung davon, wohin er gehen will. Er bekräftigt seine Position an der Spitze der Machthierarchie, was bewirkt, daß Olaf sich sicher fühlt. Olaf akzeptiert Haldor Øvreeides überlegene Position, und dieser läßt fürsorgliches und nährendes Verhalten erkennen. Er zeigt Olaf: »Ich habe im Griff, was geschieht. Du kannst mir vertrauen, und ich verfolge dir gegenüber die besten Absichten.«

Das Video zeigt, daß Haldor Øvreeide und Olaf in die Küche gehen und gemeinsam die Apfelsaftflasche suchen. Olaf schafft es nicht, die Flasche zu öffnen, und Haldor Øvreeide sagt: »Deine Mutter ist stark.« Zuerst antwortet Olaf: »Nein, sie hat gerade einen Streit gehabt.« Aber dann überlegt er es sich anders und sagt: »Meine Mutter kann das.« Olaf und Haldor Øvreeide fahren mit ihrem Dialog darüber, wie man die Flasche öffnen könnte, fort. Dann kehren sie in den Therapieraum zurück, und Olaf spricht seine Mutter an, die sehr müde aussieht. Sie wirkt deprimiert und passiv und reagiert kaum. Olaf sagt: »Mami!« und versucht, seiner Mutter aus ihrem apathischen Zustand herauszuhelfen. Dann sagt Haldor Øvreeide zu ihr: »Was haben Sie heute zu Ihrem Jungen gesagt?«

> Olaf und ich arbeiten zusammen, um den Apfelsaft zu finden, doch dabei versuche ich, so oft wie möglich die Dritte im Bunde einzubeziehen, damit nicht nur ich und das Kind kooperieren. Statt daß ich die Flasche öffne, fordert Olaf seine Mutter auf, es zu tun. Wenn man sich auf diese Weise mit dem Kind zusammen physisch umherbewegt, bekommt es das Gefühl: »Oh, ich habe in meinem Leben ja einen Gefährten.« Diese Atmosphäre sollten Sie signalisieren.
>
> Wenn ich sage: »Was haben Sie zu Olaf gesagt?«, weise ich beiden keine Rollen zu, aber wenn ich sage: »Was haben Sie Ihrem Kind, Ihrem Jungen heute gesagt?«, weise ich der Mutter eine Rolle zu. Ich sitze in dieser Situation nicht mit Olaf und Hanna zusammen, sondern mit Olaf und seiner Mutter. Ich benutze die Sprache also, um die Beziehung zwischen dem Kind und der primären Bezugsperson zu strukturieren.

Im Video sagt die Mutter zu Haldor Øvreeide: »Ich habe zu ihm gesagt, daß wir zu Ihnen gehen, um über das zu reden, was am Freitag passiert ist.« Haldor Øvreeide sagt zu Olaf: »Ich kenne deine Mutter schon von früher«, und Olaf sagt: »Ich würde gern darüber reden« und schaut dabei seine Mutter an. Haldor Øvreeide sagt: »Wir können über alles reden, worüber du reden willst.«

Und Olaf antwortet: »Ich will über Papi reden.« Olaf schaut zuerst Haldor Øvreeide und dann seine Mutter an.

Warum schaut er seine Mutter an? Dabei geht es um Macht. Wir sehen, daß es etwas gibt, worüber er reden möchte, aber er ist sich nicht sicher, wie seine Mutter darauf reagieren wird. Wir können bei Kindern zwei Arten von Blicken beobachten. Die eine Art – und das ist diejenige, die wir hier sehen – drückt Unsicherheit oder sogar Angst aus: Kann ich sagen, was mir wichtig ist? Kann ich meine Gedanken vorbringen, oder werde ich damit auf Ablehnung stoßen? Es geht um Erlaubnis, und offensichtlich haben wir es hier mit dem Machtaspekt der Beziehung zu tun. Es gibt aber auch noch eine andere Art von Blick, einen intersubjektiven Blick, der signalisiert: »Erlebst du, was ich erlebe?« Vielleicht werden wir es auch noch mit dieser Art von Blick zu tun bekommen. Im Moment geht es aber nur um Erlaubnis oder Zurückweisung.

Im Video sagt Olaf: »Wissen Sie, meine Mutter will nicht mehr mit meinem Vater zusammenleben.« Haldor Øvreeide antwortet: »Sie will nicht mit ihm zusammenleben.«

Wenn das Kind etwas sagt, wiederhole ich es. Ich spiegele seine Äußerung, damit es registrieren kann, daß ich sie gehört habe. Es soll spüren, daß ich bei ihm bin, und indem ich wiederhole, was es gesagt hat, helfe ich ihm auch, mit seiner Initiative in Kontakt zu bleiben. Die Wiederholung unterstützt seine Initiative. Wir erleben manchmal, das kluge Eltern bestätigen, was ihr Kind ausgedrückt hat, statt zusätzliche Fragen zu stellen. In diesem Sinne registriere ich, was Olaf gesagt hat, und helfe ihm so, bei seiner Initiative zu bleiben.

Bei diesen Wiederholungen benutzt Haldor Øvreeide markiertes Spiegeln, wodurch er Olaf zu verstehen gibt: »Ich fühle mit dir – ich kann dir folgen – mich interessiert, was du denkst und fühlst, und ich habe kein Problem damit, das, was geschieht, auszuhalten.« Diese Funktion ist wichtig, wenn man in einer Beziehung mit asymmetrischer Verantwortlichkeit auf der limbischen Ebene Einstimmung erreichen will, was wiederum Raum schafft, in dem Olaf seine Mentalisierungsfähigkeit entwickeln kann. Gleichzeitig bezieht Haldor Øvreeide die Mutter als Dritte in den Austausch ein, um sie am Prozeß teilhaben zu lassen.

Im Video sagt Haldor Øvreeide: »Du meinst, es ist okay, daß sie nicht …«, und Olaf antwortet: »Nein.« Haldor Øvreeide sagt: »Dann willst du also mit ihm zusammenleben.« Und Olaf erwidert: »Ja, das will ich …« Wieder schaut Olaf ein wenig unsicher seine Mutter an. Haldor Øvreeide sagt: »Du liebst deinen Vater.« Darauf entgegnet Olaf: »Warte mal.« Er steht auf und geht zur Videokamera. Seine Mutter sagt: »Halt, hiergeblieben!« Olaf sagt: »Ich will doch nur gucken.« Daraufhin sagt die Mutter: »Komm' her.« Haldor Øvreeide beobachtet Olaf, folgt ihm und fragt: »Okay? Ist das okay?« Olaf schaut Haldor Øvreeide an, der ihm zulächelt, und Olaf kehrt zum Tisch zurück.

Olaf bricht also aus, ergreift die Initiative, und jetzt haben wir einen Moment, in dem wir sowohl meine Beziehung zu Olaf als auch die seiner Mutter zu ihm in diesem Moment analysieren können. Die Mutter versucht, Olaf aufzuhalten, aber er hört natürlich nicht auf sie. Und das ist das Problem: Wenn ein Kind mehr als 95 mal »stopp« hört, ignoriert es diese Aufforderung. Dann versuche ich, der Mutter zu helfen. Ich sage zu ihr: »Sie sind nervös«, und weil ich sie kenne, ist es okay, das zu sagen. Dann genießen wir eine Weile einfach den Augenblick. Aber wir haben nun die Fragen ins Spiel gebracht.

Haldor Øvreeide verläßt den Raum, um Zeichenpapier zu besorgen. Er sucht einen Stift und findet ihn. Dann sagt er zu Olaf: »Wenn du deinen Kopf drehst,« [Olaf dreht daraufhin den Kopf] »siehst du ein paar Stifte, die du nehmen kannst.«

Durch die Beschreibung des Moments und seiner Handlungen steuere ich eine Struktur bei, und er führt die Handlung aus. Aber Sie können sehen, wie gut ihm dies hilft, sich auf den Augenblick zu konzentrieren. Weil ich den Augenblick beschreibe.

Dieser Junge ist sehr impulsiv und aktiv, und indem ich den Augenblick gegenwärtigen Erlebens beschreibe, helfe ich ihm, zur Ruhe zu kommen, sich in seine Erlebnisse hineinzubegeben und sie mit seinen Handlungen in Einklang zu bringen. Ich kann nicht nachdrücklich genug darauf hinweisen, wie wichtig dies zumindest für mich ist, wenn ich dem Kind helfen will, zu seinem Recht zu kommen und den Augenblick gegenwärtigen Erlebens zu beschreiben und so mitzuteilen. Dies ist eine sehr wichtige Art, dem Kind zu helfen, sich auf eine Struktur und einen Anleitungsprozeß einzulassen, so daß wir zum Kern der Therapie gelangen.

Im Video fängt Olaf an zu zeichnen, wobei er gelegentlich zu seiner Mutter aufschaut, die immer noch sehr passiv wirkt. Haldor Øvreeide sagt zu ihm: »Du findest also, es ist nicht okay, daß deine Mutter nicht mehr mit deinem Vater zusammenleben will?« Olaf antwortet: »Nein.« Die Mutter sagt, sie habe jetzt Angst vor dem Vater, »... und das war auch vorher schon einmal so.« Haldor Øvreeide versucht nun, über das, was am Freitag passiert ist, zu sprechen, und er sagt zu Olaf: »Wie war das am Freitag ... ich dachte, du wärest schon im Bett gewesen?« Olaf schaut weg, schaut Haldor Øvreeide aber dann wieder an und sagt: »Ja.« Haldor Øvreeide sagt: »Du bist am Freitagabend zu Bett gegangen und dann wieder aufgewacht, weil ...« Er hält einen Moment inne und fährt dann fort: »Und du bist aufgewacht, weil ...« Olaf schaut auf seine Zeichnung. Dann schaut er auf, Haldor Øvreeide an, und es bricht aus ihm heraus: »Weißt du das denn nicht mehr?!«, als glaubte er, jeder müsse sich an das Geschehene erinnern. Haldor Øvreeide entwortet: »Nein, ich war doch nicht da.« Daraufhin Olaf: »Ich habe gestern geträumt. Ich hatte einen Albtraum. Ich habe öfters böse Träume, genau wie Mami. Sie hat Probleme mit ...« Olaf schaut seine Mutter an. Die Mutter reagiert mit einem schwachen Lächeln darauf, und Haldor Øvreeide wiederholt Olafs Worte. Olaf schaut Haldor Øvreeide an, bricht aber dann den Kontakt ab und will nicht mehr über den Albtraum reden. Statt dessen sagt er: »Kannst du mir helfen, eine Sonnenblume zu malen?« Haldor Øvreeide wiederholt: »Eine Sonnenblume?« Und Olaf sagt: »Ich will sie der Kamera zeigen.« Wieder schaut er seine Mutter an, ein wenig nervös, als wollte er sagen: »Ist das okay?«, und Haldor Øvreeide antwortet herzlich: »Das ist eine gute Idee. Dazu brauchen wir Grün und Gelb ...« Olaf holt Papier und Kreide hervor, und Haldor Øvreeide schlägt vor: »Du kannst mit dem Gelb anfangen.« Er hilft Olaf, die grüne und gelbe Kreide zu finden, und dann malt Olaf. Daraufhin fängt Haldor Øvreeide zu reden an, und Olaf unterbricht ihn: »Schau hier!« Er zeigt Haldor Øvreeide die Zeichnung und sagt dann: »Noch fünf Minuten, okay?« Haldor Øvreeide nickt und sagt: »Okay.«

Haldor Øvreeide hat versucht, das Gespräch mit Hilfe von Schlüsselwörtern zu lenken, um herauszufinden, ob er Olaf so zu einem Dialog über den traumatischen Vorfall bewegen kann, wobei er ihm ermöglichte, sich in die Thematik hineinzubegeben und sich wieder daraus zurückzuziehen. Wir sahen, wie Haldor Øvreeide markiertes Spiegeln benutzte, dem er eine Erzählung hinzufügte. Gleichzeitig war Olaf auf seine Mutter fokussiert, und Haldor Øvreeide war auch ihrer Rolle und Präsenz bewußt. Olaf brachte Assoziationen mit einer Sonnenblume ins Spiel, an die er sich von zu Hause erinnerte, wo er mit seiner Mutter und dem Stiefvater gelebt hatte. Haldor Øvreeide unterstützte diese Symbolisierung und arbeitete mit dem Narrativ, um sowohl Olafs Mentalisierung als auch die seiner Mutter zu fördern.

> Wir waren innerhalb und auch ein wenig außerhalb der Situation, und in einem bestimmten Moment bemerkte Olaf, daß seine Mutter auf ihrem Handy eine SMS empfangen hatte. Daraufhin kam ihm eine Idee.

Im Video sagt Olaf: »Ich will meinen Papi anrufen.« Die Mutter sagt: »Nein, das geht nicht. Die Leute vom Jugendamt haben gesagt, daß du deinen Vater jetzt lange nicht sehen darfst. Er muß zuerst aufhören, Drogen zu konsumieren.«

> In diesem Moment tritt die Mutter aus ihrer Rolle [als Mutter] und sagt: »Ich bin ein Opfer der Umstände; deshalb kann ich nichts tun.« Daraufhin verfällt Olaf in einen Zustand der Verzweiflung. Er kann sich nicht damit abfinden, daß er nicht mit seinem Vater sprechen darf. Hier geht es um ein moralisches Problem, eine ethische Frage.

Im Video sagt Haldor Øvreeide: »Warum darf er seinen Vater nicht anrufen? Was für ein merkwürdiger Schutz ist das denn?« Olaf steht auf, um nach der Videokamera zu schauen. Die Mutter vergräbt ihr Gesicht in ihren Händen. Olaf kehrt zum Tisch zurück und steht neben Haldor Øvreeide, der ein Handy aus der Tasche gezogen hat. Die Mutter sagt: »Setz dich, Olaf, und hör zu.« Olaf bleibt bei Haldor Øvreeide, der die Sache nun in die Hand nimmt und beschließt, den Stiefvater in den Therapieraum zu rufen. Er bekommt von der Mutter die Telefonnummer, wählt sie und sagt zu Olaf: »Und dann drückst du auf diesen Knopf.« Olaf drückt den Rufknopf, und so arbeiten Olaf und Haldor Øvreeide zusammen, um den Anruf zu ermöglichen.

> Wir werden sehen, was nun passiert. Der Vater könnte sagen: »Zum Teufel mit euch«, das wissen wir nicht, er könnte das Gespräch aber auch erst gar nicht annehmen. In jedem Fall begeben wir uns in die Welt und versuchen, etwas über die Situation des Zusammenlebens herauszufinden. Wir wissen nicht, was geschehen wird.

Im Video hören wir die Stimme des Stiefvaters am Telefon, und Haldor Øvreeide stellt das Gerät auf Lautsprecherübertragung um. Olaf ist sehr fokussiert und fragt: »Kann ich mit ihm sprechen?« Und Haldor Øvreeide sagt: »Ja, aber vorher möchte ich mit ihm reden.« Dann sagt er zum Stiefvater: »Guten Morgen, ich bin der Psychologe. Ich spreche gerade mit Olaf; gut, daß wir Sie erreichen. Er möchte Ihre Stimme hören; er will sicher sein, daß es Ihnen gut geht.« Der Stiefvater fragt: »Ist das Gerät auf Lautsprecher gestellt?« Und Haldor Øvreeide sagt: »Ja. Olaf, vielleicht willst du ja etwas sagen.« Olaf ist begeistert. Er wischt sich die Hände an seiner Hose ab und sagt: »Hallo Papi!« Und der Stiefvater antwortet: »Hallo, mein Junge!« Olaf sagt: »Geht es meiner Sonnenblume gut?« Der Stiefvater zögert ... »Die Sonnenblume?« Die Mutter lächelt, während sie dieses Gespräch hört. Dann sagt der Stiefvater: »Ja ... Ich glaube schon ...« Haldor Øvreeide erklärt: »Die Sonnenblume ist ihm sehr wichtig. Ich nehme an, er besitzt eine Sonnenblume. Sind Sie im Haus?« Der Stiefvater bestätigt dies, und Haldor Øvreeide fragt ihn: »Könnten Sie einmal kurz nach der Sonnenblume schauen?« Die Mutter lächelt wieder. Der Stiefvater geht aus dem Haus, um nach der Sonnenblume zu schauen, und nachdem er zurückgekehrt ist, sagt er, daß es ihr gut geht, außer daß sie ein wenig Wasser braucht. Nach einigen weiteren Wortwechseln verabschieden Olaf und sein Stiefvater sich voneinander und beenden so das Gespräch.

Olafs Idee, eine Sonnenblume zu malen, könnte für ihn also eine sehr wichtige symbolische Bedeutung gehabt haben: »Das ist mein altes Leben, in dem die Sonnenblume, die ich zu Hause aufziehe, eine wichtige Rolle für mich spielt.« So etwas erlebe ich sehr oft: Wenn man während der Arbeit an einem problematischen Bereich den unerwarteten Initiativen von Kindern folgt, stellt man häufig fest, daß diese etwas mit dem schmerzhaften Erlebnis zu tun haben. Auf der Spur der Impulse eines Kindes gelangt man oft zum richtigen oder treffendsten Augenblick.

Dann werde ich ein wenig moralisch, indem ich sage: »Solche Dinge sollte ein Kind nicht erleben«, und sowohl die Mutter als auch der Stiefvater stimmen mir zu. Ich trete also manchmal aus meiner Rolle als Therapeut heraus. Aber die Eltern unterstützen das oft, sowohl weil es den allgemeinen Moralvorstellungen entspricht, als auch – wenn wir genügend Zeit hätten, könnten Sie sehen, daß es hier in Wahrheit um ein tief empfundenes Verantwortungsgefühl der Mutter und des Stiefvaters ging.

Im Video sprechen Haldor Øvreeide und die Mutter jetzt über den Stiefvater und die Familiengeschichte. Unterdessen hat Olaf ein rotes Herz gemalt, das er seinem Stiefvater schicken will, um ihm mitzuteilen: »Ich liebe dich immer noch.« Haldor Øvreeide fragt die Mutter, ob sie auch etwas zeichnen möchte, und sie zeichnet daraufhin ein gebrochenes Herz.

Wir entwickeln hier ein Narrativ, das die Erlebnisse und Gefühle Olafs seinem Vater und seiner Mutter gegenüber in diesem Moment einbezieht, aber auch einen realistischeren Teil der Geschichte über die Bedingungen, unter denen die Familie lebt, darüber, daß der Stiefvater mit dem Drogenkonsum aufhören muß, um wieder zu Olaf in Beziehung treten zu können.

Diese Sequenz fährt damit fort, die Symbolisierung und die Realitätsprüfung zu erforschen, da Olafs Liebe ebenso Raum gegeben und Anerkennung gezollt wird wie der Drogenabhängigkeit des Stiefvaters und dem Schmerz der Mutter. Hier werden die laufende Verarbeitung der Situation und ein höheres Mentalisierungsniveau unterstützt, Funktionen, die mit der Reifung des Präfrontalkortex in Zusammenhang stehen.

Im Video bringt Olaf nun einen Briefumschlag und eine Briefmarke herbei. Die Mutter sagt: »Oh, du hast einen Briefumschlag.« Olaf gibt ihn ihr, und sie sagt: »Ja, das können wir machen.« Sie öffnen den Umschlag gemeinsam, legen das Blatt mit Olafs Zeichnungen hinein, ziehen den Schutz vom Klebestreifen ab und verschließen den Brief. Haldor Øvreeide sagt zu Olaf: »Mami wird dir zeigen, wie man das macht. Sie wird den Namen und die Adresse daraufschreiben.« Olaf wirkt, als würde er sich sehr freuen. Jetzt sitzt er an der Seite seiner Mutter am Tisch; sie kooperieren und nutzen ihre gemeinsame Aufmerksamkeit.

Olaf wird jetzt von seiner Mutter wesentlich besser unterstützt als vorher. Sie kooperieren und verfolgen ein gemeinsames Projekt.

Im Video bittet Olaf seine Mutter, für ihn zu schreiben: »Von Olaf für Papi«, und Haldor Øvreeide sagt: »Ja, das ist gut, und in dem Brief steht, daß du ihn lieb hast.« Olaf antwortet: »Und mein Herz ist da.« Haldor Øvreeide sagt: »Und du hast ein Herz, das nicht gebrochen ist.« Olaf antwortet: »Mein Herz ist nicht gebrochen wie das von Mami. So.« Olaf hält die Zeichnung seiner Mutter hoch. Haldor Øvreeide sagt: »Ja, Mamis Herz ist ein bißchen gebrochen.« Dann steht Olaf auf, stellt sich neben seine Mutter, beugt sich vor und horcht auf ihr Herz. »Ich will es hören.«

Olaf ist sich nicht ganz sicher, ob das Herz seiner Mutter gebrochen ist. Ich würde gern ein wenig über diesen Moment reflektieren. Dies ist ein Jetzt-Moment mit der Mutter. Wir sehen auf dem Gesicht der Mutter einen positiven Ausdruck. Sie schaut mich an, und wir freuen uns gemeinsam über Olaf. In diesem Moment können wir sicher sein, daß die Mutter ihr Kind in sich aufgenommen hat und daß ihre Gefühle für Olaf so sind, wie die Gefühle einer Mutter ihrem Kind gegenüber sein sollten. Ich glaube, für die Mutter ist der Moment sehr wichtig, in dem sie zwischen ihren Gefühlen dem Vater gegenüber und den Gefühlen des Jungen ihm gegenüber unterschieden hat und in dem die Mutter Olaf als jemanden, der die Situation eigenständig erlebt, akzeptiert hat.

Seit diesem Moment ist sie in den folgenden beiden Jahren mit Olaf sehr gut umgegangen und hat wesentlich mehr getan, um ihn zu schützen, und sie wollte auch mit Reidun arbeiten. Sie wußte, daß wir mit der Methode *Marte Meo* arbeiten, und Reidun hat Paarsitzung mit Marte Meo angeboten und ihr dadurch geholfen, ihren alltäglichen Umgang mit Olaf zu verändern und zu strukturieren.

Zusammenfassung

Dieses Kapitel beschreibt einen Therapieprozeß, der sowohl den limbischen als auch den präfrontalen Kompaß anspricht. Olaf hat ein Trauma erlebt, und auch seine Mutter wirkt traumatisiert. Sie kann Olaf weder den Schutz bieten, den er braucht, und mit seiner Sehnsucht nach seinem Stiefvater, den er nicht sehen darf, kann sie auch nicht adäquat umgehen. Charakteristisch für diesen Therapieprozeß war ein triadisches Einwirken auf Olafs Bindung zu seiner Mutter und der Unterstützung mentalisierender Narrative und der Realitätsprüfung. Haldor Øvreeide nutzte seine Position als Therapeut, um die Situation so zu strukturieren, daß die Entwicklung unterstützt wurde. Er bot Olaf einen strukturierten Weg an, indem er ihm Vorschläge machte, die der Junge umsetzen konnte; aber die Struktur gab Olaf auch Einfluß und ging auf seine eigenen Vorschläge ein. So fungierte Haldor Øvreeide als Rollenmodell für die Mutter, denn er demonstrierte beispielhaft, wie ein Erwachsener ein Kind unterstützen und als Anwalt oder Sachwalter der Interessen des Kindes wirken kann. Haldor Øvreeide nutzte das Symbol des Herzens, um den Unterschied zwischen der Position Olafs und der seiner Mutter herauszuarbeiten und ihnen zu ermöglichen, ihre unterschiedlichen Positionen im Verhältnis zu Olafs Stiefvater zu akzeptieren. Die Entwicklung der präfrontalen Kapazitäten Olafs bleibt fragil. Das ist sowohl daran zu erkennen, daß er nicht begriffen hat, daß Haldor Øvreeide den gewalttätigen Streit seiner Eltern nicht miterlebt hat – was Probleme auf der Achse der ego- bzw. alterozentrischen Partizipation, die dem limbischen Kompaß zugerechnet wird, vermuten läßt –, und auch daran, daß sein Empfinden von Objektpermanenz unzulänglich ausgeprägt ist (weil er beispielsweise nicht verstand, daß sein Stiefvater die Sonnenblume, die er gerade gezeichnet hatte, nicht sehen konnte). Haldor Øvreeide unterstützt den Mentalisierungsprozeß durch Führen, Folgen und Mitwirken, sowohl in Handlungssequenzen als auch durch Narrative mit symbolischem Inhalt.

KAPITEL 6

Der zweite Entwicklungsschub und die mentalisierungsbasierte Multifamilien-Therapie

»Der erste Schritt im Behandlungsprozeß besteht darin, das Problem konkret zu machen und es im aktuellen Kontext zu identifizieren. Dieser kontextuelle Ansatz beinhaltet, daß wir Menschen mit einer Eßstörung essen sehen wollen; wenn Menschen unter einer Schlafstörung leiden, suchen wir sie zur Schlafenszeit zu Hause auf; und wenn ein Kind in der Schule Probleme hat, gehen wir in die Schule usw. Die Arbeit der Klinik findet also nicht nur in der Klinik statt, sondern auch im Kontext, in dem das Problem auftritt.«

— Eia Asen

In diesem Kapitel beschäftigen wir uns mit dem zweiten Entwicklungsschub und schauen uns komplexere Formen des Mentalisierens an, die im Alter von ungefähr zwei Jahren bis nach der Adoleszenz sukzessive reifen; außerdem vergegenwärtigen wir uns die neuronalen Strukturen, die nach unserer Auffassung während des zweiten Entwicklungsschubs wichtig sind. Dann wenden wir uns der mentalisierungsbasierten *Multifamilien-Therapie* zu, einem Behandlungsansatz, der von einem deutschen Kinderpsychiater, Eia Asen, und seinen Kollegen beim *Marlborough Family Service* in London entwickelt wurde.

Der zweite Entwicklungsschub und die Reifung des Präfrontalkortex

Wie wir im vorigen Kapitel gesehen haben, findet während des ersten Entwicklungsschubs die grundlegende Aktivierung des Gehirns auf allen Ebenen und somit auch die Entwicklung der Grundlagen des Im-Körper- und In-der-Welt-Seins des Kindes und seines Lebens in einer sicheren und fürsorglichen dyadischen Beziehung statt. In der Zeitspanne des zweiten Entwicklungsschubs geht es darum, die Sprache mit dem Selbstempfinden und der Außenwelt zu verbinden, biographische Erzählungen zu entwickeln und im Verhältnis zur Ursprungsfamilie allmählich die Autonomie zu vergrößern; weiterhin muß die Mentalisierungsfähigkeit reifen, Beziehungen auf Augenhöhe müssen entwickelt werden, und die Fähigkeit, sich in vielen Arten von Gruppen unterschiedlicher Größe und Komplexität zurechtzufinden, muß entstehen.

Die Phase des zweiten Entwicklungsschubs erstreckt sich vom Alter von zwei Jahren bis in die frühen Zwanziger, und der größte Teil der Entwicklung der reflexiven Mentalisierungsfähigkeit findet während dieser Zeitspanne statt. Die einfache oder primitive Mentalisierungsfähigkeit entsteht durch die Verknüpfung wichtiger innerer Repräsentationen, ermöglicht durch die Entwicklung neuronaler Netzwerke, wodurch in Verbindung mit den limbischen Strukturen kohärentere und komplexere mentale Bilder entstehen. In der ersten Phase des zweiten Entwicklungsschubs reorganisieren sich die limbischen Bereiche; somit wird die Entstehung von Repräsentationen primär durch die für emotionale Assoziationen zuständigen Gehirnbereiche vermittelt. Im Laufe dieses Prozesses bilden sich allmählich kohärente Repräsentationen des Selbst, wichtiger Bezugspersonen und der Welt insgesamt heraus. Später in dieser Phase, wenn sich das Zeitempfinden, das logische und kausale Denken sowie die Empathiefähigkeit entwickeln, wird die Herausbildung von Repräsentationen enger mit neuronalen Strukturen im Neokortex verbunden. Die Myelinisierung höher entwickelter Gehirnregionen führt dazu, daß primitive Verhaltensweisen durch Willensakte ersetzt werden. Dies ist ein längerer Prozeß, weil die Areale, die Verhalten und Aufmerksamkeit koordinieren, erst nach der Pubertät vollständig myelinisiert sind. Der nächste Abschnitt dieses Kapitels gibt einen Überblick über die Entwicklung des Gehirns während des zweiten Entwicklungsschubs. Im Anschluß daran wenden wir uns reifungsspezifischen Themen zu, die in dieser Periode eine Rolle spielen.

Die Reifung des Gehirns während des zweiten Entwicklungsschubs

Sowohl der erste als auch der zweite Entwicklungsschub endet mit einem Prozeß des Pruning (Abbau überflüssiger neuronaler Verbindungen) und der Parzellierung. Somit haben die Endphasen der beiden Entwicklungsschübe im Alter von zwei Jahren und am Ende der Adoleszenz gewisse Ähnlichkeiten, und beide Perioden spielen bei der Entwicklung unserer Persönlichkeit wichtige Rollen. Im Laufe der Kindheit und Jugend faltet sich die Oberfläche des Kortex zunehmend, um Raum für die 20 Milliarden Neuronen im Gehirn eines Erwachsenen zu schaffen (Gjærum & Ellertsen 2002; Trevarthen 1990). Der zweite Entwicklungsschub ist eine Zeit der Ausdünnung und Verfeinerung der neokortikalen Verbindungen, auf denen die bewußten Prozesse im Präfrontalsystem basieren. Ab dem Alter von zwei Jahren bis zur Adoleszenz reifen insbesondere die kürzeren neuronalen Verbindungen, wodurch Nuancierung und funktionale Kapazität in den einzelnen Bereichen verstärkt und die Verbindungen zu angrenzenden Bereichen vermehrt werden (Fair, Cohen, Power et al. 2009; Supekar, Musen & Menon 2009). Vom Alter von sieben Jahren bis zum Erwachsenenalter wandeln sich die Neuronenverbindungen des Gehirns von ihrer zunächst überwiegenden Organisation in kleinen Schaltkreisen, die angrenzende Bereiche miteinander verbinden, zu Systemen, die weit verstreute Bereiche zu funktionalen Schaltkreisen verknüpfen, von denen angenommen wird, daß sie Präzision und Regulation der höheren Gehirnfunktionen verbessern (Fair, Cohen, Power et al. 2009). Wie in der Zeitspanne des ersten Entwicklungsschubs finden auch die Veränderungsprozesse während des zweiten Entwicklungsschubs hauptsächlich in bestimmten Gehirnbereichen und in bestimmten Zeitfenstern statt, und Neurophysiologen bringen diese für die Entwicklung relevanten Perioden mit wichtigen Phasen der kognitiven Entwicklung in Verbindung (Chamley, Carson & Randall 2005).

Der dorsolaterale Präfrontalkortex

Der wichtigste Vorgang in dieser Phase ist die Reifung des dorsolateralen Präfrontalkortex, der an der äußeren Seite des rückwärtigen Präfrontalkortex liegt. Der dorsolaterale Präfrontalkortex ist besonders wichtig für die Koordinierung äußerer Informationen und innerer Reaktionen wie auch für die Koordinierung und Fokussierung emotionaler und kognitiver Eindrücke und Planungsaktivitäten. Dieser Bereich ermöglicht uns, mentale Bilder aufrechtzuerhalten und zu manipulieren, und Pläne und Ideen nehmen hier ebenfalls Gestalt an. Der dorsolaterale Präfrontalkortex erschließt uns die Möglichkeit, eine Strategie einer anderen gegenüber zu bevorzugen und emotionale Reaktionen sorgfältig zu wählen. Unter anderem dient dieser Bereich dazu, Emotionen zu unterdrücken oder die Kontrolle über sie zu behalten, so daß wir effektiver auf eine bestimmte Situation reagieren oder eine neue Reaktion initiieren können, wenn wir dies aufgrund einer Neueinschätzung der Situation für erforderlich halten. Der dorsolaterale Präfrontalkortex ist eine zentrale Struktur in unserem Arbeitsgedächtnis, mit deren Hilfe wir eine Information präsent halten können, um sie mental zu manipulieren. Mit Hilfe dieses Bereichs können wir Dinge organisieren und umorganisieren; hier ist unsere Fähigkeit verortet, uns Ablenkungen und dem Drang zu verfrühten Reaktionen zu widersetzen. Außerdem werden in diesem Bereich Impulse und Verhaltensweisen, die wir für inadäquat halten, gehemmt.

Obwohl dorsolateraler Präfrontalkortex und Orbitofrontalkortex unmittelbar nebeneinander liegen, sind ihre neuronalen Schaltkreise, ihre Biochemie und ihre Funktionen sehr unterschiedlich. Beide sind wichtig für Hemmung und Kontrolle, doch während die Bereiche des dorsolateralen Präfrontalkortex für den bewußten Entscheidungsfindungsprozeß wichtiger sind, basieren Entscheidungen, die im Bereich des Orbitofrontalkortex getroffen werden, stärker auf affektiver Information. Während der Orbitofrontalkortex für die Regulation impliziten Verhaltens wichtig ist, ist der dorsolaterale Präfrontalkortex für die Regulation expliziten Verhaltens von Bedeutung. Beispielsweise ermöglicht uns die Regulation expliziten Verhaltens, unser Verhalten zu korrigieren, sofern uns klar geworden ist, daß unser Handeln nicht adäquat war; hingegen findet die Regulation des impliziten Verhaltens auf vorbewußter Ebene statt. Der dorsolaterale Präfrontalkortex ermöglicht uns, mental im Hier und Jetzt präsent und gleichzeitig anderswo zu sein. Unsere Aufmerksamkeit bewegt sich immer dorthin, wo sich unsere Gedanken befinden. Wenn Erlebnisse in einen zeitlichen und räumlichen Kontext gesetzt werden, wird der dorsolaterale Präfrontalkortex aktiviert. Dieser ist für unsere Fähigkeit, sequentielle Erinnerungen abzurufen, sehr wichtig. Der Bereich muß zum Multi-Tasking und zum schnellen Hin-und-Her-Wechseln zwischen verschiedenen kognitiven Aufgaben in der Lage sein. Informationen müssen nach Bedarf in den Fokus gerückt werden, und wir müssen schnell zwischen verschiedenen Feldern relevanter Information wechseln können (Goldberg 2001).

Die Reifung der höheren Mentalisierungskompetenzen

Über viele Fertigkeiten, die wir vom Alter von zwei Jahren bis zum Erwachsenenalter erwerben müssen, verfügen nur Menschen. In dieser langen Entwicklungsphase müssen die emotionalen Fähigkeiten, die sich auf den Ebenen des autonomen Nervensystems und des limbischen Systems entwickeln, enger mit dem präfrontalen System und komplexen kognitiven Prozessen verbunden werden. Dazu zählen die noch nicht abgeschlossene Entwicklung von Objektkonstanz sowie der Fähigkeit zur Steuerung der Aufmerksamkeit, zur Realitätsprüfung, zum Rollenspiel und zum symbolischen Spiel, die Entwicklung von Narrativen, der Symbolisierung und der Reflexionsfunktion (der Mentalisierungsfähigkeit), der Fähigkeit zum Perspektivenwechsel und die Entwicklung von Schamgefühlen, Gewissen und Moral.

Während sich das soziale Lernen in der Zeit des ersten Entwicklungsschubs hauptsächlich auf die Interaktionen von Säuglingen mit ihren primären Bezugspersonen und anderen Familienmitgliedern bezieht, tritt das Kind und später der Teenager in der Zeitspanne des zweiten Entwicklungsschubs – ab dem Alter von zwei Jahren bis Mitte Zwanzig – sowohl zu seinen Eltern als auch zu anderen erwachsenen Autoritätspersonen in Beziehung, die als Vorbilder fungieren, beispielsweise zu Lehrern und zu den Organisatoren von Aktivitäten nach dem Schulunterricht. Das Kind nimmt auch immer stärker an der Gestaltung von Subkulturen und von Formen des Zusammenseins mit Gleichaltrigen teil. In seiner Kindheit und Jugend baut es enge Beziehungen und Freundschaften zu Gleichaltrigen sowohl in dyadischen Kontakten als auch in Gruppen auf. In diesen Zusammenhängen entwickelt es Kontaktfertigkeiten, Bindungsformen sowie Verhaltens- und Interaktionsnormen, deren Wurzeln im Kontext der Ursprungsfamilie liegen. Im folgenden schauen wir uns die verschiedenen Kompetenzen an, die in der Zeitspanne des zweiten Entwicklungsschubs entstehen.

Die Entwicklung von Objektkonstanz

Innere Repräsentationen werden durch die Lebensgeschichte des Kindes geprägt, und wenn das Gehirn reift und Objektkonstanz entsteht, wird es dem Kind möglich, innere Repräsentationen auch außerhalb der Situation, in der sie entstanden sind, aufrechtzuerhalten. Innere Repräsentationen sind eine Form des Internalisierungsprozesses, die aus intersubjektiven Beziehungen intrasubjektive Beziehungen macht. Als Beispiel hierfür könnte man die Internalisierung des emotionalen Erlebnisses, von den eigenen Eltern gelobt oder gedemütigt zu werden, anführen. Das Kind entwickelt innere Repräsentationen und fügt ihnen seine eigene Deutung und sein subjektives Erleben der Interaktion hinzu, und dies kann in einer Psychotherapie angesprochen und verarbeitet werden. Beispielsweise könnte bei einem Kind eine strenge innere Repräsentation bestehen, die durch Repräsentationen von Beziehungen verinnerlicht worden sein könnte, an denen das Kind aktiv teil hat. Unsere inneren Repräsentationen tragen zu unserem Verständnis der Welt bei, sie machen unsere Welt voraussehbarer, und sie sind in allen unseren zukünftigen Beziehungen wichtig; aber sie können in späteren Beziehungen beeinflußt und umgeformt werden.

In den ersten sieben bis neun Monaten nach der Geburt ist die Selbstregulation des Kindes von der Anwesenheit der primären Bezugsperson abhängig. Erst wenn aufgrund der Reifung des Orbitofrontalkortex Objektkonstanz erreicht wird, kann das Kind innere Repräsentationen von Interaktionen mit seiner primären Bezugsperson auch dann aufrechterhalten, wenn diese nicht anwesend ist. Die Entwicklung von Objektkonstanz setzt ungefähr im Alter von sieben Monaten ein, sie wird aber erst im Alter von drei Jahren abgeschlossen. Während der Entwicklung der Objektkonstanz spielt das Kind gern mit der Permanenz von Dingen, was beispielsweise im »Guckguck«-Spiel zum Ausdruck kommt. Im Alter von sieben bis neun Monaten beginnt es, sich unabhängig umherzubewegen, und Dank der Objektkonstanz erlebt es Objekte dann nicht mehr als »Aus den Augen, aus dem Sinn« (Emde 1989; Sroufe 1989; Stern 1977/1979, 1985/1992).

Mit dem Beginn der Entwicklung des Orbitofrontalkortex fängt das Kind an, die Kontinuität von Vergangenheit, Gegenwart und Zukunft zu erleben. Es kann nun über längere Zeiträume interagieren, was bedeutet, daß es sich auf Beziehungen einlassen kann. Außerdem wird eine Störung im Kontakt zwischen dem Kind und der primären Bezugsperson um diese Zeit als Beziehungsstörung erkennbar, die das Kind auch auf andere Beziehungen überträgt. Die innere Repräsentation, die bei Abwesenheit der Bezugsperson an deren Stelle tritt, hilft dem Kind, Impulse zu hemmen und sich selbst zu beruhigen. Sie kann aber auch als internalisiertes Phänomen fungieren, das die Aktivitäten und den Ausdruck des Kindes hemmt, was möglicherweise in einer Psychotherapie angesprochen und verarbeitet werden muß. Das Kind kann nun Übergangsobjekte kreieren, um durch Nachahmung der Interaktion mit der primären Bezugsperson die Selbstregulation zu fördern und sich emotional zu beruhigen. Indem das Kind innere Repräsentationen der Bezugsperson entwickelt, kann es ein mentales Bild von ihr aufrechterhalten, das ihm hilft, sein eigenes Verhalten zu beeinflussen (Bråten 1993). Sobald diese Fähigkeit entwickelt ist, kann auch ein Psychotherapeut für das Kind als wichtiges Übergangsobjekt fungieren, bis es eine Repräsentation eines fürsorglichen und nährenden Anderen entwickelt und internalisiert hat.

Während die Fähigkeit, mentale Bilder aufrechtzuerhalten, etwa im Alter von zwölf Monaten ausgereift ist, ist die Entwicklung mentaler Repräsentationen anderer erst im Alter von 18 Monaten möglich. Dies markiert einen weiteren Schritt auf dem Weg zu jener Art von Objektkonstanz, die erst viel später funktionsfähig wird, so daß man in der Lage ist, sich selbst und andere Menschen als konstante Wesenheiten wahrzunehmen, unabhängig von der momentanen eigenen Stimmungs- oder Gefühlslage. Die Fähigkeit, mentale Repräsentationen der mentalen Repräsentationen anderer Menschen zu entwickeln, fördert auch die Weiterentwicklung der Selbstgrenzen des Kindes, da es nun zwischen seinen eigenen Erlebnissen und inneren Repräsentationen und denjenigen anderer unterscheiden kann. Das Kind fängt an, ein Empfinden dessen zu entwickeln, wie es von anderen wahrgenommen wird, und es lernt allmählich, Dinge aus der Perspektive eines anderen Menschen zu verstehen – beides wichtige Komponenten der Mentalisierungsfähigkeit.

Rollenspiel und symbolisches Spiel

Mit zwei Jahren beginnt das Kind, stärker mit Gleichaltrigen zu interagieren. Wenn es vier Jahre alt ist, hat es angefangen, mit Hilfe von Rollenspiel Freundschaften zu schließen, und es zieht bestimmte Kinder anderen vor. Seine Fähigkeit zu spielen entwickelt sich, und nachdem es zunächst das Parallelspiel bevorzugt hat, wendet es sich nun sozialem Spiel zu, das sich in einem interaktiven Prozeß entfaltet. Es gibt Hinweise, nach denen zwischen der Fähigkeit des Kindes, die Gedanken anderer Menschen zu verstehen, und seinen Erlebnissen gemeinsamen Als-ob-Spiels eine Verbindung besteht. Das soziale Verstehen von Kindern resultiert aus dem Erleben von Konfliktlösungssituationen, wobei sie in Verhandlungen mit anderen in einer Als-ob-Welt berücksichtigen müssen, wie diese die Situation sehen, und sie mit den unterschiedlichen Sichtweisen und Standpunkten anderer Kinder konfrontiert werden. Abgesehen vom Sich-Abwechseln beim Spiel schließt dies auch Aspekte ein wie die Fähigkeit, Spielzeug und dergleichen mit anderen zu teilen, gemeinsam mit ihnen die Aufmerksamkeit auf ein Spiel zu konzentrieren, die Einfälle anderer in einem Spiel zu berücksichtigen, sich über Spielregeln zu verständigen, Konflikte zu lösen und sich nach Streitigkeiten zu versöhnen. All dies wird in asymmetrischen Beziehungen zu primären Bezugspersonen und anderen Erwachsenen trainiert, und es wird durch Erlebnisse mit anderen Kindern in symmetrischen Interaktionen stabilisiert.

Die Entwicklung der Reflexionsfunktion

Im Alter von drei bis vier Jahren beginnen Kinder, über den aktuellen mentalen Zustand anderer Menschen nachzudenken. Diese erweiterte Mentalisierungsfähigkeit ermöglicht, die eigenen mentalen Modelle wie auch die anderer zu erforschen, Aktivitäten zu planen und Ereignisse einzuschätzen, neu zu beurteilen und vorauszusagen. Die soziale Kompetenz eines Kindes entwickelt sich auch durch Gespräche über Emotionen und mentale Zustände insbesondere mit den wichtigsten Bezugspersonen (Dunn 1996). Diese Gespräche schaffen eine frühe Grundlage für den Wechsel von einer ichzentrierten Realität zur Wahrnehmung der eigenen Person als in ein größeres Ganzes eingebettet, an dessen Erschaffung das Individuum beteiligt ist, das man einerseits nährt und von dem man andererseits selbst genährt wird.

Um das Alter von 4–5 Jahren lernt das Kind, Kausalschlüsse zu ziehen und Repräsentationen über längere Zeitspannen hinweg miteinander zu verbinden. Die Integration der Parietallappen und des limbischen Systems mit dem Orbitofrontalkortex und dem dorsolateralen Präfrontalkortex verbindet unsere emotionale und unsere kognitive Intelligenz miteinander, und auf diese Weise entsteht die Basis für reflektierendes Mentalisieren. Hier sind die kognitive Integration und die Herausbildung einer Mentalisierungsfähigkeit wichtig. Dank der Mentalisierungsfähigkeit erscheinen dem Kind die Handlungen anderer Menschen als sinnvoll und voraussehbar, was wiederum seine Abhängigkeit von anderen verringert. Der dorsolaterale Präfrontalkortex entwickelt sich weiter, und die Fähigkeit, die Aufmerksamkeit zu beeinflussen, die dieser Bereich ermöglicht, gestattet dem Kind, seine Aufmerksamkeit auf die jeweils erforderliche Weise zu fokussieren und die adaptive Verhaltenshemmung zu meistern. Aufgrund seiner neu erworbenen Fähigkeit zu gezielter Kontrolle kann es sich auch auf psychische Nähe einlassen, was voraussetzt, daß es die Gefühle und Gedanken eines Gegenübers spüren kann, ohne sich von dessen Leiden oder Unbehagen überwältigen zu lassen. Ist diese Fähigkeit nicht ausreichend entwickelt, wird das Kind entweder überwältigt oder fühlt sich gezwungen, sich vom Schmerz des anderen zu distanzieren. Dies ist ein wichtiger Schritt im Individuationsprozeß.

Die Mentalisierungsfähigkeit ermöglicht dem Kind nicht nur, auf das Verhalten anderer zu reagieren, sondern auch, seine eigenen Vorstellungen von den Annahmen, Emotionen, Einstellungen, Wünschen sowie von der Hoffnung, dem Wissen und der Vorstellungskraft des anderen in seine Reaktionen einzubeziehen. Sie ermöglicht dem Kind, die Vorgänge im Geiste anderer

Menschen zu »lesen«. Aufgrund der vorangegangenen Erlebnisse mit anderen Menschen kann es viele Sets von Repräsentationen seiner selbst und anderer entwickeln und strukturieren (Fonagy, Gergely, Jurist et al. 2002/2004).

Das Mentalisieren ist eine überwiegend implizite (unbewußte) Funktion wie das Fahrradfahren. Doch erst wenn diese Fähigkeit voll ausgereift ist, wird sie zu einem permanenten Prozeß, bei dem das Kind ständig versucht, die Wünsche, Erwartungen und Gefühle anderer Menschen zu verstehen und darauf zu reagieren, sowohl um das Verhalten der anderen zu beeinflussen als auch um sich mit ihnen einzustimmen. Durch diese erweiterte Mentalisierung wird es möglich, das Verhalten anderer Menschen vorauszusagen, und die Reflexionsfunktion macht das Verhalten des Kindes intelligenter. Seine Fähigkeit, sein eigenes Handeln zu beeinflussen, basiert auf seinem Vermögen, eigene Gefühle, Handlungen, Wünsche usw. ebenso wie die anderer zu verarbeiten und darüber zu reflektieren (Fonagy et al. 2000), was eine ausgereifte präfrontale Symbolisierungsfähigkeit und sprachliche Kompetenzen voraussetzt. Werden Gefühle nicht symbolisiert – beispielsweise weil das Kind nicht in der Lage ist, Gefühle der Wut oder Angst durch Reden oder etwa durch Zeichnen eines wütenden oder verängstigten Gesichts auszudrücken –, kann es seine Gefühle nicht explizit (bewußt) verarbeiten. Die Gefühle werden dann entweder ausagiert, beispielsweise durch aggressives oder selbstschädigendes Verhalten, oder gelangen in Form psychosomatischer Symptome zum Ausdruck, weil das Kind seine Emotionen nicht auf mentaler, reflektierender Ebene verarbeiten kann (Gerhardt 2004).

Die Entwicklung der Fähigkeit, sowohl zu sich selbst als auch zu anderen empathisch in Beziehung zu treten, der Fähigkeit, sich selbst und andere in einem umfassenderen interpersonalen Zusammenhang zu sehen, und der Fähigkeit, realistische Pläne zu schmieden, fördern die Entwicklung des Präfrontalkortex und die Steuerung limbischer und autonomer affektiver Prozesse durch ihn. Die Realitätsprüfung und die Unterstützung des Akzeptierens und Assimilierens sowohl angenehmer als auch unangenehmer Gefühle sind auf dieser Ebene wichtige Aspekte der Therapie. Weitere wohlbekannte Themen im therapeutischen Austausch sind Schwierigkeiten, die Sichtweise eines anderen Menschen zu verstehen und zu begreifen, daß nicht alle Wünsche, eigene wie fremde, in Erfüllung gehen können. In der Lage zu sein, über einen Vorfall oder über die eigene Persönlichkeit zu reflektieren, ist unnütz, wenn es nicht zur Modifikation der Gefühle und Narrative führt, die mit diesen Vorfällen oder persönlichen Eigenschaften verbunden sind. Diese Art »unverbundener« Reflexionsfähigkeit könnte man als Pseudomentalisierung bezeichnen, weil das Kind sich reflektierender Verarbeitung zu widmen scheint, in Wahrheit jedoch eine neue unreflektierte Erzählung zum Ausdruck bringt.

Kohärente Erinnerungen und die Fähigkeit, sich in andere Menschen hineinzuversetzen (perspective taking)

Ungefähr im Alter von drei bis vier Jahren fängt das Kind an, Erinnerungen mit einer kohärenten Zeitstruktur zu verbinden und Erzählungen um sie herum zu entwickeln, so daß ein autobiographisches Selbst entsteht. Fonagy und Kollegen (2002/2004) weisen darauf hin, daß die Fähigkeit, zahlreiche verwandte Repräsentationen in einen zeitlichen Zusammenhang zu bringen, die Grundlage für die Entwicklung eines abstrakten historischen Selbstkonzepts schafft, das verbal ausgedrückt werden kann. Im Alter von sechs bis sieben Jahren werden Symbole wichtiger und beim intuitiven Übermitteln von Informationen, die mit einer gedeuteten Wirklichkeit zusammenhängen, nützlich. In dieser Phase entwickelt das Kind die Fähigkeit, auf mentaler Ebene zu sich selbst in Beziehung zu treten. Als Kinder wie als Erwachsene nutzen wir unsere Empathiefähigkeit, um über uns selbst zu reflektieren. Erst wenn wir uns durch die Augen eines anderen Menschen sehen, können wir auf einer höheren mentalen Ebene dessen gewahr werden, daß wir vom Selbst eines anderen Menschen getrennt sind. Dieses Sehen aus der Perspektive eines anderen ermöglicht uns auch, stabile Freundschaften und Liebesbeziehungen aufzubauen, ein Aspekt, der in der Psychotherapie häufig thematisiert wird. Um zu verstehen, warum unsere Beziehungen so sind, wie sie sind, müssen wir uns in die Sicht eines anderen hineinversetzen können.

Die Entwicklung von Erzählungen und die Fähigkeit zur Abstraktion und zur Symbolisierung

Wenn das Kind zu sprechen lernt, kann es mit Hilfe dieser Fähigkeit physische Handlungen ersetzen, so wie wir die Sprache benutzen, um uns über Ideen und Pläne auszutauschen und einander zu bewegen und zu begeistern (Rizzolatti & Arbib 1998). Die Sprache, die wir für das Mentalisieren und für die Selbstreflexion nutzen, spiegelt ein Integrationsniveau, das Empfindungen und Affekte einschließt und uns ermöglicht, über Emotionen nachzudenken. Bei gesunder Selbstreflexion werden Emotionen mit einem expliziten Verständnis assoziiert, das Erzählungen darüber, wer wir sind, verändern und auf Mentalisierung basierend interpersonale Verbindungen aufbauen kann. Sobald der autonome und der limbische Bereich im Gehirn des Kindes gereift sind, nutzt das Kind narrative Prozesse, um die Welt zu verstehen und seine eigenen inneren Zustände zu koordinieren. Manchmal nutzt es Narrative auch für die kognitive Selbstreflexion.

Narrative Prozesse und Therapieformen, die auf Narrativen basieren, stehen uneingeschränkt erst Erwachsenen zur Verfügung, deren Arousal- und Affektregulationskompetenz so ausgereift sind, daß sie ihre innere Situation durch verbale Äußerungen verändern können. Kommen solche therapeutischen Ansätze bei der Arbeit mit Kindern zur Anwendung, deren grundlegende persönliche Fähigkeiten noch nicht ausgereift sind, kehrt das Kind nach Abschluß des Therapieprozesses zu früheren emotionalen und kognitiven Mustern und entsprechenden Handlungsmustern zurück.

Ein Kind ist vom Alter von sieben Jahren an in der Lage, komplexere Abstraktionen und Symbole zu entwickeln. Im Alter von 7–13 Jahren lernt es, Hypothesen zu ersinnen, Wahrscheinlichkeiten zu verstehen, Ideale zu entwickeln und Möglichkeiten zu testen. Gegen Ende dieser Zeit manifestieren sich reifere Formen von Identitätsbildung, und zwar in Gestalt der Fähigkeit zur Selbstreflexion, der Selbstobjektivierung, der Deutung sozialer Kontexte und der Wahl von Strategien und sozialen Rollen. Das Denken des Kindes wird logischer, und es kann sich in unterschiedliche Rollen versetzen, wobei es verschiedene Perspektiven gleichzeitig nutzen kann. Die Entwicklung des Selbstbildes in diesem Alter setzt ein Gewahrsein dessen voraus, daß wir selbst daran beteiligt sind, unsere Geschichte zu konstruieren und zu deuten (Fonagy, Gergely, Jurist et al. 2002/2004; Frønes 1994; Hobson 1993; Neisser 1993; van der Kolk 1987). Die in dieser Phase einsetzende Identitätsbildung erfordert die Fähigkeit zu reflektierendem Mentalisieren, und im allgemeinen nimmt die Identität des Kindes in dieser Zeit klare Form an.

Im Alter von zwölf Jahren entwickelt das Kind eine deutlich tiefere Einsicht in die eigenen Emotionen, und die kognitive Reflexion ermöglicht ihm die Entwicklung innerer Repräsentationen, die widersprüchlich und ambivalent sein können. Das Kind braucht sich fortan nicht mehr darauf zu beschränken, sich jeweils nur mit einem Aspekt eines Problems zu befassen, es kann sich nun mit verschiedenen Perspektiven gleichzeitig beschäftigen, auch in seinen Beziehungen zu anderen. Auf dieser Ebene kann es klar zwischen wahrgenommener Realität und phantastischen (oder irreführenden) Narrativen unterscheiden, die von Wunschdenken und dem Streben nach Selbstbestätigung und der Bestätigung anderer bestimmt sind und die sich auf verschiedene Aspekte der eigenen Persönlichkeit beziehen. Es lernt zunehmend, sich mit der Intention hinter Handlungen und mit negativen Emotionen anderen gegenüber auseinanderzusetzen (Øvreeide 2002; Tetzchner 2002).

Die Entwicklung von Schuldgefühlen, Gewissen und Moral

Wie im vorigen Kapitel erläutert wurde, betrifft Scham das Sein des Kindes und ist eine Voraussetzung für die spätere Entwicklung von Schuldgefühlen. Diese manifestieren sich erst, wenn das Kind sprechen kann. Ein zwei- bis vierjähriges Kind ist noch ichzentriert und hat das Gefühl, es stehe im Mittelpunkt der Welt. Das bedeutet für das Kind aber nicht nur, daß es die absolute Kontrolle über die Welt hat, sondern auch, daß ihm die Schuld zufällt, wenn etwas schiefgeht. Im Laufe des ersten Lebensjahrs fängt es an, zwischen richtig und falsch zu unterscheiden (Bruner 1990). Schon mit zweieinhalb Jahren beginnt es zu leugnen, daß es etwas falsch gemacht hat, auch wenn seine Schuld offensichtlich ist. Außerdem entwickelt es in dieser Zeit die Fähigkeit, sein Verhalten anzupassen: etwa indem es Emotionen verheimlicht, weil es gelernt hat, diese als inakzeptabel zu sehen, und weil es unsensible Reaktionen von seiten anderer und deren Kritik vermeiden will. Im Einklang mit der Entwicklung der kognitiven Fähigkeiten lernt das Kind immer besser, überzeugende Argumente anzuführen, selbst wenn es wütend oder traurig ist, und es bemüht sich darum, sie selbst zu verstehen und Probleme, die in einem sozialen Kontext auftreten, zu lösen. Es entdeckt Möglichkeiten, mit anderen zu kooperieren und sich ihre Billigung zu sichern, und auf diese Weise stärkt es sein Selbstwertgefühl. Schon sehr früh fängt es auch an, eigene Fähigkeiten und Erfolge mit denjenigen anderer zu vergleichen, und es bemüht sich aktiv darum, Regeln und Moralgrundsätze zu entwickeln. Schuldgefühle setzen das Bewußtsein des Konzepts der Normen voraus und das Verständnis, daß andere die Befolgung dieser Regeln erwarten. Dies wird später zu einem Teil der Grundlage für die Entwicklung der Moral. Ähnlich liegt dem Gefühl der Peinlichkeit die Existenz einer Vorstellung dessen zugrunde, wie andere Menschen unser Verhalten beurteilen mögen, was wiederum die Fähigkeit zur Imagination voraussetzt (Øvreeide 2002; Rutter & Rutter 1997; Sroufe 1979; van der Kolk 1987).

Möglicherweise wird das Gefühl der Scham, das mit dem eigenen sozialen Status zusammenhängt, durch die Fähigkeit, sich durch die Augen anderer Menschen zu sehen, aktiviert. Das Kind fixiert sich darauf, wie es selbst und seine Familie von anderen wahrgenommen werden. Die Scham, die aus dem Gefühl resultiert, nicht gut auszusehen, spielt für viele Menschen eine wichtige Rolle, für Kinder ebenso wie für Erwachsene, und oft steht sie im Zentrum der Narrative von Kindern und Erwachsenen.

Etwa mit neun bis zehn Jahren wird sich das Kind zunehmend dessen bewußt, daß die Gefühle anderer Menschen nicht nur von den Folgen seiner eigenen Handlungen abhängen, sondern auch von den Gefühlen und nonverbalen Reaktionen, die seine Handlungen bei ihnen hervorrufen. Stolz und Schuldgefühle erlangen große Bedeutung, nicht nur als Resultate des Urteils anderer, sondern auch als Resultate des Verantwortungsgefühls des Kindes selbst. Mit acht bis zehn Jahren entwickelt das Kind ein Gewissen: Es lernt, eine negative Emotion als Folge seiner eigenen Handlungen zu sehen und seine eigenen Intentionen einzuschätzen; beispielsweise wenn es wegen seiner Gedanken über andere Schuldgefühle entwickelt.

Der zweite Entwicklungsschub und die Kinderpsychotherapie

In vielen Fällen liegt eine unzureichende Fähigkeit, mentale Bilder zu produzieren oder zu mentalisieren, vor, wenn sich Eltern aus einem Konflikt mit ihrem Kind nicht befreien können, wenn sie negative Erwartungen ihrem Kind und ihrer Umgebung gegenüber haben, wenn sie sich in die Sichtweise ihres Kindes nicht hineinversetzen können, wenn sie das Kind für die Ursache des Problems halten oder wenn sie einen Konflikt einem Wesensmangel des Kindes zuschreiben, ohne ihren eigenen Anteil daran zu sehen, und wenn sich das Kind aus dysfunktionalen Reaktionen nicht befreien kann. Realitätsprüfung und Unterstützung bei der Entwicklung der Fähigkeit, angenehme wie unangenehme Emotionen zu akzeptieren und zu assimilieren, sind zentrale Aspekte der Therapie, insbesondere bei der Arbeit mit Eltern, aber auch bei der Arbeit mit etwas älteren Kindern.

Die Effektivität des Mentalisierens hängt von der Verbindung zu den vorher gereiften tieferen Persönlichkeitsschichten ab. Man kann über einen Vorfall oder über die eigene Persönlichkeit nicht reflektieren, ohne daß sich dadurch die eigenen Gefühle oder Narrative verändern. Wie schon beschrieben, wäre eine solche »unverbundene« Reflexionsfähigkeit gleichbedeutend mit Pseudomentalisierung, weil die betreffende Person zwar den Eindruck erweckt, mit reflektierender Verarbeitung beschäftigt zu sein, in Wahrheit jedoch nur ein zwar rational klingendes, aber tatsächlich unreflektiertes Narrativ mitteilt.

Sind die Eltern eines etwas älteren Kindes nicht in der Lage, ihr präfrontal vermitteltes kausales Denken anzuwenden, und stellen sie dann fest, daß sich die unangenehmen Erlebnisse wiederholen, versäumen sie die Chance, ein anderes Resultat zu erreichen und zu untersuchen, wie sich andere mögliche Handlungsverläufe auswirken würden.

Wenn das Kind zu sprechen lernt, übernehmen Narrative die Funktion, sein Selbstkonzept zu strukturieren. Die Integration der nonverbalen und der verbalen Ebene ist für die Entwicklung eines Selbstempfindens, der Fähigkeit zur Selbstorganisation und damit auch der psychischen Resilienz wichtig. Die Gefahr eines verbalen Narrativs besteht darin, daß sich das in Worte Gefaßte vom ursprünglichen nonverbalen Erleben grundsätzlich unterscheidet und daß sich die verbale Selbstrepräsentation, die hauptsächlich in der linken Hemisphäre beheimatet ist, von den hauptsächlich in der rechten Hemisphäre beheimateten körperlichen und emotionalen Repräsentationen trennen kann. Diese Unterscheidung wird in einer Psychotherapie nur selten getroffen.

Die Internalisierung der Normen und Erfordernisse, die das Schuldempfinden aktivieren, hängt mit jener Komponente der Psyche zusammen, die in der Beschreibung des Modells des präfrontalen Kompasses im vorigen Kapitel als »archaisches Über-Ich« bezeichnet wurde. Ein großer Teil der psychotherapeutischen Arbeit zielt darauf herauszufinden, wie das archaische Über-Ich zu einem integrierten Teil des Selbstkonzepts der Eltern oder des Kindes geworden ist und wie der Psychotherapieprozeß es einem Menschen ermöglichen kann, die unverdauten Über-Ich-Introjekte zu identifizieren und sich davon zu lösen, weil sie einen Konflikt mit dem Verweilen in verschiedenen emotionalen Kategorien erzeugen, die zur Entwicklung der limbischen Strukturen führen, welche ihrerseits eine Quelle von Selbstvertrauen und innerer Ruhe sind. Häufig wird das introjizierte Über-Ich als mißbilligender, scheltender und brutaler Richter wahrgenommen. Wie Scham ist auch Schuld eine starke affektive Dysregulation, die zu einer intrapsychischen Struktur erstarrt ist, und in dem Bemühen um reflektierendes Mentalisieren braucht das Kind oder seine Bezugsperson die Hilfe einer Autoritätsfigur, um durch Regulation das unangenehme Gefühl zu überwinden und anschließend im eigenen Inneren eine regulierende Autorität zu etablieren, die das archaische Über-Ich einzugrenzen vermag. Ein nuancierteres Verständnis hängt von der Containment- und Regulationsfähigkeit ab, und die Eltern und das Kind brauchen zunächst Hilfe bei der Entwicklung einer inneren Perspektive, die sowohl die innere Autoritätsfigur einbezieht, welche die Schuld zuschreibt, als auch die Person, die sich vom Gefühl der eigenen Schuld getrieben fühlt.

Wir werden uns nun mit der von Eia Asen und Kollegen im Marlborough Family Service in London entwickelten therapeutischen Methode, der mentalisierungsbasierten Multifamilien-Therapie, beschäftigen.

Die mentalisierungsbasierte Multifamilien-Therapie von Eia Asen

Zum Zeitpunkt der Konferenz arbeitete Eia Asen sowohl für den *Marlborough Family Service* als auch für das *Anna Freud Centre*, die beide im Zentrum von London liegen. (Mittlerweile arbeitet er nur noch für das Anna Freud Centre. Wir geben das, was er im folgenden sagt, trotzdem in Gegenwartsform wieder, weil er zum Zeitpunkt seiner Präsentation noch in beiden Institutionen tätig war.) Asen erklärt, daß der Marlborough Family Service sehr intensiv mit Familien aus der ganzen Welt arbeitet, die oft wegen mehrerer gleichzeitiger Probleme vorsprechen. Mit einem therapeutischen Mitarbeiterstab von 45 Personen, die allerdings in vielen Fällen nur auf Teilzeitbasis beschäftigt sind, bewältigt die Klinik etwa tausend Behandlungen pro Jahr. Aufgrund dieser starken Auslastung sind kreative Methoden erforderlich, die es ermöglichen, den gewaltigen Anforderungen gerecht zu werden. Durch ihre enge Zusammenarbeit mit dem Anna Freud Centre können die Mitarbeiter der Klinik bei ihrer Arbeit mit Familien einen mentalisierungsbasierten Ansatz verfolgen.

Eia Asen erklärt, wegen des Wortes »Marlborough« im Namen der Klinik sei es ihm wichtig, den Buchstaben M in der Bezeichnung »mentalisierungsbasierte Multifamilien-Methode« *(multi-family mentalization-based method)* besonders hervorzuheben. Dann beschreibt er das Marlborough-Modell als multikontextuellen, multisystemischen, multikulturellen, multimodalen, multimentalisierenden und multifamilialen Ansatz! Multikontextuell bedeutet, daß das Kind oder die zu behandelnde Person in einem bestimmten Kontext im Zentrum steht: im familiären Kontext, im Freundschaftskontext, im schulischen Kontext, falls es sich um ein Kind handelt, im weiteren nachbarschaftlichen und kulturellen Kontext (Abb. 14.). Dies schließt den umfassenderen Kontext des helfenden Systems ein, weil viele Familien, die im Zentrum behandelt werden, mehrere Helfer haben. Asen erwähnt, daß der Rekord bei 56 Helfern für eine einzige Familie liegt – Sozialarbeitern, Unterstützern usw.

Die Arbeit beim Marlborough Family Service ist hauptsächlich systemisch und multifamilial; außerdem spielen soziale Netzwerke dabei eine wichtige Rolle. Die Therapeuten nutzen bei ihrer Arbeit gewöhnlich parallele Interven-

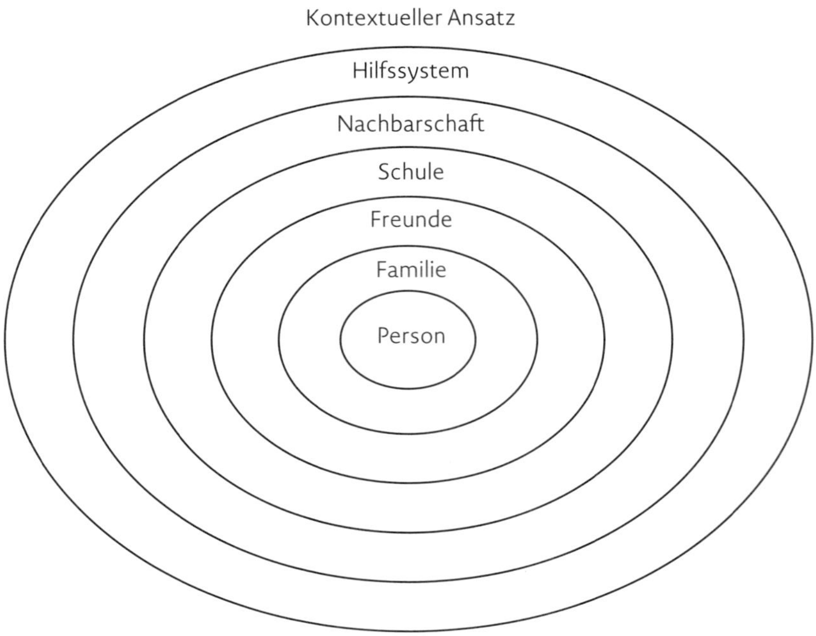

Abbildung 14. Kontextueller Ansatz
(Eia Asens Power-Point-Präsentation für die Konferenz)

tionen, die auf vielen Ebenen gleichzeitig ansetzen. Sie arbeiten nicht nur mit dem Kind, sondern beziehen oft auch die Eltern und die übrigen Familienmitglieder sowie Netzwerke von Freunden ein. Weil viele Familien, mit denen sie arbeiten, eine enge Verbindung zu der religiösen Gemeinschaft, der sie angehören, haben – beispielsweise zur Gemeinde einer bestimmten Moschee, eines Tempels, einer Synagoge oder einer Kirche –, wird oft auch deren Leiter einbezogen (siehe Abb. 15.). Religiöse Würdenträger sind bei der systemischen Arbeit wichtige Helfer. Das Marlborough-Zentrum beschäftigt muslimische Berater, um die Arbeit Angehörigen aller Kulturen zu erschließen.

Der Marlborough Family Service verfügt nicht über ein bestimmtes geschütztes und vermarktbares »Therapie-Label«. Eia Asen sagt manchmal scherzhaft: »Wir stehlen von allen. Ein paar Ideen entwickeln wir selbst. Und wir tun mit verschiedenen Menschen unterschiedliche Dinge.« Oft fassen die Therapeuten Familien mit anderen Familien zu einer Gruppe zusammen, so daß sechs bis zehn Familien Stunden oder Tage gemeinsam verbringen, oft über Wochen oder sogar Monate. Für dieses Vorgehen gibt es verschiedene

Gründe: Einer ist, daß es den Familienmitgliedern oft leichter fällt, Probleme bezüglich Bindung, Beziehungen, Verbindungen, Projektionen usw. in einer anderen Familie zu beobachten. Außerdem können sich die Familien in einem solchen Rahmen gegenseitig unterstützen und miteinander über ihre Schwierigkeiten reden. Sie können einander Mut machen und zur Veränderung anspornen, sie können die Muster anderer Familien beobachten und hinterfragen, und sie können sich über Strategien austauschen und Verhaltensänderungen erforschen. Die Gruppenarbeit ist sehr nützlich, wenn die Familien an einer offenen oder fortlaufenden Gruppe teilnehmen, in der sie andere Familien mit ähnlichen Problemen kennenlernen. Beispielsweise gibt es beim Marlborough Family Service Multifamilien-Gruppen für Kinder mit ADHS, mit Asperger-Syndrom usw. Oft hilft dieser Ansatz den Eltern, sich in einem neuen Licht zu sehen. Die Familien können erkennen, daß nicht nur sie ein Problem haben, sondern andere Familien mit ähnlichen Schwierigkeiten kämpfen. Der Austausch mit anderen Familien hilft allen, sich aus ihrer Isolation und von ihrer Stigmatisierung zu befreien und sich gespiegelt zu sehen. Dadurch können sie sich aus dem Zustand der Hilflosigkeit befreien und soziale Beziehungen aufbauen.

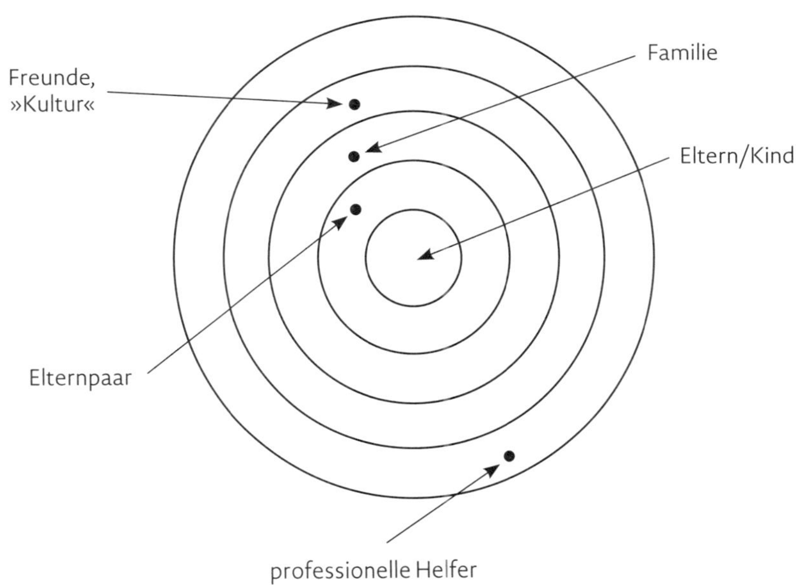

Abbildung 15. Ebenen und Kontexte für die Intervention (Eia Asens Power-Point-Präsentation für die Konferenz)

Der erste Schritt des Behandlungsprozesses besteht darin, das Problem zu konkretisieren und es im aktuellen Kontext zu erkennen. Dieser kontextbezogene Ansatz beinhaltet, daß Therapeuten, die Menschen mit einer Eßstörung behandeln, sich anschauen, wie die Betreffenden essen; und daß sie Menschen mit einer Schlafstörung um die Zeit des Zubettgehens zu Hause besuchen; und daß sie, wenn Kinder in der Schule Probleme haben, die Schule aufsuchen, usw. Die Arbeit findet also nicht ausschließlich in der Klinik statt, sondern auch in dem Kontext, in dem das Problem auftritt.

Weil für die einzelne Familie nur begrenzte Zeit zur Verfügung steht, arbeitet der Therapeut in der Regel mit vier oder fünf Familien gleichzeitig. Wenn sich beispielsweise in einem Therapieraum eine Familie befindet, deren Kind Probleme mit dem Essen hat, fordert der Therapeut die Familie auf, mit einer Mahlzeit zu beginnen, und später kehrt er zu dieser Familie zurück und schaut sich an, wie es ihr ergangen ist. In einem anderen Raum könnte sich gleichzeitig eine Mutter befinden, deren Kind Schwierigkeiten hat, seine Hausaufgaben zu erledigen; Mutter und Kind werden dann aufgefordert, mit den Hausaufgaben zu beginnen. Und so weiter. Alle Räume sind mit Einwegspiegeln versehen, und der Therapeut bewegt sich zwischen den Räumen hin und her und beobachtet durch den Spiegel, was darin vor sich geht, um sich ein Bild zu machen, bevor er einen Raum betritt und dort eine kurze Intervention durchführt. Manchmal führt er im Rahmen seiner Intervention absichtlich eine Krise herbei, indem er beispielsweise unerwartet Forderungen stellt. Streßmuster treten in Krisensituationen sehr klar zutage, und durch ihre Aktivierung können die Betroffenen neue Arten zu handeln entdecken. Das Therapieteam arbeitet in einem mentalisierungsbasierten Rahmen und zeichnet Therapiesituationen auf Video auf, weil Videoaufnahmen sehr nützlich sind, wenn man Menschen ihre eigenen Reaktionen und Intentionen sowie auch die anderer spiegeln will. Die Aufnahmen von absichtlich herbeigeführten Krisensituationen werden später verwendet, um mit der Familie zu reflektieren, nachdem sie sich beruhigt und einen gewissen Abstand von dem, was vorgefallen ist, gewonnen hat – eine Woche, ein Jahr oder auch nur eine halbe Stunde später. In diesem Reflexionsprozeß wechselt der Therapeut von einer direktiven Rolle, in der er Aufgaben präsentiert und Forderungen stellt, zu einem mentalisierenden Vorgehen, einer Rolle, in der er Dinge sagt wie: »Was meinst du, weshalb dein Vater das tut?« Der Schlüssel zu mentalisierenden Interventionen ist, sich die Neugier zu erhalten und die Familienmitglieder einzuladen, sich dem eigenen Staunen und der Suche nach Erklärungen anzuschließen.

Videoclips von mentalisierungsbasierten Multifamilientherapiesitzungen, die Eia Asen während der Konferenz präsentierte

Therapie mit Akil

Ich möchte Ihnen diesen Jungen vorstellen. Er heißt Akil, und wir werden ihm und seiner Familie folgen, um herauszufinden, welche spezifischen und vor allem welche unspezifischen Faktoren man benutzen kann, und dabei geht es um alle Modalitäten psychotherapeutischer Arbeit. Dies ist also ein Junge, ein typischer Junge. In England ist man, was Diagnosen anbetrifft, nicht so fanatisch wie in Schweden und nicht ganz so nachlässig wie in Dänemark, aber die meisten unserer Kinder haben trotzdem eine Menge Diagnosen. In der Regel sind es zwei, drei oder vier. Gewöhnlich handelt es sich um ADHS oder eine Störung des autistischen Spektrums, und wenn das Kind flucht und öfters »Scheiße!« und andere, noch ungehörigere Wörter benutzt, verpaßt man ihm auch noch das Etikett Tourette-Syndrom. Und falls seine Stimmungen stark schwanken, mal himmelhoch jauchzend, mal zu Tode betrübt, ist gleich von einer bipolaren Störung im Kindes- oder sogar schon im Säuglingsalter die Rede. Akil hat nur zwei Diagnosen bekommen – ich dachte, ich hätte es bei ihm mit einem einfachen Fall zu tun. … Aber er ist in der Schule sehr isoliert, hat keine Freunde, läßt sich leicht ablenken, ist sehr reizbar und kann sich nie auf etwas konzentrieren; er stört und ist schulisch nicht auf der Höhe. Zu Hause hat er ein riesiges Problem. Er ist Einzelkind und ißt nicht genug. Wenn er etwas ißt, braucht er dafür vier oder fünf Stunden. Er ist sehr ängstlich, muß im Bett seiner Mutter schlafen und kann nicht allein in einem Raum sein. Er ist sehr fordernd, einem Baby sehr ähnlich – das alles haben seine Eltern über ihn gesagt.

Die Eltern haben ein Restaurant, und der Vater arbeitet meist, auch nachts. Akil hatte eine sehr schwierige Geburt; er kam zu früh auf die Welt und mußte zehn Wochen im Inkubator verbringen. Er wäre fast gestorben. Weil auch die Mutter große gesundheitliche Probleme hatte, war das erste Lebensjahr für Akil sehr schwierig. Die Eltern stammen aus der Türkei und aus dem Irak und leben aus politischen Gründen seit fünf Jahren in England.

Unsere Sitzungen dauern meist zwischen zehn Minuten und einer halben Stunde, und in diesem Fall entscheiden die Eltern und der Junge gemeinsam, daß sie sich zuerst mit dem Essen befassen wollen, denn die Eltern haben mir gesagt, dies sei Akils größtes Problem. Nach dem ersten Telefonkontakt haben die Eltern beschlossen, mit ihrem Sohn zusammen zur ersten Sitzung zu kommen. Sie kommen mit einem riesigen, problemgesättigten Narrativ: »... und er tut dies und tut das ...« Akil sitzt nur da, ist abgelenkt und wirkt völlig durcheinander. Hören Sie sich das einmal an. Ich werde Ihnen jetzt die zweite Sitzung vorführen, in der nur die Mutter und Akil anwesend sind.

Im Video sehen wir Akil mit einer Anzahl kleiner Schalen mit Essen an einem Tisch sitzen. Er pickt mit seiner Gabel in das Essen, läßt etwas davon fallen und hustet, wenn er sich einen winzigen Bissen in den Mund steckt. Seine Mutter schaut ihm sehr besorgt zu.

Akils Mutter ist wundervoll. Sie kocht sehr gut, und sie hat drei Gänge mitgebracht, die alle schon auf dem Tisch stehen. Aber Akil hat noch kaum etwas davon gegessen. Das hier ist eine Suppe, die die Mutter sechs Stunden lang gekocht hat, eine unglaublich nahrhafte Suppe! Und er nippt nur daran. Können Sie sich vorstellen, was dieser armen Mutter durch den Kopf gehen muß – und das in aller Öffentlichkeit!

Durch den Einwegspiegel sehe ich folgendes: Der Junge matscht mit dem Essen herum und redet mit seiner Mutter. Er soll eigentlich essen, aber sie redet mit ihm, und er antwortet, und dann ißt er ein wenig oder auch gar nichts. Meist nimmt er die Bissen wieder aus dem Mund und steckt sie später nochmals hinein. Ich befinde mich hinter dem Einwegspiegel. Ich bin viel ungeduldiger als die Mutter. Das sehen Sie gleich. Übrigens muß ich Sie vor der Intervention, die Sie gleich sehen werden, warnen: Sie ist schokkierend. Bereiten Sie sich darauf vor! Eigentlich ist das hier nichts für Dänemark. Es gibt keine Kerzen und nichts Kuscheliges. Er redet irgendeinen Blödsinn, und die Mutter redet mit ihm, und dann komme ich in den Raum.

Im Video betritt Eia Asen den Raum und sagt zu Akil: »Was machst du?« Akil antwortet: »Essen.« Eia Asen: »Essen? Was du nicht sagst! Wie geht es dir damit? Läuft es gut?« Die Mutter antwortet: »Ja, das klappt schon ganz gut.« Eia Asen verläßt den Raum, nachdem er darauf hingewiesen hat, daß er die Situation von draußen durch den Einwegspiegel verfolgen wird. Akil steckt sich ein wenig Essen in den Mund, aber dann winkt er die Mutter herbei. Sie sagt: »Nein, du kannst nicht allein essen«, und Akil antwortet: »Nein, das kann ich nicht.« Die Mutter fragt: »Bist du ein Baby?«, und Akil antwortet: »Ja!!« Dann sagt sie: »Willst du, daß Mami dich jetzt füttert?« Akil stößt das Essen weg, und die Mutter sagt: »Oh, weil Mami dich nicht füttert?! Aber du bist doch jetzt ein großer Junge!« Und Akil erwidert: »Ich will nichts essen.« Daraufhin sagt die

Mutter in gespieltem Ärger: »Aber du hast gesagt, daß du hungrig bist. Du lügst mich jetzt an!« Daraufhin betritt Eia Asen erneut den Raum.

Das reicht mir! Jetzt ist eine sehr spezielle Intervention erforderlich!

Im Video sagt Eia Asen zur Mutter: »Sie können jetzt rausgehen und zurückkommen, wenn er fertig ist.« Dann wendet er sich an Akil: »Deine Mami kommt zurück, wenn du fertig bist.« Darauf Akil: »Was?!« – »Sie kommt zurück, wenn du fertig bist. Wenn du nicht fertig wirst, kommt sie nicht zurück.«

> Wow! Ich würde das nicht gern noch einmal so sagen, aber ich zeige Ihnen alles, was ich habe, wie man in England zu sagen pflegt, »mit Warzen und allem«, auch den ganzen Mist, zu dem Sie Stellung nehmen können; meinen ganzen unspezifischen Scheiß.

Im Video verlassen Eia Asen und die Mutter den Raum und schließen hinter sich die Tür. Akil wirft sich vom Stuhl, brüllt wie am Spieß, läuft heulend zur Tür und schlägt dagegen. »Ich sterbe!!!« brüllt er verzweifelt.

> Wow, was für ein Arousal! Er ist sechs, na ja, fast sieben. Bleiben Sie noch ein wenig dabei, halten Sie diese brutale Therapie bitte noch ein wenig aus. Die Mutter befindet sich nun auf der anderen Seite der Tür, zusammen mit einer Kollegin von mir. Diese berichtete mir, sie habe die Mutter festhalten müssen, weil sie sonst den Einwegspiegel durchbrochen hätte, um ihr sterbendes Kind zu retten.

Akils Mutter läßt eindeutig eine unaufgelöste Bindung zu ihrem Sohn erkennen; sie ist sehr ängstlich und neigt zu übertriebenem Behüten; sie hilft ihm, als ob er noch ein viel jüngeres Kind wäre, und Akil wirkt regressiv und hilflos. Eia Asens Intervention führt zu einer sehr abrupten Trennung beider, verbunden mit einer an Akil gerichteten Forderung. Dies ermöglicht Eia Asen, sowohl die Ressourcen der Mutter als auch die Akils bezogen auf die der limbischen Ebene zuzuordnende Trennung zu untersuchen sowie Akils Fähigkeit zur Selbstorganisation angesichts präfrontaler und altersgemäßerer Forderungen einer Autoritätsfigur.

Im Video betritt Eia Asen erneut den Therapieraum und sagt zu Akil, der an ihm vorbei aus der Tür zu entwischen versucht: »Alles gut. Deine Mami ist hier, und sie wird ganz bestimmt zu dir zurückkommen, wenn du mit dem Essen fertig bist. Wenn du dich also hinsetzt und ißt, kommt deine Mami zurück.« Akil versucht trotzdem, durch die Tür zu entkommen, aber Eia Asen schließt sie. »Setz' dich, alles ist in Ordnung. Deine Mami ist da. Sie lebt noch.« Akil hämmert gegen die Tür und kratzt an ihr herum, weil er unbedingt hinaus will. Eia Asen sagt: »Komm schon, iß zwei Löffel voll! Iß zwei Löffel!«

Ich versuche hier, ihm Sicherheit zu vermitteln, aber nicht, ihn zu beruhigen. Ich will sehen, was geschieht, sowohl im Raum als auch hinter dem Einwegspiegel. Und dann muß ich die Dinge natürlich wieder in Ordnung bringen. Ich habe mich in diese schreckliche Situation hineingebracht; wie soll ich jetzt damit fertig werden? Akil hyperventiliert, aber er lebt zum Glück noch. Die Mutter ist natürlich völlig panisch. Sie atmet viel schwerer als er. Wir haben zwar vorher über den Wert des Folgens gesprochen, aber ich folge ihm hier nicht, sondern instruiere ihn.

Im Video rennt Akil zum Tisch, schaufelt sich zwei Löffel Essen in den Mund und brüllt: »Mami, Mami, komm zurück! Wo bist du?« Die Mutter eilt in den Raum und küßt und umarmt ihn. Eia Asen sagt zu ihm: »Das war schon ganz gut. Jetzt iß den Rest auch noch, sonst muß Mami wieder weggehen!«

Nun schauen Sie sich diese großartige Mutter an. Sie ist viel netter als ich. Sie wischt ihm den Schnodder vom Gesicht und umarmt ihn. In diesem Moment habe ich nicht vor, sie dazu zu bringen, darüber nachzudenken, was in ihrem Jungen vor sich geht, warum er in Panik ist, oder den Jungen dazu zu bringen, darüber nachzudenken, warum seine Mutter in diesem Zustand ist – das ist in diesem Moment nicht möglich.

Im Video fährt die Mutter damit fort, Akil zu umarmen, sein Gesicht abzuwischen, die Teller, die ihr Sohn in seinem Zustand starker Erregung in Unordnung gebracht hat, sorgfältig auf dem Tisch auszurichten, so daß Akil sie wieder alle mühelos erreichen kann. Eia Asen sagt zu ihr: »Das brauchen Sie nicht zu tun. Er ist doch ein großer Junge.« Die Mutter antwortet, wenig überzeugt: »Ja, er ist ein großer Junge.« Eia Asen sagt nun bestimmt zur Mutter: »Lassen Sie ihn allein essen«, und verläßt daraufhin den Raum. Akil hustet und schnieft, und seine Mutter fragt ihn: »Warum hast du geweint?«

Die Mutter kehrt zu dem übertrieben behütenden Verhalten zurück, das sie auch am Anfang der Sitzung praktiziert hat, obwohl ich sie durch meine

Anweisung doch praktisch auf ihrem Stuhl gefesselt habe! Aber zumindest bleibt sie jetzt sitzen.

Im Video betritt Eia Asen wieder den Therapieraum und fängt an, mit Akil zu scherzen. Er horcht seinen Magen ab, um festzustellen, ob das Essen richtig hinuntergerutscht ist, und dann verkündet er: »Ja, es ist unten!« Zur Mutter sagt er: »Hören Sie auf, ihn anzuflehen, daß er ißt! Er kann allein essen. Er schafft das auch ohne Ihre Hilfe.« Und zu Akil: »Iß nur weiter. Ich spreche so lange mit deiner Mutter.« Akil ißt eine Portion nach der anderen, und Eia Asen sitzt hinter ihm und redet mit der Mutter.

Ich habe also absolut verbindliche Anweisungen gegeben, die Situation dirigistisch beeinflußt, dominiert und ganz bewußt einen Kontext kreiert.

Eia Asen nutzt hier präfrontale Strukturen, um Akil und seine Mutter voneinander zu trennen. Er hat der Mutter mehrere klare Anweisungen gegeben, aber als sie mit Akil wieder allein im Therapieraum ist, ist ihre Gewohnheit, ihn übertrieben zu behüten, so stark, daß sie nicht anders kann, als ihm zu helfen oder zumindest jede seiner Bewegungen zu verfolgen. Deshalb verstärkt Eia Asen seine Unterstützung für die Mutter, indem er zunächst einen positiven und humorvollen Austausch mit Akil initiiert, was zeigt, daß der Junge mit der Situation gut zurecht kommt, obwohl er Eia Asen gegenüber ein wenig auf der Hut ist. Als nächstes unterstreicht er die generationale Hierarchie, indem er mit der Mutter redet, während Akil, der Anweisung entsprechend, weiter selbständig essen soll. Nachdem Eia Asen eine Weile mit der Mutter gesprochen hat, schlägt er ihr vor, ein Buch zu lesen; so versucht er sie dazu anzuregen, ihre Aufmerksamkeit wieder auf sich selbst zu konzentrieren.

Im Video sagt Eia Asen zur Mutter: »Sie könnten ihn auch anflehen, indem Sie z. B. sagen: ›Bitte, mein Schatz, iß!‹ Das könnten Sie natürlich tun.« Dann sagt er zu Akil, der seinen Löffel fallen gelassen hat, während seine Aufmerksamkeit auf den Dialog zwischen Eia Asen und seiner Mutter abgeschweift ist: »Iß weiter, iß weiter!« Die Mutter erklärt: »Ich kann ihn nicht in Ruhe lassen. Er ist wie ein Baby. Und er sagt, er kann nicht allein essen.« Daraufhin fragt Eia Asen die Mutter: »Glauben Sie das tatsächlich?« Sie antwortet: »Er wirft mir vor, daß ich ihn nicht liebe. Wenn ich nicht ständig bei ihm bin, sagt er, daß ich ihn nicht liebe.« Asen fragt erneut: »Glauben Sie das? Hat er Sie durch eine Gehirnwäsche dazu gebracht, es zu glauben? Und Sie sind darauf hereingefallen? Ist es nicht erstaunlich, daß Sie auf so etwas hereinfallen? Aber Sie lieben ihn? Warum glauben Sie es dann? Sie sind ein perfektes Opfer. Wissen Sie, weshalb ich Sie wieder in den Therapieraum gelassen habe? Weil ich Ihretwegen Sorgen hatte, nicht seinetwegen. Ich war mir ziemlich sicher, daß er mit der Situation fertig würde. Aber Ihretwegen habe ich mir große Sorgen gemacht. Ich fürchtete, Sie könnten einen Nervenzusammenbruch erleiden; deshalb habe ich Sie wieder zu Ihrem Sohn gelassen, nicht weil er das gebraucht hätte.« Die Mutter denkt über das, was Eia Asen gesagt hat, nach, und schaut dann wieder Akil an, der immer noch ißt und nervös Eia Asen beäugt. Dieser fragt nun die Mutter: »Wenn Sie in seinen Kopf schauen könnten, was meinen Sie, was Sie dort sehen würden? Was denkt er im Moment über mich, Sie usw.?« Die Mutter antwortet: »Er denkt, daß er nicht mehr hierherkommen wird.« Dann fragt Eia Asen sie, ob sie ein Buch mitgebracht hat, das sie lesen kann, damit sie noch eine andere Beschäftigung hat, als jede Bewegung Akils zu verfolgen: »Besorgen Sie sich einen Roman, den Sie vielleicht schon ausgelesen haben, wenn er mit dem Essen fertig ist!«

> Akil ißt wieder ein wenig, aber die Mutter kann es sich nicht verkneifen, ihn wieder zu füttern und ihn auch sonst zu betütteln. Sie war es gewöhnt, ihm drei Gänge gleichzeitig zu servieren, und sie erklärte: »Ich habe nun einmal ein Restaurant und kann einfach nicht anders.« Ich frage: »Wie machen Sie es in Ihrem Restaurant? Servieren Sie Ihren Gästen drei Gänge gleichzeitig? Alles zusammen, damit sie alles durcheinander essen können?« Sie muß lachen und sagt: »Nein, er soll zuerst die Suppe essen. Sie zu kochen hat sechs Stunden gedauert!«

In diesem Dialog stärkt Eia Asen die Mentalisierungsfähigkeit der Mutter, zuerst indem er sie mit der Sicht konfrontiert, daß ihr Sohn stark und sie schwach ist, und dann indem er sie auffordert, die Erwartungen, die sie gegenüber den Gästen in ihrem Restaurant hat, mit den Erwartungen zu vergleichen, die sie ihrem Sohn gegenüber hat.

Im Video hustet Akil und läßt ein wenig Essen fallen, woraufhin die Mutter erschrickt und erneut in physischen Kontakt zu ihm tritt. Eia Asen sagt zu ihr: »Fällt es Ihnen so schwer, die Dinge einfach einmal ihren Lauf nehmen zu lassen? Ich glaube, ich muß Ihnen einen Sicherheitsgurt anlegen!« Nun holt die Mutter ein Buch hervor, lehnt sich in ihrem Stuhl zurück und bemüht sich, ihre Aufmerksamkeit nicht mehr auf Akil zu fixieren, der sie weiter beobachtet und seinerseits versucht, ihre Aufmerksamkeit auf sich zu lenken. Eia Asen sagt zur Mutter: »Ich werde später überprüfen, was Sie gelesen haben.« Die Mutter lacht, und Eia Asen verläßt den Raum.

Möglicherweise hat sie nur so getan, als ob sie in ihrem Buch lesen würde; ich möchte aber, daß sie es wirklich liest.

Im Video versucht die Mutter, sich auf ihr Buch zu konzentrieren, und Akil stochert in seinem Essen herum, hustet aber immer noch und würgt ein wenig, läßt das Brot fallen und bemüht sich ganz generell mit allen möglichen Tricks, die Aufmerksamkeit seiner Mutter auf sich zu ziehen und sie dazu zu bringen, ihn zu füttern.

Wir könnten also sagen, daß ich beide während der nächsten zehn bis fünfzehn Minuten verfolge. Aber auf eine merkwürdige Art trete ich auch zu dem Jungen in Kontakt. Ihn interessiert sehr, was ich tue, und nach einer Weile fängt er an, mir Fragen zu stellen. Irgendwann hat er es tatsächlich geschafft, alles aufzuessen. Nachdem er mit dem Essen fertig ist, will er nicht gehen. Seine Mutter ist ziemlich erstaunt darüber, daß er nur eine Stunde und zehn Minuten gebraucht hat, um alles aufzuessen, und weil sie Parkgebühren für zwei Stunden bezahlt hat, will sie nun über das nächste Problem reden.

Im Video sagt die Mutter: »Vielleicht sollten wir uns auch noch mit etwas anderem beschäftigen, worüber ich mir Sorgen mache: Er kann seine Hausaufgaben nicht selbständig erledigen. Wenn ich nicht bei ihm bin, tut er nichts. Akil stellt mir dann eine Frage nach der anderen, und das Ganze dauert zwei bis drei Stunden.« Während dieses Gesprächs beobachtet Akil die beiden Erwachsenen sehr genau. Eia Asen sagt: »Okay, du kannst deine Hausaufgaben hier erledigen; ich werde aber nicht ständig bei dir sein, weil ich noch andere Dinge zu tun habe«, und damit verläßt er den Raum.

Erstaunlicherweise hat der Junge seine Hausaufgaben in zehn Minuten erledigt, ohne seine Mutter auch nur ein einziges Mal um Hilfe zu bitten. Die Mutter findet das unglaublich, und sie sagt: »Wie ist das möglich!« Ich antworte: »Ich kann es mir auch nicht erklären. Was könnte der Grund sein?« Ich werde nun also zum mentalisierenden Therapeuten; vorher war ich der deutsche Therapeut. Statt daß ich sagte: »Tu' dies, tu das«, kratze ich mir sozusagen am Kopf und wundere mich. Ich gebe mich neugierig und sage: »Hmm, warum könnte er das tun? Ich habe nicht die geringste Idee!« Die Mutter hat auch keine Erklärung, außer daß sie wahrscheinlich denkt: »Wenn er das nicht zu Ende bringt, habe ich wieder diesen verdammten Therapeuten am Hals!«

Im Video fragt Eia Asen Akil: »Willst du noch einmal kommen?« Er antwortet begeistert: »Ja, ja, ja!« Daraufhin Eia Asen: »Wann?« Und Akil: »Morgen?« Eia Asen antwortet lächelnd: »Nein, morgen geht nicht.«

Er kam dann zwei Wochen später mit seiner Mutter wieder. Noch einmal: Die Familie bestimmt selbst den Kontext, in dem sie arbeiten will. Sie entscheidet, wer an der Arbeit teilnehmen soll. Die Mutter erklärt, ihr Mann müsse zuviel arbeiten und sei außerdem im Moment auf Geschäftsreise. Diesmal teilen wir die Sitzung auf, so daß ich mit Akil allein bin. Meine Kollegin Natascha arbeitet mit der Mutter. Sie schauen sich gemeinsam das Video von der vorigen Sitzung an, und Natascha bittet die Mutter, darüber nachzudenken, was wohl in ihrem Sohn und was in ihr selbst vor sich geht. Später berichtet Natascha, die Mutter sei über die gemeinsame Arbeit begeistert gewesen.

Im Video sagt Eia Asen zu Akil: »Deine Mutter will mit meiner Kollegin reden. Hast du Lust, ein wenig Zeit nur mit mir zu verbringen?« Akil antwortet begeistert: »Ja!« Sie betreten den Therapieraum, und Eia Asen sagt: »Weißt du, als du das erste Mal hier warst, ist es dir sehr schwer gefallen, allein in diesem Raum zu sein. Und deine Mutter hat mir das gleiche auch erzählt. Sollen wir üben, allein in diesem Raum zu sein? Du kannst dann folgendes tun: Zuerst sitze ich in diesem Raum, und du kannst den Raum verlassen und beobachten, ob ich in Panik gerate, wenn du nicht im Raum bist. Ich sitze jetzt also ungefähr dreißig Sekunden lang hier, bitte nicht länger, und dann kommst du zurück.« Akil nickt und verläßt den Raum. Nach dreißig Sekunden kommt er zurück, und Eia Asen fragt ihn: »Meinst du, ich könnte das auch eine Minute lang schaffen?« Akil nickt und verläßt den Raum wieder. Dann tauschen sie die Rollen, und Akil bleibt im Raum, während Eia Asen hinausgeht. Akil mißt die Zeit, und sie tauschen immer wieder die Rollen, wobei sie die Zeitspanne allmählich verlängern. Akil gewinnt deutlich an Selbstvertrauen.

Er schafft es, fünf Minuten lang allein im Raum zu bleiben, was, wie die Mutter sagt, vorher nicht möglich war.

In dieser kurzen Sequenz mit Akil nutzt Eia Asen sowohl die autoritative Anweisung als auch die präfrontale Fähigkeit zum Spiel, die aufgrund des zweiten Entwicklungsschubs verfügbar ist. Zuerst vermittelt er Akil eine neue, präfrontale Sicht der Situation, indem er Akils Position als die Person, die im Raum zurückbleibt, selbst einnimmt und indem er für die Übung einen Zeitrahmen vorgibt, den der Junge bewältigen kann. Dann tauschen sie mehrmals die Rollen, um allmählich Akils neue Fertigkeit zu stärken und weiterzuentwickeln.

Zwei Wochen später findet die nächste Sitzung statt. Diesmal wird Akil von beiden Eltern begleitet.

Im Video sehen wir, wie die Familie den Raum betritt und Eia Asen zu Akil sagt: »Willst du auf dem Schoß deiner Mutter oder deines Vaters oder auf meinem Schoß oder auf einem eigenen Stuhl sitzen?« Akil antwortet: »Auf einem eigenen Stuhl.« Nun folgt ein leicht fordernder, spielerischer Austausch zwischen Eia Asen und Akil. Eia Asen fragt: »Wie alt mußt du sein, um einen eigenen Stuhl zu bekommen?« Und Akil antwortet: »Fünf!« Dann fragt Eia Asen: »Und wie alt mußt du sein, um allein zu schlafen?« Akil antwortet: »Zehn!« Asen fragt weiter: »Und wie alt mußt du sein, um allein zu essen?« Akil antwortet mit einem Augenzwinkern: »Sieben!« Daraufhin fragt Eia Asen: »Und wie alt bist du jetzt?« Und Akil antwortet: »Ich bin sieben.«

Tatsächlich ist er erst sechs. Aber er ist sechs Jahre und elf Monate alt und macht sich absichtlich älter, als er ist. Das Alter ist hier nach meiner Meinung signifikant, weil es das Stichwort für ein Spiel mit Altersstufen ist, wie Sie bald sehen werden.

Durch den spielerischen und scherzhaften Austausch zwischen Eia Asen und Akil entstehen mentale Konzepte für altersgerechte Autonomie und für Akils Selbstkonzept in Beziehung zu diesen neuen Konzepten.

Im Video sagt Eia Asen: »Und wie verhältst du dich als Siebenjähriger? Meinst du, ich denke, daß ein Siebenjähriger vor mir sitzt? Oder meinst du, ich denke, daß ich einen Fünfjährigen vor mir habe? Was meinst du, weshalb ich, so, wie du da sitzt, denken könnte, daß du sieben bist?« Akil: »Weil ich vernünftig bin.«

Diese Frage war nicht leicht zu beantworten, aber er hat es geschafft! Bedenken Sie, daß dies ein autistisches Kind mit ADHS sein soll! Wie Sie sehen, sitzt jetzt auch der Vater da. Ein sehr, sehr netter Mann, aber sehr, sehr beschäftigt. Er ist wirklich sehr beschäftigt, denn sie haben alle Hände voll zu tun, ihr Restaurant in London am Laufen zu halten. Auch die Mutter hilft im Restaurant, und weil der Junge ihr ziemlich viel abfordert, muß der Vater noch härter arbeiten.

Im Video sagt Eia Asen zu Akil: »Ich werde deine Mami und deinen Papi gleich fragen, wie oft du vernünftig gewesen bist, seit wir uns das letzte Mal gesehen haben. Die Antwort kann lauten nie, manchmal, oft, meistens oder immer. Was meinst du, was sie antworten werden?« Akil sagt: »Wahrscheinlich manchmal.« Der Vater sagt: »Mir gegenüber ist er ziemlich oft sehr vernünftig.« Dann sagt Akil zu Eia Asen: »Und weil ich Papi heute Morgen einen Kuß gegeben habe, fand er mich noch besser.« Eia Asen fragt: »Weil er von dir einen Kuß bekommen hat?« Akil antwortet: »Ja.« Eia Asen fragt: »Schläft dein Papi morgens?« Akil antwortet: »Ja, weil er erst um drei oder vier Uhr früh zurückkommt.« Dann sagt Eia Asen: »Jetzt werde ich deine Mutter fragen, wie vernünftig du warst.« Die Mutter antwortet: »Manchmal.«

Er hat seine Mutter also richtig eingeschätzt. Bei unserem vorigen Treffen, in der dritten Sitzung, zu der er allein kam, befragte ich ihn, wie Sie gleich sehen werden. Außerdem gab ich ihm ein Stethoskop. Ich habe Stethoskope, weiße Kittel und ähnliche Dinge, weil ich früher einmal ein normaler Arzt war. Und ich versuche, Kinder mit ihrer Hilfe dazu zu bringen, ihren eigenen Gedanken und Gefühlen zuzuhören oder die Gedanken und Gefühle ihrer Eltern zu hören. Ich gab Akil also ein Stethoskop und forderte ihn auf, darüber nachzudenken, wie es ist, wenn er sich ängstlich oder traurig fühlt. Ich brachte ihn dazu, mit dem Stethoskop verschiedenen Teilen seines Körpers zuzuhören.

Im Video trägt Akil ein Stethoskop um den Hals, und es folgt ein Dialog, indem Eia Asen sagt: »Jetzt haben wir etwas geübt, nicht wahr? Was haben wir denn geübt?« Akil sagt: »Im Raum sein – fünf Sekunden, zehn Sekunden, zwanzig Sekunden …« Eia Asen: »Und wie war das?« Akil: »Hab keine Angst gehabt.« Eia Asen: »Nein, eigentlich nicht. Warum hast du denn keine Angst gehabt?« Akil antwortet: »Weil ich gelernt habe, keine Angst zu haben.« Eia Asen fragt: »Und wie hast du das gelernt?« Akil: »Von meiner Mami.« Dann fragt Eia Asen: »Wie hat sie dir das beigebracht?« Und Akil antwortet: »Sie hat gesagt, daß sie mich verlassen wird für … wenn man Angst hat, kann man nicht schlau sein.« Eia Asen fragt: »Hat sie das gesagt? Das ist gut. Aber manchmal hast du auch Angst, wenn du in deinem Zimmer bist. Wovor hast du denn Angst?« Akil antwortet: »Ich habe Angst vor ... Ratten. Und ich habe Angst vor ... Fledermäusen.« Eia Asen fragt: »Vor Ratten und Fledermäusen also. Aber kommen die denn in dein Zimmer? Hast du sie schon einmal in deinem Bett gesehen?« Akil antwortet: »Nein, aber einmal habe ich eine Maus gesehen.« Eia Asen sagt: »Und glaubst du ... Was machen Mäuse denn? Dich aufessen?« Akil lacht und sagt: »Neeeeh! Sie kommen nur zu einem. Aber ich habe mehr Angst vor ... Und ich habe auch Angst vor Moskitos. Und vor Bienen.« Eia Asen fragt: »Aber kommen die denn in dein Zimmer? Warum hast du Angst vor ihnen – sie könnten jetzt in diesen Raum kommen, nicht wahr? Was würdest du dann tun?« Akil: »Einfach weglaufen.« Eia Asen fragt: »Und in deinem Zimmer?« Akil antwortet: »Hmmm ... Mückenspray auf die Haut machen.« Asen fährt fort: »Sag mir noch etwas über deine Mami und deinen Papi. Wer hilft dir mehr, wenn du Angst hast? Deine Mami oder dein Papi?« Akil antwortet: »Mein Papi.« Asen: »Wieso?« Akil: »Weil wenn ich manchmal Angst habe, kommt er immer zu mir. Eia Asen sagt: »Und deine Mami tut das nicht?« Akil antwortet: »Doch, manchmal sie auch.«

Hier zeigt sich, daß er die Fähigkeiten seines Vaters und seiner Mutter, seine Angst einzugrenzen, unterscheiden kann.

In dieser Sequenz stellt Eia Asen Realitätsprüfungsfragen und erforscht Akils Fähigkeit, Repräsentationen von exekutiven Funktionen zu entwickeln. Beides sind in der Zeit des zweiten Entwicklungsschubs wichtige Coping-Fertigkeiten.

Im Video sagt Eia Asen: »Das heißt, wenn du brüllst und schreist, kommt dein Papi?« Akil antwortet: »Ja, aber ich brülle und schreie nicht.« Eia Asen erwidert lächelnd: »Nein, das tust du nicht. Und was meinst du, ab wann du allein schlafen solltest? Wie alt mußt du sein, um allein schlafen zu können?« Akil antwortet: »Sieben ... elf.«

Er erhöht!

Im Video sagt Eia Asen: »Elf? Sieben? Du bist doch bald sieben, oder?« Akil (insistierend): »Ich bin sieben!« Eia Asen erwidert mit einem Lächeln: »Ääähmm – du bist sieben, aber wann?« Akil antwortet: »Ich bin sieben«, und Eia Asen erwidert mit gespielter Skepsis: »Ist das wirklich wahr? Schau mich an, und sag mir, ob das wahr ist.« Akil schaut ihn unschuldig an und sagt: »Ja«, und Eia Asen erwidert: »Und jetzt schau dir dein Gesicht an ...«

Ich habe eine Kamera, eine sehr einfache, und man kann den Bildsucher umdrehen, so daß der Betrachter sich selbst im Sucher sehen kann. Er schaut sich also jetzt, während wir miteinander reden, selbst an.

Im Video sagt Eia Asen: »Was sagt dieses Gesicht dir?« Akil antwortet, immer noch mit einem unschuldigen Gesichtsausdruck: »Ich bin sieben«, und Asen sagt: »Wenn du so ein Gesicht sehen würdest, würdest du diesem Menschen dann glauben, oder würdest du denken, daß er dir etwas vorschwindelt? Meinst du, daß es in diesem Gesicht etwas gibt, daß dich denken läßt: ›Vielleicht ist das, was er erzählt, doch nicht die ganze Wahrheit.‹?« Dann sagt Asen: »Woran würdest du erkennen, daß er nicht die Wahrheit sagt? Wenn er erst sechs Jahre und ein paar Monate wäre, also noch nicht ganz sieben, woran würdest du dann erkennen, daß er nicht die Wahrheit sagt? Wie würde dieses Gesicht aussehen?«

Im Publikum wird an dieser Stelle viel gelacht. Eia Asen schüttelt den Kopf: »Er führt mich an der Nase herum. ... Deshalb mache ich noch ein wenig weiter damit. Ich will herausfinden, ob ich seine Sichtweise verändern kann. Allerdings gelingt mir das nicht besonders gut ...«

Im Video sagt Akil: »Ich bin fast sieben, aber manchmal vertue ich mich.« Eia Asen fragt: »Verhältst du dich die meiste Zeit über wie ein Siebenjähriger?« Und Akil antwortet: »Manchmal, aber gestern war ich wie ein Zehnjähriger.« Eia Asen fragt neugierig: »Ach wirklich? Was hast du denn getan?« Akil erklärt: »Da war ein Mann und eine Frau, die mir eine Violine gekauft haben, und sie werden mir auch noch eine Trommel kaufen. Ein Schlagzeug, auf dem ich dann spielen kann. Und wir waren so freundlich zu ihnen, daß sie gesagt haben: ›Wir kaufen dir noch eine Trommel dazu‹, und die Frau hat eine Violine, die ist elektrisch.« Eia Asen fordert Akil auf: »Schau dir dein Gesicht an. Wenn du es siehst, meinst du dann, derjenige, der mir die Geschichte erzählt hat, sagt die Wahrheit?« Akil antwortet: »Ja.« Eia Asen fragt: »Und derjenige, der vorher über den Geburtstag geredet hat, meinst du, daß er die Wahrheit gesagt hat, oder hat er vielleicht nur einen Teil der Wahrheit gesagt?« Akil antwortet: »Die Wahrheit.« Eia Asen fragt: »Nur die Wahrheit?« Akil spielt in seinem ansonsten unschuldig wirkenden Gesichtsausdruck mit einem Lächeln: »Ja.«

Im Publikum wird noch mehr gelacht. Eia Asen sagt: »Okay, ich hätte hier aufhören sollen, aber ich habe es einfach nicht geschafft. ... Ich werde die Aufnahme an dieser Stelle ein wenig vorspulen.«

Im Video fragte Eia Asen Akil: »Was ist heute für ein Datum?« Akil antwortet: »Der fünfte April.« Und Eia Asen antwortet: »Wow, du weißt aber ziemlich viel. Liegt der fünfte April denn vor oder nach dem 19. Mai?« [Akils Geburtstag] Und Akil antwortet triumphierend: »Danach!«

Lachen im Publikum. Eia Asen kommentiert: »Wie Sie gesehen haben, hat er mich ausgetrickst!«

Während dieses Dialogs spielen Eia Asen und Akil mit ihren inneren Repräsentationen der inneren Repräsentationen ihres Gegenübers. Akil ist klar, daß er Eia Asen an der Nase herumführt, und dieser weiß natürlich auch, daß Akil dies tut, und läßt es geschehen, spielt damit und versucht, Akil dazu zu bringen, die Wahrheit zu sagen, teilweise indem er überprüft, ob Akil sich selbst direkt auf dem Monitor der Kamera anschauen kann. Akil gewinnt diesen spielerischen Kampf mit Worten, und Eia Asen akzeptiert dies wohlwollend. Auf präfrontaler Ebene wird hier das Prinzip demonstriert, das wir in Peter Levines und Jukka Mäkeläs Arbeit gesehen haben, nämlich daß der mächtigere Erwachsene sich ein »Handicap« auferlegt, um das Kind gewinnen zu lassen.

Im Video sagt Eia Asen zu Akil: »Bist du manchmal wie ein Zweijähriger?« Akil antwortet: »Nein!« Dann fragt Eia Asen: »Erinnerst du dich noch daran, wie es war, als wir uns das erste Mal gesehen haben?« Akil erwidert: »Ja. Da war ich wie ein Einjähriger!« Während dieses Gesprächs ist Akil sichtlich entspannt und glücklich und spielt mit dem Bürostuhl Karussell.

Wir sehen hier ein phantastisches Beispiel für Selbstwertschätzung. Er selbst sagt, er habe sich wie ein Einjähriger verhalten. Und anschließend redet er über seine Eßgewohnheiten und dergleichen.

Im Video sagt Eia Asen zu Akil: »Aha, wie ein Einjähriger. Da lag ich also falsch, okay. Was hast du denn da getan, woran ich hätte merken müssen, daß du wie ein Einjähriger warst?« Akil sagt: »Daß ich nicht gehört habe natürlich.« Eia Asen: »Daß du nicht gehört hast. Sonst noch etwas?«

Akil: »Hab nicht gegessen.« Eia Asen fährt fort: »Ja, du hast etwas gegessen, aber wie hast du gegessen?«

Akil antwortet: »Meine Mami hat mich gefüttert ...« (kichert).

Ich möchte Ihnen als Publikum jetzt eine Frage stellen: Wer von Ihnen meint, daß dieses Kind eine schwere autistische Störung hat? [Lachen] Okay. Und wie steht es mit ADHS? Gut. Deshalb schätze ich die Situation dieses Jungen sehr positiv ein. Die Frage ist, ob die Eltern das auch so sehen können. Daher sagte ich zu Akil: »Wenn ich dieses Video deiner Mami und deinem Papi zeige, was meinst du, was sie dann denken? Würde ihnen gefallen, was sie da sehen? Oder nicht gefallen? Oder wäre es ihnen vielleicht peinlich?« Er antwortet: »Nein, ich möchte, daß sie sehen, was ich zu dir sage.«

Nun schauen wir uns also in Sitzung 4 auf einem Laptop meine Arbeit mit Akil in der vorherigen Sitzung an. Mich interessieren die Reaktionen der Eltern. Die Technik, die ich benutze, besteht darin, daß ich immer wieder die Aufnahme anhalte und frage: »Was meinen Sie, warum er das sagt und weshalb er das tut?« Und zu Akil: »Was meinst du, was deine Mami und dein Papi darüber denken?« usw. Ich benutze also, während wir uns die Videoaufnahme auf dem Laptop anschauen, den Mentalisierungsrahmen und bringe sie dazu, zu verstehen, warum er dies oder etwas anderes gesagt hat.

Und wenn sich beide Eltern zusammen mit Akil solche Situationen ansehen, diesen wundervollen Kontakt zwischen Mutter und Sohn, könnte man sich unter anderem mit der Mutter-Sohn-Dyade beschäftigen und damit, daß sie den Vater ausschließen könnte. Beispielsweise könnte man sagen: »Was für ein wundervolles Paar. Ist es nicht wunderschön, wie sie miteinander umgehen?« Und anschließend könnte man den Vater fragen: »Wie fühlen Sie sich, wenn Sie dies sehen, Mr. Maher?« Auf diese Weise könnte man die Temperatur wieder ein wenig erhöhen. Aber ich beschließe, das nicht zu tun, sondern bei den Augenblicken zu bleiben, die Akils erstaunliche Kompetenz demonstrieren, seinen phantastischen Humor, seine Fähigkeit, sich selbst anzuschauen, auch aus der Distanz oder aus einer humorvollen Distanz. Die Selbsteinschätzung. Nur zwei oder drei Wochen vorher, als er mich wahrscheinlich noch wegen meiner Beharrlichkeit haßte und er nicht essen konnte usw. … Damals war er wahrscheinlich noch auf der Stufe eines Einjährigen, nicht auf der eines Zweijährigen, wie er völlig richtig feststellt.

Video-Feedback zu nutzen, um sich von außen zu betrachten, ist keine spezifische Technik, aber wir benutzen es bei unserer Arbeit immer mehr, mit sehr positiven Auswirkungen. Beispielsweise wollte der Vater auch die Aufnahme von der ersten Sitzung sehen, in der Akil sich geweigert hatte zu essen. Faszinierend ist, daß die Mutter dasitzt, sich die Situation anschaut und sich beim Anschauen des Videos fast im gleichen Zustand befindet wie vier Wochen vorher, als ich sie aus dem Therapieraum geschickt hatte. Sehr angespannt und voller Angst. Akil ist entspannt und lacht. Und der Vater ist sehr respektvoll. Er lacht nicht, aber man sieht …

> Dies alles läßt mich denken, daß noch einiges zu tun ist, wahrscheinlich mit der Mutter, oder mit der Mutter und dem Vater. Das ist der nächste Schritt unserer Arbeit. Und weil ich oft mehr zu tun habe als meine Kollegin, erklärt sie sich bereit, dies zu übernehmen. Wir befinden uns also in den Sitzungen 5 und 6, die in zweiwöchigem Abstand stattfinden, und die Mutter wird allein eingeladen. Diesen Kontext haben wir mit der Familie vorbereitet, denn am Ende der letzten Sitzung habe ich im Beisein aller Familienmitglieder gesagt: »Wir können uns wieder treffen. Was meinen Sie, wer an diesen Treffen teilnehmen sollte? Welchen Vorteil hätte es, wenn Sie alle zusammen kämen? Und welche Vorteile und Nachteile wären damit verbunden, wenn nur zwei oder einer von Ihnen kämen, etwa nur Vater und Mutter?« Daraufhin sagte die Mutter: »Beim Anschauen dieser Videoaufnahme und durch die damit verbundene Erinnerung an die Situation ist mir klar geworden, daß es in mir etwas gibt, worüber ich nachdenken oder woran ich arbeiten muß.« Deshalb hat sie zwei Sitzungen für sich allein bekommen, in denen sie über die entsetzlichen Umstände zum Zeitpunkt von Akils Geburt sprach und darüber, daß das Kind fast gestorben wäre, und wieso das Kind, das sie vor sich sieht – dieser nette Junge – für sie das Kind ist, das fast gestorben wäre. Deshalb sieht sie ihn gewissermaßen immer noch als sterbenskrank, als ein Kind, das man unablässig füttern muß. Und deshalb hat meine Kollegin zwei Sitzungen lang mit der Mutter an diesen Dingen gearbeitet. Ich muß noch einmal darauf hinweisen, daß die Möglichkeiten unserer Einrichtung nicht gerade luxuriös sind, weshalb wir keine umfassende Therapie anbieten können; aber diese beiden Sitzungen, das kann ich Ihnen versichern, waren nicht nach zehn Minuten schon zu Ende; sie waren beide eine Stunde lang, was nur selten vorkommt. Die Mutter erhielt in dieser Zeit einiges an Hilfe, und ein Teil der Arbeit bestand natürlich in der Auseinanderzusetzung damit, wie ihr Sohn Akil sich aufgrund der Art, wie sie ihn sieht, gesehen fühlt. Sie sieht ihn, behandelt ihn auf eine bestimmte Weise, und das wirkt sich auf seine Selbstsicht aus, und daran zu arbeiten ist ein schwieriges klinisches Problem.

Der Mutter gelang es, ihre Fixierung auf Angst um ihren Sohn so weit zu überwinden, daß sie sich auf sich selbst und ihre eigenen Bedürfnisse konzentrieren konnte. Dies ermöglichte ihr zu erkennen, daß sie sich mit ihrem entsetzlichen unaufgelösten inneren Bild von ihrem sterbenden Säugling auseinandersetzen mußte, um ihren Sohn in der Gegenwart als den großen, gesunden Jungen sehen zu können, der er mittlerweile geworden war. Diese

Fähigkeit, die Vergangenheit von der Gegenwart zu unterscheiden und zuzulassen, daß die neue Sicht ihr Narrativ über sich selbst und die verinnerlichten Repräsentationen anderer Menschen veränderte, ist ein weiteres wichtiges Element der Entwicklung der Mentalisierungsfähigkeit in der Zeit des zweiten Entwicklungsschubs.

> Nun sind also ein paar Monate vergangen. Akil macht sich in der Schule gut, er hat Freunde, er ißt gut und kommt generell überall gut zurecht. Er schläft auch allein ... *aber* er klammert sich noch immer sehr stark daran, was seine Mutter denkt, und ist ständig darauf fixiert, als ob er sich nur durch den Geist seiner Mutter hindurch sehen könnte. Die nächsten Videoaufnahmen zeigen, daß er sich jedesmal bei seiner Mutter rückversichert, bevor er etwas sagt. Es wirkt, als würde er von einem Magneten angezogen. Das Gesicht der Mutter ist sehr ausdrucksvoll. Sie ist sehr warmherzig und fürsorglich.

Im Video fragt Eia Asen Akil: »Was wird deine Mami darüber sagen – über das Essen, ›gut‹ und so?« Der Junge schaut seine Mutter an. Eia Asen weist Akil darauf hin, daß er dies tut, und die Mutter versucht, ihr Gesicht zu verbergen, damit Akil sie nicht »lesen« kann. Eia Asen sagt zu Akil: »Siehst du, was deine Mami macht? Sie versucht, sich zu verstecken.«

> Wahrscheinlich fürchtet sie, der deutsche Arzt werde sie tadeln! [Eia Asen ist von Geburt Deutscher, und es werden immer wieder Scherze über seinen angeblich »harten deutschen« Stil gemacht.] Vielleicht hat sie aber auch einfach erkannt, worum es geht, ohne auch nur einen Augenblick an mich zu denken.

Im Video sagt Eia Asen zu Akil: »Vielleicht sollten wir ihr eine Maske aufsetzen, was meinst du?« Akil hatte Lust, das auszuprobieren.

> Ich nehme an, daß er zwar gut darin ist, die Gedanken anderer zu lesen, aber ich frage mich, wie es mit seinem eigenen Geist steht, inwieweit er in der Lage ist, für sich selbst Raum zu beanspruchen und seinem eigenen Denken Geltung zu verschaffen. Oder kann er seine eigene innere Welt nur mit Hilfe seiner Mutter zum Ausdruck bringen? Nun hält die Mutter ihr Kind zwar selbst für normal, doch der Kinderarzt, der die Diagnose gestellt hatte, hatte ihr geschrieben, sie müsse zu einer Nachuntersuchung kommen –

was sechs Monate später geschah –, weil »Ihr Kind unter sehr schwerem Autismus leidet.« Das Gesundheitssystem verstärkt also die Autismus-Idee. Ich persönlich bevorzuge wie Haldor die Einstellung »Vergessen Sie diese Idioten«. Allerdings würde ich es nicht genau so formulieren. … Statt dessen sage ich zur Mutter: »Ich glaube nicht, daß ein autistisches Kind sich so gut schlagen würde wie er. Ich halte ihn nicht für autistisch. Solche Kinder können die Gedanken anderer nicht so lesen wie er. Ich kann Ihnen versichern, daß sie das nicht können.«

Im Video setzt sich die Mutter eine Maske auf. Sie nimmt sich mit geschlossenen Augen irgendeine Maske, damit sie nicht weiß, wie die Maske aussieht bzw. was ihr Sohn sieht. Beim ersten Versuch, die Maske aufzusetzen, hält sie diese falsch herum, und die Mundöffnung befindet sich auf der Stirn. Alle lachen. Schließlich setzt sie sie richtig herum auf. Eia Asen fragt Akil: »Was glaubst du, wie sie sich jetzt fühlt? Schau sie an; ich weiß, daß du sie ständig anschaust.« Akil lehnt sich vor, um das Gesicht aus der Nähe betrachten zu können, und versucht, trotz Maske herauszufinden, was im Geist seiner Mutter vor sich geht.

Wir können Masken auf viele verschiedene Arten benutzen. Hier haben wir die Mutter aufgefordert, eine Maske auszuwählen, ohne zu wissen, welche Maske es ist. Sie wählt nach dem Zufallsprinzip eine Maske aus und setzt sie auf, weiß aber nicht, was ihr Sohn sieht, wenn er sie anschaut. Wenn eine Mutter weiß, daß sie eine Schweinskopfmaske trägt, ist die Situation eine andere. Wenn sie weiß, daß sie für ihn wie ein Schwein aussieht, könnte sie das, was er sagt, in Zusammenhang mit ihrem Aussehen im betreffenden Augenblick verstehen. Wenn sie nicht weiß, wie sie aussieht, wird es für sie noch interessanter und komplizierter zu erraten, was der Junge in ihr sieht.

Nach dieser Sitzung traf die Familie zweimal mit einer Gruppe zusammen und erhielt so Feedback von anderen Familien, wie ich es schon an früherer Stelle erläutert habe. Seither fanden noch ein paar Sitzungen statt, und ich möchte Ihnen jetzt diejenige vorführen, in der diese Familie die anderen Familien kennengelernt hat. Diese Sitzung beginnt sehr interessant – ich hatte die Familie eine Weile nicht gesehen. Die Eltern kommen mit dem Jungen, und zufälligerweise befindet sich in einer Ecke des Raumes ein Globus, eine Weltkugel.

Im Video nähert sich Akil dem Globus und untersucht ihn, und Eia Asen unterbricht seine eigene Interaktion mit den Eltern und folgt dem Jungen, während die Eltern aufmerksam verfolgen, was geschieht. Eia Asen sagt zu Akil: »Wo sind wir denn im Moment? Stell den Globus doch auf den Tisch.«

Ich folge ihm ausnahmsweise einmal! Etwas, das noch nicht untersucht wurde, das aber für die Familien, die zu uns kommen, sehr oft sehr wichtig ist, ist ihr Migrationshintergrund, das Trauma, das sie erlitten haben usw., und wie sehr dies fester Bestandteil der Familienerzählung ist, in die auch das Kind eingeschlossen sein kann.

Eia Asen sagt zu Akil: »Erzähl' mir, woher Papi kommt.« Akil deutet auf dem Globus auf den Irak. »Ja. Und woher stammt deine Mami?« Akil deutet wieder auf einen Punkt auf dem Globus. Eia Asen fährt fort: »Ja. Und wo haben deine Eltern gelebt, bevor sie hierher kamen?« Und Akil antwortet: »Meine Mami hat in Bulgarien gelebt, bevor sie hierher kam. Und mein Papi … im Irak.« Eia Asen sagt: »Irak. Und … habe ich nicht vorhin irgendwas über die Türkei gehört?« Darauf antwortet die Mutter: »Ja. Bevor wir hierher gekommen sind, hat deine Mami in der Türkei gelebt und dein Papi auch.« Der Vater fügt hinzu: »Deine Mami ist in Bulgarien geboren und dein Papi im Irak.« Dann fährt die Mutter fort: »Wir haben eine Zeitlang zusammen in der Türkei gelebt.« Eia Asen fragt Akil: »Haben sie dir denn erklärt, warum das so war?« Akil schaut Eia Asen ein wenig verblüfft an, und dieser erklärt ihm daraufhin: »Wir haben hier ein paar Leute, die wahnsinnig gut forschen können. Willst du ihnen etwas über das Forschen sagen? Weißt du, was Forschen ist? Das ist ein neugieriger kleiner Junge, der fragt: ›Warum seid ihr in der Türkei gelandet?‹«

Dies ist für die Migrantenfamilien, mit denen wir zu tun haben, sehr wichtig; diese Geschichte und was davon man anderen mitteilen kann.

Die Mutter hat eine sehr traurige Geschichte, und das Leben des Vaters im Irak ist für ihn auch mit viel Traurigkeit verbunden. Die Familie der Mutter lebte in Bulgarien und wurde dort verfolgt, weil sie ethnisch zu den Türken gehörte usw.

Außerdem hatte uns die Mutter bei unserem letzten Treffen etwa zwei Monate vorher gesagt: »Wissen Sie was? Ich fühle mich jetzt in der Lage, noch ein Kind zu bekommen.« Die Eltern haben darüber auch mit dem Jungen gesprochen, und so ist dies zu einem weiteren Thema unserer Arbeit geworden. Ich finde es erstaunlich, wie der Junge über die Aussicht, daß seine Mutter noch ein Baby bekommt, spricht und darüber, was für eine Art von Baby er sich wünscht: »Ich hoffe, ich bekomme das richtige.«

Im Video sagt Eia Asen zu Akil: »Bist du jetzt neun Jahre alt?« Akil korrigiert schnell: »Acht.«

Na bitte, er hat etwas gelernt! Alle diese Trickfragen! Nun schaue ich mir an, welche Rolle der Vater in dieser Familie spielt – wozu ich die in solch einem Fall typischen Fragen stelle: Wann ist er zu Hause? Wann nicht? Wie schafft er es, am Familienleben teilzunehmen? Ich höre mir den Bericht der Mutter und den des Vaters darüber an. Nun hören wir etwas über die Großmutter. Die Großeltern werden aus der Türkei zu ihnen ziehen, und die Mutter erklärt, daß die Großmutter im Moment zu Besuch ist und immer genau das Gegenteil von dem tut oder will, was die Mutter für richtig hält. Sie hat das Gefühl, die Großmutter erinnere sich daran, wie kleinkindhaft und krank Akil war und daß er in Lebensgefahr schwebte; die Großmutter sei damals auch dabei gewesen und sei deshalb immer noch traumatisiert. Nun ist die Großmutter für ein paar Monate bei der Familie und behandelt Akil wie ein Baby. Damit müssen wir uns auseinandersetzen, und in zwei Wochen werden wir mit der Großmutter im Haus der Familie arbeiten müssen.

Im nächsten Videoausschnitt spreche ich mit der Mutter über andere Themen. In der Familie wäre zwar noch Raum für ein zweites Kind vorhanden, aber wäre Akil in der Lage, sich den vorhandenen Raum mit einem anderen Kind zu teilen? Die Schwester der Mutter hat eine Tochter im Alter von vier oder fünf Jahren, die für Akil ein wenig wie eine Schwester ist, wenn sie zu Besuch kommt. Akils Mutter erklärt, daß Akil, wenn er ein wenig Zeit mit diesem Mädchen verbracht hat, nichts mehr mit ihr zu tun haben will, daß er das Mädchen dann an keiner seiner Aktivitäten teilnehmen läßt, was sie als Mutter sich wünsche.

Im Video fragt Eia Asen: »Sie ist ein Einzelkind, nicht wahr?« Die Mutter antwortet: »Er ist ein Einzelkind, und sie auch.« Daraufhin Eia Asen: »Aber Sie sagen, es falle ihm schwer, Zeit mit einem Säugling zu verbringen.« Akils Mutter antwortet: »Ja, und er hat sich beklagt ...« Eia Asen fragt die Mutter: »Hat er denn etwas gesagt, woraus hervorgeht, was für ein Baby er sich wünscht?« Dann wendet er sich Akil zu und fragt: »Meinst du, es sei keine gute Idee, wenn Mami und Papi noch ein Baby bekommen?« Akil antwortet: »Nee.« Eia Asen insistiert: »Ich würde gern von dir hören ...« Akil erwidert: »Was ich will, ist ein ziemlich großes ... ein stilles Baby, das nicht ständig alle stört, und ...« Dann beklagt er sich weiter über seine Kusine, die sich wie ein Baby benehme, indem sie ständig Gespräche unterbreche und die Aufmerksamkeit auf sich zu lenken versuche.

Er wünscht sich also ein Baby, das sich gut benimmt! Nun ja, das kann man sich nicht bestellen, nicht einmal übers Internet!

Eia Asen sagt zu Akil: »Du sagst also, wenn es ein Baby in der Familie gibt, dann muß es sich gut benehmen können?« Akil: »Ja.« Eia Asen ein wenig ironisch: »So wie du?« Akil lacht und sagt dann: »Als ich fünf Jahre alt war, konnte ich mich nicht gut benehmen.«

Er erinnert sich also durchaus daran, daß er sich zu dieser Zeit nicht besonders gut benommen hat.

Akil klagt, daß seine Kusine jeden Tag das gleiche will: »Sie schaut sich nämlich jeden Tag Happy Feet *an!«*

Dieses dämliche Mädchen schaut sich jeden Tag *Happy Feet* an. Unfaßbar! Und so laaangweilig! Deshalb bitte ich ihn um Tipps [für den Umgang mit Kindern, die sich wirklich nur schlecht benehmen können]. Ihm fallen weiß wie viele gute Tipps ein. Aber ich werde sie Ihnen nicht nennen; ich will Ihnen etwas anderes zeigen.

Erinnern Sie sich noch, daß ich mit Akil über die Kamera gesprochen habe und daß er sagte: »Gestern war ich wie zehn Jahre alt«, weil da diese netten und großzügigen Leute mit der Geige waren? Tatsächlich hatte ihm einer von ihnen eine Geige gegeben; außerdem hatten sie eine elektrische Geige gehabt, vielleicht für später. Letzten Freitag kam er direkt von seiner ersten Geigenprüfung zur Therapie. Deshalb hatte er seine Geige dabei und wollte uns etwas vorspielen. Nach einem Jahr Unterricht spielt er wirklich schon sehr schön; Sie werden das gleich hören. Er hat also die Geige mitgebracht, und er will für uns spielen. Und Sie werden sehen, wie ich dies im Hinblick auf den Rhythmus nutze.

Im Video spielt Akil auf seiner Geige – seine Mutter bietet an, die Noten für ihn zu halten. Eia Asen fragt die Mutter: »Sind Sie ein Notenständer oder eine Mutter?!«

Da ist noch viel zu tun! Warum sollte die Mutter nicht als Notenständer fungieren? Da bin ich ein wenig zu streng, oder?

Akil spielt eine Weile auf der Geige. Dann spielt Eia Asen auf seiner Geige ein kurzes Stück, und Akil hört zu.

Er hat mich gefragt, ob ich eine elektrische Geige habe, und ich besitze tatsächlich eine. Ich habe sie zu dieser Sitzung mitgebracht, eigentlich nur so zum Spaß.

Akil und Eia Asen spielen zusammen auf ihren Geigen. Die Atmosphäre wird ziemlich intensiv. An einem bestimmten Punkt erhebt Akil Einspruch und sagt: »Nein! Du darfst das nicht wie uuiiiiiiih spielen [ein langgezogenes Glissando].«

Aber ich spiele nun einmal gern schmalzig.

Eia Asen sagt zu Akil: »Ich werde nun etwas für dich spielen, und du sollst mir sagen, was für eine Stimmung das ausdrückt oder welche Geschichte dahinter steckt. Okay?« Er spielt eine kurze Passage und fragt, wer die Person, die in der Musik zum Ausdruck kommt, sein könnte. Akil antwortet: »Dornröschen!« Eia Asen fragt: »Dornröschen also. Ist diese Person sehr glücklich oder …?« Akil antwortet: »Sehr traurig.« Eia Asen fragt: »Warum?« Akil antwortet: »Weil die Musik sehr traurig ist.«

So beginne ich einen Dialog mit ihm, spiele verschiedene Arten von Musik, um herauszufinden, ob er die musikalische Atmosphäre erfassen kann. Und schließlich landen wir bei … nein, das ist zu peinlich. Ich will es Ihnen nicht vorführen. Ich spiele ein bulgarisches Volkslied für die Mutter. Aber das ist zu schmalzig!

Eia Asens Aufforderung, sich die Person vorzustellen, die in der Musik dargestellt wird, bringt Akil dazu, seine Mentalisierungsfähigkeit auf einem ziemlich hohen Niveau zu benutzen, weil er dazu die mit einem Musikstück verbundene limbische Empfindung erkennen, symbolisieren und zu einer Geschichte in Beziehung setzen muß. Das gelingt ihm problemlos.

An diesem Punkt stehen wir momentan. Für den Jungen war es sehr wichtig, seine Fertigkeiten vorzuführen … für mich wahrscheinlich auch … Wenn wir ein Jahr in der Zeit zurückgehen, sehen wir, daß sich der Junge vor mir fürchtete, weil er sich verfolgt fühlte. Inzwischen hat er sich erstaunlich gut entwickelt. Es liegt immer noch einiges an Arbeit mit seiner Mutter und deren Mutter vor uns und auch ein wenig Arbeit mit seinem Vater. Aber Schwierigkeiten in der Schule gibt es nicht mehr, und Akil hat viele Freunde. Die Mutter hat ungefähr ein Jahr gebraucht, bis sie in der Lage war, ihn als normalen Jungen zu sehen; für den Vater war das leichter. Die Tatsache, daß beide darüber nachdenken, noch ein Kind zu bekommen, ist eine sehr positive Entwicklung. In der letzten Sitzung hat Akil zu mir gesagt: »Ich mache mir Sorgen darüber, was mit Mami passieren könnte, wenn das neue Baby kommt, weil ich in der Schule eine Geschichte gehört habe, daß eine Mami gestorben ist, als sie ihr Baby bekam.« Diese Geschichte spielt also für Akil im Hintergrund auch eine Rolle.

Zusammenfassung

In diesem Kapitel wurden die Arbeit in der Zeitspanne des zweiten Entwicklungsschubs an höheren mentalen Kompetenzen und ein Therapieprozeß beschrieben, der den präfrontalen Kompaß sowie die in dieser Zeit neu auftauchenden Fähigkeiten erfordert. Charakteristisch für diesen Prozeß war Akils Muster einer unaufgelösten Mutterbindung. Indem Eia Asen Akil auf einer seinem Alter gemäßen Ebene forderte und dabei vom Humor Gebrauch machte, konnte er an der Entwicklung der Mentalisierungsfähigkeiten des Jungen arbeiten. Der Prozeß bezog sich auch auf die unaufgelöste Bindung der Mutter zu ihrem Sohn, die sehr starr wirkte und Einzelarbeit mit der Mutter erforderlich machte, unabhängig von der therapeutischen Arbeit mit Akil. Bei der Arbeit sowohl mit Akil als auch mit seiner Mutter nutzte Eia Asen mentalisierende Narrative und Realitätsprüfungen. Sein Ansatz war konfrontativ, doch mit seiner immer humorvollen und heiteren Herangehensweise gelang es ihm, Akil und die Mutter dazu zu bringen, sich von außen zu sehen und sich auf einen Mentalisierungsprozeß einzulassen. Dadurch wurde die Mentalisierung höheren Ranges einbezogen, zu der nun sowohl Akil als auch seine Mutter Zugang hatten. Somit agierte Eia Asen sowohl Akil als auch seiner Mutter gegenüber in der Zone der nächsten Entwicklung.

KAPITEL 7

Der Therapeut in der Rolle des Karawanenführers

»Ein Kind kann sich nur wirklich sicher fühlen, wenn ihm jemand den Weg weist. Und wenn es sich sicher fühlt, hat es Raum, um die Welt zu erforschen und Freude und Spaß zu haben.«

— Jukka Mäkelä

Psychotherapeutische Arbeit mit Kindern basiert darauf, daß man als Therapeut den Zustand des Kindes mittels Blickkontakt, Wahrnehmung des ganzen Körpers, Prosodie (Sprechrhythmus, Register und emotionale Tönung der Stimme) usw. versteht und physisch und mental darauf reagiert. Der erweiterte intersubjektive Raum, der bei normalem Entwicklungsverlauf im Alter von sieben bis neun Monaten nach der Geburt reift, erschließt neue Möglichkeiten und neue Arten des Zusammenseins mit anderen. Erlebnisse werden mitgeteilt, und das Zusammensein mit anderen Menschen entfaltet sich im Augenblick, bevor das Erlebte übermittelt oder verbal ausgedrückt wird. Veränderung basiert auf realen Erlebnissen, und das Nervensystem entwickelt sich durch subjektive Erlebnisse, während sie sich entfalten. Stern (2004/2005) hat erklärt, daß Ereignisse *gelebt* werden müssen, wobei Gefühle und Handlungen in Echtzeit, in der realen Welt und im Kontakt mit realen Menschen stattfinden. Stern erwähnt drei für die frühe intersubjektive Bezogenheit wichtige mentale Zustände. Der erste ist die Fähigkeit, in einem Feld gemeinschaftlicher Aufmerksamkeit aktiv zu sein; der zweite ist das Erleben gemeinsamer Intentionen; und der dritte beinhaltet, daß man an den affektiven Zuständen anderer Menschen teilhaben kann. Diese drei mentalen Zustände sind Vorbedingungen für einen therapeutischen Prozeß.

Im therapeutischen Prozeß geht es vor allem darum, daß der Therapeut in der Lage sein muß, das Gefühl zu erzeugen, daß er mental beim Kind ist und daß er auf seine Signale hört, aber auch, daß er die Verantwortung für Veränderungsprozesse übernimmt. In diesem Kapitel befassen wir uns mit dieser asymmetrischen Verantwortung im Hinblick auf das Ziel, einen anhaltenden Veränderungsprozeß zu initiieren, in dessen Verlauf der Therapeut wie eine affektiv eingestimmte Mutter die Selbstregulation und den Prozeß der Identitätsentwicklung in Gang setzt.

Authentizität, Erdung und völlige Präsenz des Therapeuten

Wie schon in Kapitel 1 erwähnt, finden in einer Psychotherapie Veränderungsprozesse statt, wenn zwei Menschen in einem Augenblick gegenwärtigen Erlebens Kontakt zueinander aufnehmen. Dies geht mit dem Gefühl »›Ich weiß, daß du weißt, daß ich weiß‹ oder: ›Ich fühle, daß du fühlst, daß ich fühle‹« (Stern 2004/2005, S. 88) einher und beinhaltet die Fähigkeit, die Emotionen eines anderen Menschen zu begreifen. Fehlt eine solche intersubjektive Verbindung, erzeugt eine Begegnung oft so starke Angst, daß Defensivstrategien mobilisiert werden. Es geht nicht darum, die Bedürfnisse des Kindes zu befriedigen, sondern darum, das Kind zu verstehen und sich auf ein gemeinsames Erlebnis mit ihm einzulassen.

Erlebt das Kind, daß es ohne jedes Urteil akzeptiert wird, wird es in seinem Erleben der Welt bestärkt. Diese Form des Anerkennens impliziert unmittelbare emotionale Präsenz, Zugänglichkeit und Selbstabgrenzung. Der Augenblick ist immer neu, doch die relationalen Verhaltensmuster werden wiederholt, ohne genau gleich zu bleiben. Im Hier und Jetzt entfaltet sich etwas, das sich noch nie zuvor genau auf diese Weise entfaltet hat, und jeder Augenblick enthält eine Möglichkeit, das Neue mit Aspekten früherer Erlebnisse zuzulassen. Erlebnisse der Reziprozität manifestieren sich in einem improvisierten Prozeß im Augenblick, und diese Erlebnisse schließen die früher entstandenen inneren Repräsentationen beider Beteiligter ein. Im intersubjektiven Feld werden die Erlebnisse vielfältiger, wenn der Zugang zu ihnen erschlossen ist und sie Raum zur Entfaltung haben. Wir stimmen uns dann auf die Affekte unserer Kommunikationspartner ein und teilen sie, wann immer möglich, mit, und wir treten auf der gleichen Intensitätsebene und mit einander entsprechenden Emotionen in Kontakt.

Hafstad und Øvreeide (in Hart 2011) weisen ausdrücklich auf das angeborene menschliche Potential hin, sich in rhythmischen und auf wechselseitiger Einstimmung basierenden Interaktionen zu engagieren, wobei wir selbst und unser Gegenüber innere Zustände und Erlebnisse zum Ausdruck bringen. Es wirkt vitalisierend auf das Kind, wenn es von einem Erwachsenen mit einer markierten vokalen Prosodie und einem entsprechenden Rhythmus konfrontiert wird. Zeigen Erwachsene, daß sie die Zustände, Emotionen und Bedürfnisse eines Kindes kennen und nachvollziehen können, reagiert das Kind darauf; findet diese Form von Synchronisation in der Kindheit nicht statt, entstehen Entwicklungsprobleme. Øvreeide erklärt: »Am aktuellen mentalen Zustand des Kindes teilzuhaben ist bei dieser essentiellen Form der Unterstützung ausschlaggebend … Wir erlangen Präsenz in den Zuständen und Bedürfnissen des Gegenübers. ›Der Zustand des anderen wird zu unserem eigenen‹« (Øvreeide 2001, S. 25). Durch aktive Einstimmung wird der Therapeut für das Kind sichtbar. Auf diese Weise wird das Kind sowohl des Therapeuten als auch seiner eigenen mentalen Zustände gewahr – bezogen auf unser Kompaßmodell bezeichnen wir dies als ego-/alterozentrische Partizipation im Bereich des limbischen Kompasses. Ein zentraler Aspekt des Entwicklungsprozesses ist somit, sich mit den Augen eines anderen Menschen zu sehen, und genau das geschieht in gemeinsamen Augenblicken gegenwärtigen Erlebens. Aufgrund der Neugier und Eingestimmtheit des Therapeuten gelangen die inneren Repräsentationen des Kindes in einen intersubjektiven Raum, der sich von dem intersubjektiven Feld unterscheidet, aus dem die inneren Repräsentationen stammen. In diesem intersubjektiven Feld wird die Erlebenswelt des Kindes transformiert; im Erlebenspotential ist das transformative Potential enthalten.

Im Grunde basiert Empathie auf der Fähigkeit, sich auf den Affekt eines anderen Menschen einzustimmen und zu ihm in Resonanz zu treten. Positive Einstimmung fördert Vertrauen und wirkt auf Bindungsbeziehungen als treibende Kraft. Der Therapeut muß dem Kind gegenüber eine vitalisierende positive Einstimmung kreieren, um diesen Hintergrund der Resonanz und Synchronizität zur Entwicklung einer Bindung zum Kind nutzen zu können, die dessen Entwicklung unterstützt und die vorher genutzten Beziehungsstrategien, welche die psychische Entwicklung beeinträchtigt haben, in ihrer Wirkung einschränkt. Ist der Therapeut empathisch auf den inneren Zustand des Kindes eingestimmt, wird der Kontakt zu ihm verstärkt und vitalisiert (Stern 1984; Trevarthen 1979).

Die Augenblicke gegenwärtigen Erlebens erzeugen eine emotionale Verletzlichkeit, die ein Erlebnis der Selbstoffenbarung zur Folge haben kann. Der Therapeut muß gut in seiner eigenen Persönlichkeit verwurzelt sein und darf sich beispielsweise weder verängstigen lassen noch sich zurückziehen; vielmehr muß er emotional präsent sein und für das Kind zugänglich bleiben.

Die emotionale Zugänglichkeit trägt zur Entstehung einer Atmosphäre der Gelassenheit bei. In der therapeutischen Beziehung, für die asymmetrische Verantwortlichkeit kennzeichnend ist, muß der Therapeut zwischen Affekten, die vom Kind ausgehen, und solchen, die er selbst hervorbringt, unterscheiden, und er muß die Emotionen des Kindes fassen können, ohne mit ihnen zu verschmelzen (Morgan 1998; Schibbye 2005). Das emotionale Engagement des Psychotherapeuten und sein Vertrauen zum präzisen Timing seiner eigenen Empfindungen sind ungeheuer wichtig. Die Traumatisierung, die in Einsamkeit erfolgt, muß durch Kontakt geheilt werden.

Während der Konferenz wies Haldor Øvreeide darauf hin, daß in einem dialogischen Prozeß, in dem es um schwierige und emotional belastende Themen geht, das Kind oft nicht bereit ist, sich mit dem angesprochenen Thema zu befassen und dabei zu verweilen. Kommt der Therapeut auf den traumatischen Vorfall oder die Herausforderung zu sprechen, ist damit zu rechnen, daß das Kind eine andere Initiative ergreift. Der Therapeut stellt einen Kontakt her und erwartet, daß das Kind dem folgt, aber sobald er auf das problematische Thema zu sprechen kommt, bricht das Kind den Kontakt ab, indem es eine in eine völlig andere Richtung weisende Initiative ergreift, wie es im Video mit Olaf zu erkennen war, wo er sagte: »Ich will eine Sonnenblume zeichnen.« Im genannten Fall entschied sich Haldor Øvreeide, sich auf Olafs Initiative einzulassen, was ihm ermöglichte, selbst mit einer neuen Initiative fortzufahren. Der Therapeut muß damit rechnen, daß er sich auf das zentrale Thema zunächst zubewegt und sich dann wieder davon entfernt: Um bei der Arbeit an emotional belastenden Themen den Kontakt aufrechterhalten zu können, muß Olaf das Gefühl haben, er habe die Kontrolle über den Prozeß. Der Grund ist nicht unbedingt, daß mit bestimmten Themen oder Problemen belastende Empfindungen verbunden sind; entscheidend sind die Beziehungen, nicht die Themen an und für sich. Deshalb liegt Haldor Øvreeide so viel daran, Olafs Selbstregulation zu unterstützen, indem er seiner Initiative folgt. Dies gibt dem Jungen das Gefühl: »Ich kann den Prozeß selbst steuern; der Erwachsene bestimmt nicht alles, was geschieht.« Entscheidend ist, daß man dem Kind ermöglicht, sich auf den Dialog einzulassen und sich wieder daraus zurückzuziehen.

Im Therapieprozeß muß der Therapeut das richtige Verhältnis zwischen Gebundenheit und Autonomie sowie zwischen wechselseitiger Regulation und Selbstregulation ansteuern. Manche Kinder, die mit unsicheren Bindungsmustern aufgewachsen sind, haben sich in ihre eigene innere Welt zurückgezogen und sich auf diese Weise isoliert, um sich zu schützen. Respektiert der

Therapeut dieses Bedürfnis nach psychischer oder physischer Distanzierung, fühlt sich das Kind verstanden. Mit Hilfe der Distanzierung kann es sich organisieren und reorganisieren und sein Arousalniveau beeinflussen, so einen Zustand emotionaler Ausgeglichenheit erreichen und sich auf kognitiver Ebene organisieren: Dies alles sind Funktionen der Selbstregulation. Der Rückzug spiegelt ein psychobiologisches Bedürfnis und unterstützt die Entwicklung von Coping-Strategien. Säuglinge distanzieren sich, indem sie Blickkontakt vermeiden, sich die Hände vor die Ohren halten oder die Augen schließen.

Viele Kinder übermitteln oberflächlich die Botschaft, sie wollten in Ruhe gelassen werden. Es wäre jedoch verfehlt, diese Botschaft für bare Münze zu nehmen, denn allein gelassen oder verlassen zu werden macht Kindern auch angst. Um trotz ihres Rückzugs oder ihres Vermeidungsverhaltens gefunden zu werden, brauchen sie eine empathische Einladung, die darauf zielt, sie in eine angenehme Beziehung einzubeziehen – eine Beziehung, in der sie das Gefühl haben, wirklich gesehen zu werden. Um eine Verbindung zu spüren, muß ein Kind auf intensive, persönliche Weise den Fokus der Aufmerksamkeit von Erwachsenen spüren. Es muß dafür gesorgt werden, daß das Kind das Gefühl hat, »gesehen« und »gehört« zu werden. Zum Kontakt anregende Aktivitäten sind angenehme Stimulation, Abwechslung sowie eine neue Sicht des Lebens, die dem Kind verständlich macht, daß Überraschungen erfreuen und neue Erlebnisse angenehm sein können. Das Engagement fördernde Aktivitäten sind gewöhnlich mit Blickkontakt verbunden, können aber auch physischen Kontakt, Spiel, Spaß, Fokussieren der Aufmerksamkeit auf die Reaktionen der anderen Person und oft Augenblicke gemeinsamen Erlebens von Überraschung und Freude beinhalten (Hart 2011).

Die Verantwortung liegt immer bei der Person an der Spitze der Hierarchie

Niemand kann lernen, die Gefühle eines anderen Menschen zu verstehen, ohne daß zwischen den beiden Beteiligten eine Verbindung besteht, die auf dem Prozeß interpersonaler Improvisation und auf Augenblicken gegenwärtigen Erlebens basiert. Sogar relativ unbedeutende nonverbale Einstellungen, beispielsweise wie der Therapeut das Kind anschaut, können zu positiven Erlebnissen der Bezogenheit führen, und im Therapieprozeß kann eine Beziehung aufgebaut werden, die sich von einer potentiell unsicheren Bindung unterscheidet, welche das Kind in früheren Beziehungen entwickelt hat. Eine affektive und mentalisierende Fähigkeit kann sich nur in einer engen Beziehung zu einer wichtigen Bezugsperson entwickeln (Fonagy 1999).

In der Beziehung zwischen primärer Bezugsperson und Kind unterstützt die Bezugsperson das Kind in seinem Bemühen, sich in einem sozialen Kontext zu engagieren, in dem es Möglichkeiten zu lernen nutzen kann. Außerdem »borgt« sich das Kind in solch einer Beziehung das stärker entwickelte Bewußtsein der primären Bezugsperson und nutzt es als »Gerüst« bzw. als Grundlage (Bruner 1985). Das Kind drückt seine Bedürfnisse aus, und die Bezugsperson reagiert darauf und kommt ihrer Verantwortung nach. In jeder asymmetrischen Beziehung, wozu die Mutter-Kind-Beziehung, die Lehrer-Schüler-Beziehung und die Therapeut-Klient-Beziehung zählen, ist die Verantwortung ungleich verteilt. Wie die primäre Bezugsperson muß auch der Psychotherapeut für seine Ziele Verantwortung übernehmen und sich der Asymmetrie seiner Beziehung zum Klienten ständig bewußt bleiben. Wie in der Beziehung zwischen primärer Bezugsperson und Kind hängt die optimale Entwicklung auch in einer therapeutischen Beziehung von einer auf Gleichheit und gleich starkem Engagement basierenden Beziehung zwischen Therapeut und Kind ab, die aber in eine asymmetrische Gewichtung der Verantwortung eingebettet ist, wobei der Therapeut Verantwortung für das Setting, die Einstimmung und die Steuerung übernimmt. Er muß einen Raum für die Selbstorganisation des Kindes zur Verfügung stellen und das Kind in seiner Zone der nächsten Entwicklung ansprechen (Øvreeide 2001).

Eine Voraussetzung für emotionale Einstimmung ist, daß zwei Menschen einen gemeinsamen Fokus haben. Dadurch können ein präverbaler und nonverbaler Dialog und eine komplizierte menschliche Choreographie entstehen. Jede gute Therapie hat unabhängig von ihren konkreten Eigenarten eine unterstützende Wirkung. Winnicott (1960/1974) hat den Begriff des »Haltens« benutzt und Bion (1962/1990) den Begriff *containing function*, um diesen unterstützenden Aspekt zu beschreiben, der eine unabdingbare Voraussetzung für jede psychische Entwicklung ist. In vielerlei Hinsicht ähneln die genannten Begriffe Fonagys Ausdruck »markiertes Spiegeln« (siehe beispielsweise Hart & Schwartz 2008). »Halten« und »Containment« sind zentrale Aspekte des Therapieprozesses, weil der primären Bezugsperson ein ausreichendes Containment der Gefühle des Kindes wahrscheinlich nicht möglich war. Deshalb konnte das Kind diese Erlebnisse nicht so aufnehmen, daß es sie hätte integrieren können.

Das Kind bringt die entstandenen Persönlichkeitsmuster, was immer sie beinhalten mögen, mit in die Therapie. Winnicott (1971/2007) unterstrich, daß der Therapeut die emotionale Vorgeschichte des Kindes und sein Entwicklungsniveau intuitiv verstehen und eine Vorstellung von seiner Beziehung zu seiner Umgebung haben muß. Ist ein Kind unter der Obhut unsensibler oder chaotischer Bezugspersonen aufgewachsen, begegnet es seiner Umgebung oft mißtrauisch und mit Mangel an Selbstvertrauen. Ein Mangel an positiven Kindheitserlebnissen kann Ursache eines grundlegenden Mißtrauens dem Therapeuten gegenüber sein. Eine berechenbare emotionale Umgebung, in welcher der Therapeut durch markiertes Spiegeln zuverlässig »Containment« ausdrückt, kann daher zu einem wichtigen Bestandteil des Therapieprozesses werden, in dem das Kind eine Vertrauensbeziehung zum Therapeuten entwickelt.

Im Therapieprozeß zeigt der Therapeut Neugierde gegenüber den mentalen Bildern des Kindes von der Welt, und das Kind weiß, daß es sich mit dem Therapeuten zusammen in dieser Welt befindet. Um etwas mit einem Kind gemeinsam erleben zu können, muß der Therapeut authentisch sein, und das bedeutet, daß seine Körpersprache, sein Emotionsausdruck, sein verbaler Ausdruck und sein inneres Erleben kohärent sein und mit der Interaktion in Einklang stehen müssen. Übereinstimmung von innerer und äußerer Welt ist ein Schlüsselaspekt von Authentizität. Das Kind sollte sich dem Therapeuten nähern können, ohne fürchten zu müssen, daß seine persönlichen Grenzen verletzt werden, und ohne sich getrennt und im Stich gelassen fühlen zu müssen. In der Therapie sollten nicht nur Muster für das Zusammensein mit anderen entwickelt werden, sondern auch speziell für das Zusammensein mit anderen in Anbetracht von Differenzen. Aufgrund der Improvisation in einer Therapie verläuft dieser Prozeß unberechenbar, und zu Veränderungen kommt es durch Modifikationen der Rahmen, die so beschaffen sind, daß das Kind noch damit umgehen kann. Im Falle einer Reorganisation der Rahmen erlebt das Kind belastende Augenblicke, und man könnte diesen Prozeß am treffendsten als eine Abfolge kleinerer Krisensituationen beschreiben.

In der Eltern-Kind-Beziehung obliegt es den Eltern, für die Sicherheit des kleinen Kindes zu sorgen. Kinder brauchen körperliche Regulation, und während ihrer Entwicklungszeit im ersten Lebensjahr brauchen sie außerdem emotionale Regulation. Diese Co-Regulation des Kindes ist ein zentraler Bestandteil der elterlichen Aufgaben. Die Eltern initiieren Interaktionen, organisieren und regulieren das Erleben des Kindes, setzen Grenzen und helfen ihm durch Anleitung und Führung. Für das Sicherheitsgefühl des Kindes ist es wichtig, daß jemand in seiner Umgebung kompetenter ist als es selbst. Dieser Erwachsene übermittelt ihm die Botschaft: »Du bist hier bei mir sicher, denn ich weiß, wie ich für dich sorgen muß.« Kinder brauchen das Gefühl, daß es, in Bowlbys (1988/1995) Worten ausgedrückt, jemanden gibt, der »größer, stärker, weiser und gütig« ist und sich für ihr Wohl verantwortlich fühlt. Ohne diese Struktur zielt der größte Teil der Energie des Kindes darauf ab, sich auf Unvorhersehbares vorzubereiten und sich die Kontrolle über die unmittelbare Umgebung zu sichern, insbesondere über die Menschen in dieser Umgebung. Sind die Menschen in der unmittelbaren Umgebung des Kindes zu ängstlich, lernt es, jeden Aspekt seines eigenen Verhaltens zu kontrollieren, um jeder Laune dieser Erwachsenen zu entsprechen. Man könnte sagen, daß in einer gesunden Beziehung die Eltern dem Kind ihre eigene innere Organisation zur Verfügung stellen – daß sie metaphorisch ausgedrückt als Präfrontalkortex des Kindes fungieren (siehe hierzu Kapitel 5).

Die Rolle des Karawanenführers

Ein verängstigtes, chaotisches und unglückliches Kind braucht bestimmte, sichere und spielerische Führung, um sich vom Therapeuten in eine Interaktion einbeziehen zu lassen. Der Therapeut sollte Interaktionen initiieren und das Kind in die Aktivität einbeziehen, statt darauf zu warten, daß sich das Kind dafür »entscheidet«, sich in der Beziehung zu ihm zu engagieren. Um den Prozeß der Co-Regulation mit den Eltern zu imitieren, muß sich der Therapeut um einen rhythmischen und sequentiellen Prozeß mit einem Anfang, einer Mitte und einem Ende bemühen. Beispielsweise geht es bei vielen Aktivitäten beim Theraplay um die Benutzung von Körperteilen, etwa beim Zählen der Finger und Zehen und beim Kommentieren von Muskeln, Lächeln usw. Im Laufe der Konferenz kam mehrmals das Konzept des Therapeuten als eines erfahrenen »Karawanenführers« zur Sprache. Jukka Mäkelä wies darauf hin, daß der Therapeut die Führung übernehmen müsse, weil es in einer Therapie darum gehe, Dinge zu tun, die gefährlich seien, beispielsweise indem man dem Kind körperlich nahe und intensiv mit ihm in Kontakt sei. Mit einem solchen Kontakt umzugehen kann für ein Kind beängstigend sein, weshalb der Therapeut etwas tun muß, um ihm klar zu machen, daß es noch eine andere Welt gibt – eine Welt außerhalb dessen, was das Kind bisher erlebt hat. Indem der Therapeut seine Aufmerksamkeit auf das Kind fokussiert, bringt er Interesse zum Ausdruck: »Wer bist du? Ich brauche es, daß du mir sagst, wer du bist und wie ich dich unterstützen kann.« Der Therapeut sucht den Blickkontakt, weil dies ein für Menschen einzigartiger Akt ist. Menschenaugen sind ausdrucksvoller als die Augen aller anderen Spezies, weil das Weiße der Augen sehr deutlich macht, wer wen anschaut. Außerdem verfügen Menschen über viele winzige Gesichtsmuskeln, die dem Bereich um die Augen große Ausdrucksmöglichkeiten erschließen. Ein Therapeut sollte von einem Kind niemals verlangen, daß es ihm in die Augen schaut; aber wenn Blickkontakt stattfindet, sollte man ihn als sehr bedeutsam verstehen. Wie Jukka Mäkelä erklärte, sollte beim Theraplay auch über die besonderen Eigenarten des Kindes gesprochen werden: Der Therapeut äußert sich darüber, ob das Kind ein Junge oder ein Mädchen ist, welche Farbe seine Augen haben, welche seine Haut und seine Haare, wie stark und wie schön das Kind ist und welche besonderen Merkmale es sonst noch hat. Er weist auch auf kleine Verletzungen hin und beschäftigt sich mit Kratzern und Schnitten, was ein grundlegender Aspekt von Bindungsverhalten ist. Wenn die Eltern eines Neugeborenen ihr Kind das erste Mal anschauen, stellen sie diese Merkmale fest – ob das Kind ein Junge oder ein Mädchen ist und ob es fünf Finger und fünf Zehen hat. So beginnt die Theraplay-Arbeit oft, und erstaunlicherweise sind sogar 15- bis 16-Jährige noch daran interessiert, daß jemand nachzählt, wie viele Finger und Zehen sie haben.

Jukka Mäkelä hat auch darauf hingewiesen, daß man in der asymmetrischen Beziehung dafür sorgen muß, daß das Kind bei vom Therapeuten vorgeschlagenen Aktivitäten erfolgreich ist. Er strukturiert diese Aktivitäten so, daß das Kind gar nicht versagen kann. Dazu muß er die Schwierigkeit sehr niedrig halten und die Aktivität einfach initiieren und dann schauen, ob das Kind ihm folgt. Tut es das nicht oder kann es nicht Schritt halten, gibt es keinen Mißerfolg, weil keine Anforderungen definiert wurden. Bewältigt das Kind die gestellte Aufgabe hingegen, kann der Therapeut sagen: »Wow, das machst du aber wirklich erstaunlich gut!« Somit ist der Erfolg des Kindes in jedem Fall garantiert. Dadurch entsteht ein System, in dem das Kind als hinsichtlich der Dinge, die es meistern muß, erfolgreich erscheint, und ein Setting, in dem es Meisterschaft und Erfolg im Kontakt mit einer anderen Person erleben kann. Kommt es in der Therapie zu einem Zusammenbruch der Eingestimmtheit, übernimmt der Therapeut grundsätzlich die Verantwortung und unterstützt das Kind in seinem Erleben.

Eia Asen wies darauf hin, daß es wichtig sei, in einer Therapie mit einem Kind eine starke Verbindung aufzubauen, durch die es sich als starkes Individuum und als stabiles Wesen *anerkannt* fühlt. Das Gefühl, anerkannt zu werden, schafft die Grundlage für ein neues Selbstkonzept. Wenn Eltern Zeugen dieser Anerkennung werden, hilft ihnen dies, ihr Kind selbst zu unterstützen.

Haldor Øvreeide sagte, *Dependenz* sei ein sehr wichtiger Teil der Lebensumstände des Kindes und seines Entwicklungspotentials. Es müsse in der Lage sein, sich auszudrücken und adaptiv zu handeln, indem es einer Person folge, die *größer* sei als es selbst. Jukka Mäkelä äußerte sich noch umfassender zu diesem Gedanken, indem er hinzufügte, das Kind brauche diese größere Person einerseits für seine Sicherheit und andererseits als Quelle wichtiger Informationen über das Leben. In diesem Sinne spiele das Verhalten der größeren Person für die Entwicklung des Kindes eine sehr wichtige Rolle. Ein Kind befindet sich hinsichtlich seiner Macht immer in einer problematischen Lage, weil die größere Person tun und lassen kann, was sie will, und weil für das Kind wichtig ist, daß sie Entscheidungen trifft, die seinen Bedürfnissen und seinem Entwicklungsstand entsprechen. Deshalb ist der Machtaspekt der Beziehung, insbesondere wenn es sich um die Beziehung zu den Eltern oder zu anderen Betreuern handelt, ein zentraler Aspekt, mit dem man sich beschäftigen muß.

Struktur und Voraussehbarkeit

Jukka Mäkelä hat in einem früheren Zusammenhang beschrieben (Hart 2011), daß Kinder Voraussehbarkeit brauchen und daß sie sich deshalb um die Bestätigung innerer Repräsentationen auch dann bemühen, wenn diese dysfunktional sind. Aufgrund der Plastizität des Gehirns können sich neuronale Muster verändern, wenn das Kind mit Variationen und Veränderungen der Interaktionsmuster, die es von seiten anderer erwartet, konfrontiert wird. Die relationale Entwicklungsarbeit besteht darin, Möglichkeiten der Kommunikation mit dem Kind zu finden, die seine inneren Repräsentationen verändern und ihm in seiner Entwicklung die erforderliche Unterstützung erschließen können. Das Kind braucht Unterstützung, die seinem aktuellen Entwicklungsstand Rechnung trägt. Demnach muß es in den Bereichen unterstützt werden, in denen es sich um Kompetenz und Meisterschaft bemüht und Gelegenheiten braucht, seine Unabhängigkeit in Bereichen, die es bereits gemeistert hat, zu demonstrieren.

Die Therapie muß ein Setting kreieren, das gut strukturiert, klar, unmißverständlich, kontrollierbar und voraussehbar ist – mit anderen Worten, sie muß einen makroregulatorischen Rahmen bieten, ein virtuelles »Frontallappenkorsett«, welches das Kind auf das, was geschehen wird, vorbereitet. Das Frontallappenkorsett besteht aus Struktur/Rahmung, Rhythmen, Voraussehbarkeit,

Vorbereitung und der Fähigkeit, *mit* dem Kind, aber nicht *wie* das Kind zu fühlen. Ein unsicheres Kind mit einem anfälligen Nervensystem, das leicht seine Funktionsfähigkeit verliert, kann sein Potential am besten verwirklichen, wenn der Therapeut eine sichere Situation kreiert, die Raum bietet, um die Unsicherheiten des Kindes aufzufangen, und die ein Setting bietet, dessen Anforderungen relevant sind.

Auch die Therapie selbst muß strukturiert sein. Zur Struktur zählen Faktoren wie das Vorhandensein einer normalen Sitzgelegenheit in der Nähe des Kindes und die Bereitstellung von Materialien, die im Rahmen eines strukturierten Ansatzes vorgestellt werden, der auf der vorherigen Untersuchung bestimmter Bereiche basiert, in denen das Kind in seiner Entwicklung Unterstützung braucht. Nachdem der Therapeut einen solchen Plan entwickelt hat, muß er sich auch das Kind selbst anschauen, sich anhören, was es zu sagen hat, und sich seine speziellen Eigenarten vergegenwärtigen. Dies kann es notwendig machen, den Plan zu modifizieren und etwas anderes zu tun, um die aktuellen Bedürfnisse des Kindes am betreffenden Tag zu erfüllen. Entscheidend ist bei alldem, daß man für die Reaktionen des Kindes auf die Aktivitäten offen bleibt und daß man es durch eine Reihe interaktiver Erlebnisse geleitet, in denen es um Regulation, Organisation und Sicherheit geht.

Wenn Erwachsene Verantwortung für die Struktur übernehmen, befreien sie das Kind dadurch von der Last, über seinen nächsten Schritt zu entscheiden oder Kontrolle auszuüben und so für seine eigene Sicherheit zu sorgen. Kinder mit emotionalen oder das Verhalten betreffenden Problemen haben in der Regel Schwierigkeiten mit Kontrollaspekten und versuchen manchmal, die Kontrolle zu übernehmen und Ereignisse zu beeinflussen, die ihre Möglichkeiten beim aktuellen Entwicklungsstand übersteigen. Kinder können adaptive Autonomie und Unabhängigkeit entwickeln, wenn Erwachsene sie führen. Dies ist besonders wichtig, wenn Kinder bei desorganisierten Eltern aufgewachsen sind, die in ihrem eigenen Leben schlecht zurechtkamen, oder wenn ein Kind mit Behinderungen geboren worden ist, die es erschweren, sich an eine Struktur zu gewöhnen. Theraplay beispielsweise legt besonderen Wert darauf, allen Kindern eine Struktur anzubieten, doch insbesondere gilt das für Kinder, die hyperaktiv oder stark dysreguliert sind, sowie für solche, die sich zu stark selbst zu regulieren versuchen und die besonders selbstsicher und um Kontrolle bemüht sind. Andererseits sollte man die Struktur lockern, wenn ein Kind perfektionistisch, furchtsam oder rigide ist. Solchen Kindern einfach nur zu sagen, sie sollten sich an die Regeln halten und nichts tun, bis sie dazu aufgefordert würden, kann die Rigidität noch verstärken. Der Therapeut verfolgt auch dann einen Plan, aber er entscheidet sich bewußt für ein etwas weniger strukturiertes Vorgehen. In solchen Fällen kann die Struktur einfach darin bestehen, über das zu reden, was geschehen wird, was im Moment geschieht und was gerade eben geschehen ist.

Eine Struktur erleichtert es, das spontane Interesse zu verfolgen, aus dem die Persönlichkeitsstruktur resultiert. Jukka Mäkelä erwähnt manchmal ein arabisches Sprichwort: »Die Hunde bellen, aber die Karawane zieht weiter.« Der Karawanenführer muß den Weg kennen und dafür sorgen, daß alle Mitreisenden vor Einbruch der Nacht sicher die nächste Oase erreichen. Den Hunden steht es frei, Eidechsen und andere interessante Wesen auf dem Weg zu jagen, aber die Karawane kann nicht bei jeder interessanten Begegnung anhalten, weil sie dann Gefahr läuft, von der Wüste verschlungen zu werden. In jeder guten Therapie mit einem Kind übernimmt der Therapeut die Rolle des Karawanenführers. Glücklicherweise gibt es auf dem Weg viele Oasen, und sie liegen nicht weit voneinander entfernt, so daß genügend Zeit bleibt, den spontanen Ideen eines verspielten Kindes zu folgen. Trotzdem besteht die einzige Möglichkeit für ein Kind, sich wirklich sicher zu fühlen, darin, daß ihm jemand den Weg weist. Fühlt sich das Kind sicher, hat es Raum für Erkundung, Freude und Spaß.

Struktur ist somit eine Voraussetzung für die Entfaltung des Potentials der Spontaneität und der kreativen Energie. Beim Theraplay beispielsweise resultiert die Struktur aus dem Bemühen des Therapeuten, gleichzeitig stark und empfänglich zu sein, gut vorbereitet und kontrolliert, offen für die Signale des Kindes, aber auch bereit, ihm neue Möglichkeiten aufzuzeigen, die es sonst nicht bemerken würde. Der Therapeut muß sowohl Voraussehbarkeit als auch Überraschungen ermöglichen. Deshalb muß er die Sitzung planen und die Aktivitäten festlegen, weil er die Karawane nur so zur nächsten Oase führen kann, selbst wenn der genaue Weg zeitweise unklar ist. Der Therapeut nutzt einfache Feststellungen statt Fragen, um das Kind zum Weitergehen zu bewegen.

Struktur erzeugt ein Gefühl der Sicherheit, was physische Sicherheit einschließt. Beispielsweise wird beim Theraplay großer Wert darauf gelegt sicherzustellen, daß das Kind durch die Aktivitäten während der Arbeit nicht verletzt werden kann, und darüber wird auch gesprochen, und es wird dem Kind demonstriert. Bereitet der Therapeut das Kind beispielsweise darauf vor, ein Blatt Papier mit einem Karate-Handkantenschlag zu zerteilen, prüft er zuerst, wie lang der Arm des Kindes ist, und demonstriert, daß keine Gefahr besteht, daß das Kind den Erwachsenen trifft, der die Zeitung hält. Die Körpergrenzen des Kindes zu markieren ist ein wichtiges strukturierendes Element, und dies geschieht sehr konkret, beispielsweise durch Zählen der Zehen, Überprüfen der Armlänge, der Finger, der Beine und des Lächelns und deren Vergleich, durch Zeichnen der Körperumrisse auf einen großen Bogen Papier – alle diese Aktivitäten tragen zur Stärkung des Selbstempfindens bei.

Jukka Mäkelä sagte während der Konferenz, es gehe darum, ein Setting zu schaffen, das ein Gefühl der Sicherheit erzeuge, beispielsweise weil es sich um ein »weiches Nest« handle. Theraplay nutzt Dinge, die in den meisten Haushalten zu finden sind: Wattebäusche, Seifenlösungen, Handlotion, Zeitungen, Federn, Ballons usw. Dieser Aspekt des Vertrauens sollte von Anfang an in den Vordergrund gestellt werden. Die Struktur wird durch schnelle Veränderungen, Aktivitäten und Übergänge geschaffen. Bei jeder Art von Therapie muß darauf geachtet werden, daß die Erlebnisse eine in sich geschlossene Wirkung vermitteln und daß der Therapeut von Anfang bis Ende eine einzige, in sich stimmige Botschaft verkündet. Dadurch entwickelt das Kind das Gefühl: »Ich kann etwas gut machen; ich bin in der Lage, gut zu sein.« In einem gewissen Sinne ist dies eine Alternative zum kontrollbesessenen Bindungsmuster, das insbesondere desorganisierte Kinder, die vernachlässigt, mißbraucht und mißhandelt worden sind, häufig entwickeln.

Das desorganisierte Bindungsmuster wirkt sich auf die psychische Entwicklung sehr destruktiv aus, und der Therapeut muß das Kind in solchen Fällen von seinem Kontrollbedürfnis befreien, indem er es mit einer anderen Welt bekannt macht, in der es ungefährlich ist und sich gut anfühlt, in gemeinsam erlebten Augenblicken dem Einfluß einer anderen Person zu unterliegen. Die Struktur ermöglicht Erlebnisse, die das Kind auf sich gestellt nicht an sich heranlassen würde: beispielsweise das psychophysische Erleben positiver Emotionen. Der Therapeut muß herausfinden, was das Kind braucht und womit es fertig werden kann, und deshalb muß er ständig Risiken eingehen. Fehleinstimmungen sind unvermeidbar und notwendig, weil sie Neues erschließen, indem sie ein korrigierendes Erlebnis der Auflösung von Fehleinstimmungen ermöglichen. Durch die Art, wie ein Kind sitzt oder unterstützt wird, damit es sitzen kann, und die Art, wie seine Bewegungen entstehen und erweitert werden, kreiert es Emotionen. Weil Haltung und Bewegung den Emotionen vorausgehen, können sie zur Förderung des Auftauchens neuer Emotionen genutzt werden. Veränderungen können auch zustande kommen, wenn man ein Kind dazu bringt zu warten, bevor es handelt. Beispielsweise könnte der Therapeut sagen: »Wir wollen einmal sehen, ob du diese Seifenblase zum Zerplatzen bringen kannst – 1 ... 2 ... 3!« Dies intensiviert die Emotion. Warten bedeutet, stark und kompetent zu sein, genauso wie plötzliches Innehalten bei mit hoher Intensität verbundenen Aktivitäten das emotionale Erlebnis persönlicher Stärke ermöglicht.

Struktur ist wichtig, weil eine wohlgeordnete Welt die Sicherheit gibt, die erforderlich ist, um neugierig zu sein, und weil Neugier ein grundlegendes Merkmal des Kindseins ist. Als Erwachsene können wir einem Kind keine generelle Sicherheit in der Welt versprechen, aber wir können einen sicheren Mikrokosmos schaffen. Die Erzeugung eines solchen sicheren Augenblicks, einer winzigen Welt, die sicher ist, stärkt die Fähigkeit des Kindes zu vertrauen.

In einem der Videoclips aus Haldor Øvreeides Präsentation war eine Pflegemutter zu sehen, die versuchte, eine Bindung zu einem Säugling aufzubauen, für den sie sorgen sollte. In seinem Kommentar zu diesem Video charakterisierte Haldor Øvreeide die Versuche der Pflegemutter, Kontakt herzustellen, einige Male mit dem Begriff »Intrusion«. Später reflektierte Jukka Mäkelä darüber, wie wichtig es sei, eine Struktur zu schaffen, die dem Kind sowohl ermöglicht, Initiativen zu folgen, als auch, selbst die Führung zu übernehmen, und in diesem Zusammenhang vertrat er die Auffassung, diese Art von »Intrusion« sei sehr wichtig. Haldor Øvreeide antwortete, auch er halte Intrusion für notwendig, doch der Erwachsene müsse sorgsam darauf achten, dabei nicht *zu* weit zu gehen. Jukka Mäkelä gab zu bedenken, daß gute Eltern und Therapeuten manchmal Dinge täten, die ein wenig »zu weit« gingen, was aber nicht grundsätzlich problematisch sei: Eltern, Therapeuten und andere Erwachsene hätten ebenso das Recht, die Initiative zu ergreifen, wie das Kind. Im Video gab das Kind zunächst mittels Körpersprache zu verstehen: »Ich bin mir in dieser Hinsicht nicht sicher«, was allerdings nur wenige Sekunden dauerte. Danach konnte es das Erlebte verarbeiten, und es schien nun, mittels Körpersprache und Gebärden sagen zu wollen: »Nachdem ich die Sache nun verarbeitet habe, muß ich gestehen, daß ich *doch* daran interessiert bin.« Haldor Øvreeide erwähnte, das Wunderbare an diesem Clip sei, daß er zeige, wie seine Bezugsperson, mit der es bereits vertraut war, es dabei unterstützen könne, die Pflegemutter kennenzulernen, die das Kind noch nicht kannte. So fungierte die schon vertraute Person für das Kind als sichere Basis und half ihm, die neuartige Situation zu erforschen. Wir kehren in Kapitel 8 zu diesem Clip zurück und werden dort einige Reflexionen damit verbinden.

Jukka Mäkelä wies daraufhin, daß einer der wichtigen unspezifischen Faktoren darin bestehe sicherzustellen, dafür zu sorgen, daß etwas – die Beziehung, die Struktur oder das Setting –, das Kind so gut unterstütze, daß es sich sicher fühle, wenn es den Initiativen eines anderen Menschen folge, und daß es auch selbst Initiativen entwickeln und realisieren könne. Anders ausgedrückt, ist es sehr wichtig, für eine sichere Struktur oder ein sicheres Setting zu sorgen, das die Erlebnisse und Aktivitäten des Kindes adäquat rahmt, und die Initiativen des Kindes zu beachten und ihnen zu folgen, um herauszufinden, was sie bedeuten, und sie durch eigene Initiativen zu ergänzen.

Die Bedeutung nährender Zuwendung

Wie schon in Mäkeläs und Harts Kapitel über Theraplay (Hart 2011) zu lesen ist, lassen beruhigende und nährende Aktivitäten die Welt als sicher, voraussehbar und herzlich erscheinen, und sie zeigen dem Kind, daß der Erwachsene, der es betreut, ihm Sicherheit und Stabilität bietet. Alle Kinder brauchen nährende Zuwendung, um sich wertvoll und umsorgt zu fühlen, und alle Kinder brauchen auch Hilfe bei der Reduzierung ihres Streßniveaus, um sich beruhigen zu können und sich geliebt zu fühlen. Kinder, die umsorgt werden, entwickeln ein positives inneres Modell, das ihnen versichert: »Ich bin es wert, geliebt zu werden, die Welt ist ein guter Ort, andere Menschen kümmern sich um mich, und ich bin nicht allein.« Wird das Kind älter, spielt das Gemeinschaftserlebnis eine wichtigere Rolle, die gemeinsame Teilnahme an angenehmen Situationen, aber im Zentrum steht auch dann das Miteinander-Teilen. Sinn und Zweck nährender Zuwendung in der Therapie ist, unerfüllte Bedürfnisse aus früheren Entwicklungsstadien nachträglich zu erfüllen.

Eine sichere und empathische Beziehung kreiert einen emotionalen Kontext, in dem sich das Kind so sicher fühlt, daß es in der Lage ist, sein Streßniveau zu optimieren. Das Gefühl, sicher gebunden zu sein, verringert die Angst und bietet in belastenden Situationen emotionalen Schutz. Der Therapeut ahmt das positive Spiegeln nach, das Eltern ihren Kindern unter normalen Umständen anbieten.

Die Eltern-Kind-Beziehung beinhaltet viele nährende Aktivitäten: Das Kind wird gestillt, gehalten, umarmt und getröstet, um nur einige Beispiele zu nennen. Dies alles wirkt beruhigend und spielt eine wichtige Rolle beim Aufbau einer sicheren Beziehung. Die primäre Bezugsperson erkennt die Bedürfnisse des Kindes schon im voraus und übermittelt, daß sie das Kind versteht und sich über sein Wohl Gedanken macht. Aufgrund der Gewißheit, daß nötigenfalls ein fürsorglicher Erwachsener in der Nähe ist, gelingt es dem Kind allmählich, die beruhigende Wirkung der Bezugsperson zu internalisieren, und es lernt, diese Funktionen selbst zu erfüllen für den Fall, daß die Bezugsperson einmal nicht erreichbar ist.

Nährende Zuwendung umfaßt all das, was Mütter tun, um die Angst des Kindes, in einer feindlichen Welt alleingelassen zu werden, zu lindern: eine sanfte Stimme, sanfte und doch feste Berührung, die Behandlung von Verletzungen und Kratzern und einen liebevollen Blick. An diesen Zuwendungen erkennt das hilflose Kind, daß es auf seinem Weg ins Leben geleitet und vor den vielen Gefahren geschützt wird, die alle Lebewesen auf ihrem Lebensweg erwarten.

Berührung spielt beim Theraplay eine wichtige Rolle, und während der Konferenz wurde darüber viel diskutiert; wir werden uns diesem Aspekt später in diesem Kapitel zuwenden. Jukka Mäkelä wies darauf hin, daß man mit Berührungen bei Kindern mit einer Bindungsstörung, die oft Mißbrauch oder Mißhandlungen erlebt haben, sehr sensibel umgehen müsse und daß dabei sowohl Übertragungs- als auch Gegenübertragungsphänomene auftreten könnten. Vermeide man Berührungen generell, überlasse man das Kind in einer unwirtlichen Welt, in der die einzige zuverlässige Quelle der Freude und des Vergnügens in der Isolation zu finden sei, sich selbst – was mit hoher Wahrscheinlichkeit zur Entstehung von Suchtproblemen führe.

Jukka Mäkelä wies darauf hin, daß es zwei grundlegende Arten von Berührung gebe, die beide sowohl nährend als auch fordernd wirken könnten. Die federleichte Berührung, die fast einem Kitzeln gleicht, wirke aktivierend und stimulierend. Beispielsweise kitzelten Eltern ihr Kind oft, um es zum Lachen zu bringen. Im Theraplay werde diese Art von Berührung nur sehr selten benutzt und nur dann, wenn das Kind eindeutig erklärt habe, daß es damit einverstanden sei: »Das ist schön. Gefällt es dir?« Die andere Art von Berührung ist eine konstante, rhythmische, tiefe Berührung, die beruhigend wirkt, indem sie Signale an tief liegende Gehirnzentren übermittelt, die den Oxytocinspiegel und damit das Gefühl des Wohlbefindens in Gesellschaft eines anderen Menschen steigen lassen. Diese Art von Berührung wird bei der Theraplay-Arbeit oft genutzt und Eltern in diesem Rahmen beigebracht. Die meisten Kinder, die sich in eine Therapie begeben, brauchen viel äußere Unterstützung, um ihren inneren Zustand zu regulieren, und tiefreichende Berührungen sind eine gute Möglichkeit, Streß zu verringern und die Fähigkeit, sich auf soziale Begegnungen einzulassen, zu verbessern.

Während der Konferenz erklärte Jukka Mäkelä, der Zweck der Berührung beim Theraplay bestehe darin, das psychophysische Erlebnis des Empfangens lustvoller Empfindungen wiederzubeleben, das Menschen mit allen anderen Säugetieren gemeinsam haben. Als Menschen sind wir Tiere, die es brauchen, Lust bei Interaktionen, bei Aktivität und beim Verdauen zu empfinden. Vielfältige emotionale Mechanismen, welche die Produktion von neurochemischen Stoffen wie Oxytocin und Endorphinen stimulieren, erschließen uns die Fähigkeit zu sozialem Engagement und den damit verbundenen Belohnungen. Bleibt diese Fähigkeit ungenutzt, und wird sie zugunsten von Aktivitäten in der Abgeschiedenheit vernachlässigt, so können, wie schon weiter oben erwähnt, Suchtprobleme entstehen. Man könnte sagen, daß die eigentlich für soziales Engagement zuständigen Schaltkreise durch einen Suchtzyklus »gekidnappt« werden. Jukka Mäkelä ist sicher, daß das Erzeugen von Lustgefühlen bei anderen Menschen im Rahmen von Interaktionen einen gewissen Schutz vor Sucht und Substanzmißbrauch bietet. Der Therapeut muß sich darüber im klaren sein, daß es für Kinder, die stark vernachlässigt worden sind, schwer sein kann, Kontakt aufrechtzuerhalten, während sie sich entspannen. Deshalb kann es in einer Therapiesitzung notwendig sein, das Vertrauen, das ein Kind erkennen läßt, ausdrücklich zu erwähnen und anzuerkennen: beispielsweise indem man ihm sagt, man sei beeindruckt davon, wie gut es nährende Zuwendung annehmen, sich entspannen oder akzeptieren könne, daß sich seine Augen schließen, und etwas Süßes einfach in seinem Mund lassen kann; man kann dem Kind auch sagen, wie schön man es findet, seine Fähigkeit, die Interaktion zu genießen, zu beobachten. Für das Kind ist es wichtig, daß es das Gefühl entwickelt, daß der Therapeut und nicht zuletzt auch seine Eltern es schätzen und ihm gegenüber positive Gefühle haben, daß sie sich an seinen Erfolgen erfreuen und daß sie es unterstützen werden, wenn es mit Schwierigkeiten zu kämpfen hat.

Jukka Mäkelä hat beschrieben, daß man das Kind mit einer Atmosphäre der Sicherheit umgeben solle, was durch Sensibilität ermöglicht werde. Dies schließt die Nutzung von Berührungen im weiteren Sinne ein, unter anderem um den physischen Kontakt zum Kind aufrechtzuerhalten und seine Signale zu lesen. Außerdem ist sich der Therapeut der beruhigenden Wirkung bestimmter Arten von Berührung bewußt und achtet deshalb darauf, daß seine Berührungen fest genug, langsam, rhythmisch und angenehm sind und dem Kind das Gefühl von Bedeutung und Kontakt zu anderen Menschen vermitteln, das die Insel aktiviert, eine tief im Gehirn liegende Struktur, die unter anderem Schmerzreize registriert und die verschiedenen sensorischen Empfindungen wie Geschmack und Geruch integriert.

Ein zentrales Thema der Podiumsdiskussion während des Kongresses war die Nutzung von Berührungen in den Videoclips über Jukka Mäkeläs therapeutische Arbeit, beispielsweise im Rahmen der Behandlung von Matias, des achtjährigen Jungen, der unter einer Bindungsstörung litt. Das Video zeigt, wie der Junge auf Mäkeläs Schoß sitzt, wobei zwischen dem Körper des Therapeuten und dem des Jungen Kissen liegen, und wie Mäkelä die Arme und Füße von Matias mit Öl massiert. Eia Asen sagte, vieles von dem, was Jukka Mäkelä mit Kindern in der Therapie tue, sei in Großbritannien nicht möglich; Therapeuten sei es dort grundsätzlich nicht erlaubt, Kinder zu berühren. Beispielsweise gelte es als untragbar, ein Kind zu massieren, selbst wenn es im Beisein der Eltern geschehe, weil es den Vorwurf sexuellen Mißbrauchs nach sich ziehen könne. Dies halte die Mitarbeiter des Marlborough Family Service aber nicht davon ab, die Nähe von Kindern zu suchen. Er sagte auch, ihm gefalle Jukka Mäkeläs Idee, das Kind zu umkreisen; damit bezog er sich auf einen Clip aus Jukka Mäkeläs Videopräsentation, in dem eine Therapeutin sich einem Kind mit Autismus so plötzlich nähert, daß das Kind erschrickt und überrascht ist, wodurch ein Augenblick gegenwärtigen Erlebens entsteht.

Eia Asen hält dieses Element der Überraschung oder der Unvorhersehbarkeit für einen wichtigen unspezifischen therapeutischen Faktor, weil dadurch das Aktivierungsniveau erhöht und so ermöglicht werde, daß etwas Neues geschehe.

Aus dem Publikum wurde gefragt, wie man sicherstellen könne, daß das Kind sich durch die Präsenz und die Berührungen des Therapeuten nicht überwältigt fühle. Jukka Mäkeläs Antwort lautete: »Indem man da ist. Indem mir bewußt ist, daß ich für den Jungen eine ungeheure Herausforderung bin, und indem ich mich unablässig frage: ›Ist das okay? Hältst du das aus?‹« Bezogen auf den Clip, in dem er den achtjährigen Matias auf ein Bett hebt, erklärte er, während er dies tue, überprüfe er, ob Matias es zulasse. Aufgrund des physischen Kontakts merkt er, daß Matias nicht erstarrt und auch nicht wie ein passives Opfer erschlafft. Matias unterstützt den Vorgang sogar, was dem Therapeuten einen ersten Hinweis darauf lieferte, was im Kontakt möglich war und was nicht. Der physische Kontakt selbst liefert zusätzliche Informationen, weil der Körper ständig kommuniziert. Auf einer bestimmten Ebene wirkte das unerwartete Geschehen auf Matias natürlich überwältigend, doch auf einer anderen Ebene erhob er sofort seine Hand, als Jukka Mäkelä ihm die eigene Hand anbot. Peter Levine bemerkte hierzu, die Anpassungsfähigkeit von Matias sei gefordert worden, und die einzige Möglichkeit, die Anpassungsfähigkeit eines anderen Menschen zu fordern, bestehe darin, seine Zone der nächsten Entwicklung anzusprechen. Ein großer Teil der Arbeit Jukka Mäkeläs zielt darauf, ein Engagement zu initiieren, das wie eine Konfrontation wirken mag, dem Kind aber den Raum erschließt, den es braucht, um sich zu entwickeln.

Jukka Mäkelä war im Augenblick präsent und bereit, ein »Nein« zu akzeptieren. Der Therapeut muß spüren können, daß er am Rande von etwas Traumatischem ist, und er muß vermeiden, diese konkrete Grenze zu überschreiten. Dies erfordert, daß er die Signale des Kindes lesen und ihm gute Erlebnisse ermöglichen kann, bei denen es sich sicher fühlt und seine Neugier zur Geltung bringt. Dies motiviert den Therapeuten, das Kind in die Wohlfühlzone zu bringen, selbst wenn es eine ist, die ihm nicht vertraut ist.

Peter Levine erwähnte, in den USA sei das Klima hinsichtlich des Berührens durch eine ähnliche Hysterie gekennzeichnet wie in Großbritannien. Deshalb habe er aufgehört, öffentlich Videos vorzuführen, in denen sehr intime Berührungen zu sehen seien. Seiner Meinung nach spiegelt diese Situation den pathologischen Zustand der Gesellschaft. Er berichtete auch: Selbst wenn er Kindern beim Spiel zuschaue oder wenn er Fotos von seinem dreieinhalbjährigen Patenkind beim Spiel mit seinen Freunden mache, warnten seine Freunde ihn und sagten: »Tu' das nicht. Es könnte passieren, daß man dich deshalb einsperrt!« Er empfand diese Entwicklung als traurig und äußerte sich erfreut darüber, daß Therapeuten beim Theraplay den Mut hätten und die Freiheit für sich in Anspruch nähmen, die heilende Wirkung angemessener Berührungen zu erforschen. Jukka Mäkelä antwortete, Theraplay werde auch in einigen Regionen der USA häufig genutzt, und von den vielen Hunderten von Therapeuten, die diese Methode anwendeten, sei noch nie einer sexueller Übergriffe bezichtigt worden. Auch erwähnte er, in Großbritannien nutze das Adoptionszentrum *Family Futures* im Rahmen von Theraplay ebenfalls Berührungen. Allerdings habe er mit dem Problem auch in Finnland zu tun gehabt, wo Berührungen beispielsweise in der Psychoanalyse absolut ausgeschlossen seien, und er sei häufig gefragt worden, ob Berührungen wirklich adäquat seien. Die Sorge, wie das Kind und die Eltern die Nutzung von Berührungen in einer Therapie einschätzen, sei sehr berechtigt, doch Jukka Mäkelä hielt dem entgegen, das Kind könne ohne solche korrigierenden Erlebnisse im Hinblick auf Berührungen Erwachsene und die Nähe zu ihnen weiterhin mit Mißbrauch assoziieren. Das Kind müsse lernen, den Unterschied zwischen adäquaten und inadäquaten Arten des Zusammenseins mit anderen Menschen zu erkennen, und eines der Ziele von Theraplay sei, Kinder damit bekannt zu machen, welche Arten von Berührung adäquat seien.

Haldor Øvreeide erklärte, im Hinblick auf sexuellen Mißbrauch seien verschiedene Aspekte zu bedenken. Unter anderem erwähnte er das Phänomen des »Grooming«, das beinhaltet, daß ein Pädophiler über längere Zeit eine Vertrauensbeziehung zu einem Kind aufbaut, wobei er manchmal sogar

Menschen aus der nächsten Umgebung des Kindes einbezieht und dieses dadurch allmählich lernt, den beabsichtigten Mißbrauch als »normal« anzusehen. Da die beim Mißbrauch stattfindende Berührung auf dem Vorhandensein von Nähe basiert, äußerte er seine Sorge, die angenehme Berührung, die in Zusammenhang mit Theraplay stattfinde, könnte Grooming initiieren. Er berichtete, er habe Videos von Pädophilen gesehen, die ein Kind auf die für Grooming typische Weise behandelt hätten, wobei das Kind in einen Zustand der Erstarrung verfallen sei, wenn der eigentliche Mißbrauch begonnen habe.

Eia Asen war wie Jukka Mäkelä der Meinung, das Kind benötige korrigierende Erlebnisse. Er hielt es für notwendig, den Elternteil, der nicht Täter sei, oder einen anderen vertrauenswürdigen Erwachsenen aus der erweiterten Familie dazu zu bringen, solche korrigierenden Erlebnisse zu ermöglichen. Beim Marlborough Family Service gibt es keine Parallelsitzungen, in denen die Eltern den Therapeuten bei seiner Arbeit mit dem Kind beobachten. Vielmehr versucht man, die Eltern in die Lage zu versetzen, solche korrigierenden Erlebnisse zu ermöglichen. Peter Levine erwähnte, weil Berührung durch die Aktivierung der Insel so wichtige propriozeptive Erlebnisse ermögliche, benutze er manchmal Sitzsäcke, wobei das Kind einen solchen Sack hinter sich und einen auf sich habe; drücke er dann ein wenig, spüre das Kind das Gewicht des Drucks und drücke in Reaktion darauf zurück.

Auf die Frage, ob es akzeptabler sei, wenn eine Psychotherapeutin ein Kind berühre, als wenn ein männlicher Therapeut dies tue, antwortete Peter Levine, dies werde wahrscheinlich eher akzeptiert. Eia Asen hingegen glaubte nicht, daß dies etwas ausmache, weil es in Großbritannien entsetzliche Skandale mit Pflegerinnen gegeben hatte, die ihre Patienten sexuell mißbraucht hätten. Zum Abschluß dieses Dialogs wiesen wir auf ein Paradox hin, das bei dieser Thematik eine Rolle spielt. Daß physischer Kontakt sehr wichtig ist, wurde definitiv nachgewiesen, beispielsweise in Uvnäs-Mobergs (1997a, b, 1998) Werk über Oxytocin (ein Hormon, das das Sicherheitsgefühl stärkt und das in Reaktion auf ruhige, feste Berührung und sanften Kontakt produziert wird) und Anschmiegen (die Fähigkeit des Kindes, in die Umarmung der primären Bezugsperson hinein zu »schmelzen«). Einerseits müßten Therapeuten Möglichkeiten finden, die propriozeptive Wahrnehmung zu stimulieren, um die Oxytocin-Reaktion zu aktivieren, und andererseits müßten sie dabei äußerst vorsichtig vorgehen, weil wir in einer komplexen Welt leben. Dieses Rätsel zu lösen erfordere kreative Ansätze.

Den Reaktionen des Kindes folgen und sich ihnen anpassen (*following and matching*)

Von Beginn einer Therapiesitzung an muß der Therapeut die Regie übernehmen und wie der sprichwörtliche Karawanenführer handeln. Auf der Konferenz erklärte Jukka Mäkelä, für Theraplay sei eine wohlüberlegte Art des Umgangs mit Nähe und Distanz charakteristisch. Ganz gleich, wo sich die Zone der nächsten Entwicklung eines Kindes befinde, der Therapeut müsse eine Interaktion kreieren, bei der sich das Kind gesehen, anerkannt und als Partner in einer auf Gegenseitigkeit beruhenden oder symmetrischen Beziehung fühle. In Therapiesitzungen fokussieren Theraplay-Therapeuten ihre Aufmerksamkeit auf das Kind und/oder die Eltern und kommen dem Kind sehr nahe. Als Psychotherapeuten ist ihnen klar, daß dies konfrontativ wirkt und daß es deshalb wichtig ist, die Wirkung zu modulieren. Ziel ist, zu versuchen, sehr schnell Veränderungen zu erreichen, beispielsweise indem sie klarstellen: »Jetzt werden wir dich mit einer Herausforderung konfrontieren.« Der Therapeut versucht, dem Kind klarzumachen, daß das Erlebnis der Therapie ihm den Blick auf eine andere, ihm noch nicht vertraute Welt erschließt – eine Welt, in der man einem anderen Menschen sehr nahe sein und sich trotzdem sicher fühlen kann. Für den Therapeuten ist es eine Herausforderung, dem Kind ein Gefühl der Sicherheit zu vermitteln, weil er ihm natürlich nicht einfach sagen kann, es solle sich sicher fühlen. Jukka Mäkelä sagte, als er Theraplay kennengelernt habe, sei er überrascht gewesen, denn er habe eine Ausbildung in klassischer Kinderpsychotherapie erhalten, in der man Vertrauen sehr langsam aufbaue. Als er Peter Levines Arbeit kennengelernt habe, habe er vieles davon sofort verstanden, insbesondere die Situation in Levines Video, in der die Mutter das Baby hält, während Levine in nächster Nähe steht, und das Baby mit seinem Finger zu spielen beginnt. Jukka Mäkelä erklärte, er habe genau das gleiche selbst unzählige Male getan, wobei das Kind auf die Finger reagiert habe. Ihm habe Peter Levines Art, dies zu nutzen, gefallen, beispielsweise wie er mit Hilfe der Rassel die Intensität des Geschehens verstärkt oder verringert habe. Der Punkt, an dem das Baby mit seinen Beinen trete, sei sehr wichtig, und es sei für das Kind sehr nützlich, dies immer wieder zu tun.

Jukka Mäkelä fragte sich, ob letztlich das Kind oder der Therapeut die therapeutische Arbeit leiste, wenn beide eine starke Allianz entwickelt hätten. Damit bezog er sich insbesondere auf Peter Levines Video, in dem er Johnny bei der Bewältigung seines traumatischen Erlebnisses des Fast-Ertrinkens unterstütze und sich sowohl Johnny als auch Susie aktiv an der Intervention beteiligten. Jukka Mäkelä erwähnte, wie schön es sei zu sehen, wie viele Personen mit aufeinander eingestimmtem Geist an der Arbeit teilgenommen hätten, wie Susie sich an der Therapie beteiligt habe und wie Johnny seinen Anteil am Geschehen durchgearbeitet habe und wie Peter Levine den Vorfall dann mit beiden gemeinsam durchgesprochen habe, abgesehen von der Situation, in der Susie mehr fokussierte Aufmerksamkeit gebraucht und Johnny den Raum verlassen habe. Bei der Präsentation des Videos hatte Peter Levine erklärt, Johnny habe den Raum verlassen, weil er wahrscheinlich ein wenig Privatraum für sich gebraucht habe. Jukka Mäkelä jedoch glaubte, der Junge sei hinausgegangen, weil er Susie für die Durcharbeitung ihres Traumas Raum habe geben wollen. Peter Levine hielt dies für eine faszinierende Erklärung, und er fügte hinzu, die Magie dessen, was geschehe, und die Tatsache, daß sich im Grunde oft nicht erklären lasse, was geschehe, verblüffe ihn immer wieder. Haldor Øvreeide ergänzte, es sei deshalb wichtig zu fragen, wer die Therapie tatsächlich durchführe – das Kind oder der Therapeut –, weil es dem Therapeuten gelungen sei, zum Kind oder zu den Kindern bezüglich wichtiger Themen eine Verbindung herzustellen. Sobald diese Verbindung hergestellt sei, griffen die Kinder selbständig in den Prozeß ein. Peter Levine fügte hinzu, oft entscheide dieser Bruchteil der ersten Minute darüber, ob dies gelinge oder nicht; komme die Verbindung jedoch nicht zustande, gehe es einfach darum, zum Ursprung zurückzukehren und es noch einmal zu versuchen. Entscheidend sei in jedem Fall die Fähigkeit des Therapeuten, den Augenblick gegenwärtigen Erlebens zu erfassen und sich entfalten zu lassen.

Haldor Øvreeide wies auf die Bedeutung der Kooperation zwischen dem Kind und dem Elternteil oder dem Therapeuten hin; dies sei eine wichtige Voraussetzung dafür, daß der Erwachsene den Reaktionen des Kindes folgen und sich in sie einstimmen könne. Das Kind begegne der Welt mit bestimmten grundlegenden Interaktionsfähigkeiten, die Therapeuten und Eltern verstehen und in ihrer Beziehung zum Kind berücksichtigen müßten. Früher habe er (Haldor Øvreeide) den Begriff »transaktional« benutzt, doch inzwischen bevorzuge er das Konzept der »Kooperation«, weil es in Wahrheit um Zusammenarbeit bei der Entwicklung gehe, nicht um einen bloßen Transaktionsprozeß des Gebens und Nehmens. Dies sei ein kreativer Prozeß, bei dem der Therapeut etwas Neues ins Spiel bringe, ohne genau zu wissen, was dabei herauskommen werde. Es sei wichtig, dabei einen kooperativen Ansatz zu verfolgen. Haldor Øvreeide unterstrich, daß man im Einklang mit den grundlegenden Fähigkeiten des Kindes handeln müsse, um sich in die konkreten Erlebnisse des Kindes einstimmen und ihm Unterstützung bei seiner

Entwicklung anbieten zu können. Der Therapeut könne auf diesen Fähigkeiten aufbauen und sie auf verschiedene Arten anpassen. Nötigenfalls könne er eine adaptive Dekonstruktion bestimmter Arten, zur Welt in Beziehung zu treten, unterstützen und im Gegenzug die Rekonstruktion des Individuums und interpersonaler Muster fördern; nicht zuletzt gelte dies für Lebenserzählungen, welche die Entwicklung behinderten oder unterbrächen. Haldor Øvreeide faßte drei generelle Fokuspunkte zusammen, die in diesem Prozeß eine Rolle spielten: im Dialog oder Prozeß zu sein, eine Perspektive der Machtsituation, in der das Kind lebe, zu haben oder zu verstehen – womit die Beeinflussung des Rollenverhaltens und Machtmanagement gemeint seien – und schließlich das Entwickeln von Ideen hinsichtlich des angestrebten Resultats der therapeutischen Arbeit. Beim Resultat unterschied Haldor Øvreeide zwei Ebenen: auf der einen gehe es um die Entwicklung konstruktiverer Muster der Interaktion zwischen Eltern und Kind, bei der anderen um sinnschaffende Narrative, die die Entwicklung des Selbstrespekts der Eltern und ihres Respekts ihrem Kind gegenüber förderten.

Zusammenfassung

In diesem Kapitel haben wir uns mit der Beziehung zwischen Therapeut und Kind befaßt und erörtert, weshalb es wichtig ist, die eigene Autorität und die asymmetrische Verantwortlichkeit dem Kind gegenüber anzunehmen, gleichzeitig aber auch alles nur Mögliche zu tun, um eine symmetrische Beziehung zum Kind aufrechtzuerhalten. Peter Levine, Jukka Mäkelä, Haldor Øvreeide und Eia Asen heben alle hervor, daß es wichtig ist, das Kind wirklich zu sehen und die asymmetrische Verantwortlichkeit ihm gegenüber anzunehmen, aber gleichzeitig eine symmetrische Beziehung aufrechtzuerhalten. Durch Eia Asens Arbeit inspiriert, wies Jukka Mäkelä darauf hin, daß viele Eltern nicht verstünden, daß ihr Bild vom Kind und ihre Wahrnehmung des Kindes ihre Beziehung zu ihm ebenso beeinflußten wie die Aktivitäten und das Verhalten des Kindes. Ein Therapeut müsse bereit sein, Risiken einzugehen. Dies erfordere ein klares Gewahrsein und ein tiefes Verstehen der eigenen Wirkung auf andere Menschen. Der Therapeut solle auch sowohl dem Kind als auch seinen Eltern gegenüber demonstrieren, wie tiefreichend die Wirkung eines einzelnen Menschen auf einen anderen sein könne. Dies beinhalte, daß man Verhaltensweisen vorführe und als Rollenmodell fungiere, nicht nur den Eltern sondern auch dem Kind gegenüber, und zwar so, daß deutlich werde, daß wir alle

Einfluß auf einander haben. Dies bedeute auch, daß Therapeuten nicht einfach nur versuchen sollten, die Interventionen anderer Therapeuten zu kopieren. Jeder Therapeut solle seinen eigenen authentischen Stil entwickeln und darauf achten, wie sich seine Interventionen auf das Kind und/oder dessen Eltern auswirkten.

KAPITEL 8

Der Ausdruck der Gefühle des Kindes im psychotherapeutischen Prozeß

> »Wenn wir dem Kind die Möglichkeit zur Selbstorganisation erschließen, müssen wir damit rechnen, daß das Geschehen nicht mehr ausschließlich vom Erwachsenen bestimmt wird. Wir müssen uns dann auf ein anderes Resultat als das ursprünglich angestrebte gefaßt machen, weil wir die Handlungsbefugnis dem anderen, in diesem Fall dem Kind, übergeben haben.«
>
> — HALDOR ØVREEIDE

In einem Kapitel über die Regulation in der Beziehung zwischen Kind und primärer Bezugsperson beschreibt Sander (1977) seine systemische Sicht und weist darauf hin, daß es immer eine natürliche Polarität zwischen Rhythmen, die Anpassung und Bindung sichern, und Zuständen, die Rhythmen unterbrechen und Unsicherheit, Variationen und Unterschiede erzeugen, gibt, wobei letztere nach einer schmerzhaften Unterbrechung und einer Phase der Desorganisation eine Reorganisation erforderlich machen. Nicht Vermeiden, Schutz und Rückzug, sondern die Fähigkeit, mit Unsicherheit und Unterbrechungen fertig zu werden, sichern den Fortgang des kreativen Prozesses der Entwicklung des Nervensystems. Deshalb bemühen wir uns als Menschen so entschlossen um Sicherheit und Gewißheit, obwohl gerade unsere Fähigkeit, Unsicherheit und Unterbrechungen zu ertragen und durchzustehen, uns ermöglicht, unsere Entwicklung fortzusetzen. Dies konfrontiert uns mit einem scheinbaren Paradox: Aus zufälligen Ereignissen erwächst Ordnung; aus Ungewißheit geht Wissen hervor; aus Chaos wird Kreativität geboren. Sander gelangt zu dem Schluß, daß Entwicklungsnähe gleichbedeutend ist mit Nähe zu Streß, Angst, Verlust und Einsamkeit infolge schmerzhafter Augenblicke in der Kindheit, für die wiederholte Unterbrechungen kennzeichnend waren. Nach Sanders Auffassung ist dies der Rahmen des kreativen Prozesses im ganzen Leben.

Neuere Studien über den Kortisolstoffwechsel und das Bindungsverhalten bei Menschen haben bestätigt, daß eine gut regulierte emotionale Beziehung für die offene Kommunikation mit einem ausgewogenen Austausch kennzeichnend ist, eine stärker inkludierende Anpassung ermöglicht, die auf leichte Streßfaktoren mit einer weniger starken Erhöhung des Kortisolspiegels reagiert.

Augenblicke der Begegnung verändern die impliziten relationalen Erwartungen beider Beteiligter und signalisieren Offenheit für expandierende neue Initiativen. Augenblicke der Begegnung ermöglichen neue Arten gemeinsamer Erlebnisse und erschließen ein neues Niveau wechselseitiger Regulation. Intersubjektive Augenblicke der Begegnung werden in implizitem relationalem Wissen erlebt und repräsentiert und können, müssen aber nicht zu Objekten der Deutung werden. In jedem Fall ermöglichen Augenblicke der Begegnung komplexere Arten des Zusammenseins mit anderen.

Wie schon erwähnt, entwickeln sich emotionale Balance und Einstimmung nicht auf die gleiche Weise wie die kognitiven Fähigkeiten. Emotionale Fähigkeiten resultieren aus dem Leben im Hier und Jetzt im Kontext menschlicher Interaktionen, die wir unbewußt erlernen. Unser gemeinsames Erleben findet in der Gegenwart statt, und unser Zusammensein mit anderen entfaltet sich im Augenblick, bevor das Erlebte übermittelt oder in Worte gefaßt werden kann. Der Wunsch, sich mit anderen verbunden zu fühlen, ist für die Entwicklung von Beziehungen wichtig und spielt außerdem im Psychotherapieprozeß eine Schlüsselrolle (Hart 2012). In diesem Kapitel schauen wir uns genauer an, was die unspezifischen Erlebnisse ausmacht, die solche Augenblicke der Begegnung beleben und ermöglichen.

Synchronisierte Bindungserlebnisse entstehen durch Affekteinstimmung

Im Kapitel »*Affect attunement*« erklärt Stern (1984), ein Charakteristikum der Einstimmung bestehe darin, daß es sich dabei um eine Entsprechung, nicht um eine Imitation, handle. Diese Entsprechung ist weitgehend modalitätenübergreifend, was bedeutet, daß der Kanal oder die Modalität, den oder die die Mutter benutzt, um sich auf den Säugling einzustimmen, mit dem Kanal oder der Modalität des Kindes nicht identisch ist. Nach Stern bezieht sich die Einstimmung nicht auf das Verhalten der anderen Person an sich, sondern auf einen Aspekt ihres emotionalen Zustandes. Der Bezugspunkt für die Entsprechung ist offenbar der innere Zustand, nicht das äußere Verhaltensereignis. Demnach ist Affekteinstimmung eine spezielle Form von Intersubjektivität, die sich auf Interaffektivität bezieht.

Stern benutzt den Begriff *affect attunement* (Affekteinstimmung), um ein Verhalten zu bezeichnen, das den emotionalen Charakter eines gemeinschaftlichen Zustandes zum Ausdruck bringt, ohne das genaue Verhalten zu imitieren. Affekteinstimmung ist erforderlich, um den Aufmerksamkeitsfokus nach innen auf die mitgeteilte Gefühlsqualität zu verlagern, und sie wird genutzt, um die Mitteilung innerer Zustände zu kommunizieren oder darauf zu verweisen. Einstimmung spiegelt Gefühle. Der wichtigste isolierbare Grund für das Herbeiführen eines Zustandes der Einstimmung ist das »Mit-Sein« mit dem Kind bei dem, was Stern »interpersonale Kommunion« nennt, was gemeinsame Anteilnahme an etwas oder das Beteiligtsein am Erleben eines anderen beinhaltet. Der innere Zustand des anderen wird aufgrund von Attributen oder Qualitäten der Wahrnehmung erlebt, also aufgrund der Vitalität, des Behagens, des Aktivierungsniveaus und der konkreten Kategorie affektiven Empfindens des anderen. Wenn wir beispielsweise eine Armbewegung sehen, die ein anderer Mensch ausführt, könnten wir die Eigenschaften einer raschen Beschleunigung der Bewegung, ihre Geschwindigkeit, den vollständigen Bewegungsablauf und eine rasche Verlangsamung wahrnehmen, also Empfindungsqualitäten oder eine Form von Vitalität erleben. Einstimmung wird als ununterbrochener Prozeß erlebt, und sie geht mit Empfindungsqualitäten wie Explosionen, Verblassen, stürmischer Bewegung usw. einher. Einstimmungen sind dynamische, kinetische Empfindungen, die den ständig variierenden ubiquitären organischen Prozessen des Lebendigseins entsprechen. Auf Einstimmung zielendes Verhalten findet in jeder Interaktion statt. Im Alter von etwa neun Monaten überschreiten Kinder eine interpersonale Schwelle, die das Erlebnis der Einstimmung völlig verändert. Um diese Zeit entdecken sie nach und nach, daß sie einen Geist haben, daß der Geist anderer Menschen von ihrem eigenen Geist unabhängig ist und daß sie den eigenen Geist und den des anderen gleichzeitig spüren können. Sie lernen, daß sie den Gegenstand gemeinsamer Einstimmung mitteilen können und daß dadurch Nähe entstehen kann. Das von den Eltern gespiegelte Selbstempfinden des Kindes wird durch die Spuren früherer und gegenwärtiger Einstimmungen und gescheiterter Einstimmungen geprägt, was den Einstimmungsprozeß zu einem nützlichen Werkzeug für die Therapie macht. Anders ausgedrückt, treiben Einstimmungsprozesse die intersubjektiven Entwicklungsprozesse voran.

Implizites relationales Wissen

Lyons-Ruth (1998) hat beschrieben, wie durch Interaktionsprozesse vom Zeitpunkt der Geburt an eine Form von prozeduralem Wissen entsteht, das den Umgang mit nahestehenden anderen betrifft. Im Therapieprozeß treffen das unbewußte oder implizite relationale Wissen des Kindes und das des Therapeuten zusammen und erzeugen ein intersubjektives Feld, in dem einigermaßen zutreffende Vorstellungen über das Zusammensein des anderen mit anderen Menschen entstehen. Wie schon früher erwähnt, besteht das intersubjektive Feld aus vielen Augenblicken gegenwärtigen Erlebens, und aus ihm erwächst neue dyadische Interaktion in Form neuer adaptiver Handlungen und gemeinsamem intersubjektivem Erkennen. Diese Augenblicke der Begegnung lassen neue Formen von Handlungsfähigkeit und gemeinsamen Erlebens entstehen, die zum Ausdruck gebracht und erweitert werden können. Sie ermöglichen, die Aufmerksamkeit auf die eigene Person und auf innere Empfindungen zu richten, und erweitern so das Selbstgewahrsein. So lernen wir mit Hilfe der Augen anderer, uns selbst zu sehen.

Ein Teil unseres gemeinsamen Verhaltens wird in Form regelbasierter prozeduraler Repräsentationen kodiert, die im allgemeinen in Form konkreter Fertigkeiten beschrieben werden, beispielsweise in Form des Wissens darüber, wie man ein Fahrrad fährt, die aber auch entscheidend für unsere Aktivitäten mit anderen Menschen sind. Die *Boston Change Study Group* bezeichnete dieses unbewußte, implizite oder prozedurale Wissen über Aktivitäten mit anderen Menschen als *implizites relationales Wissen*. Dieses Wissen entwickelt sich lange vor der Sprache, und es beeinflußt unsere persönlichen Interaktionen im ganzen Leben; es ist nicht sprachbasiert und wird nicht automatisch in verbale Form übersetzt. Einige Bereiche impliziten relationalen Wissens des Kindes mögen verbal ausdrückbar und deutbar sein, doch größtenteils entzieht es sich den Möglichkeiten der Sprache.

Eine authentische oder »echte« Beziehung, die sich im intersubjektiven Feld herausbildet, entfaltet sich dort, wo sich das implizite relationale Wissen beider Beteiligter überschneidet, und es schließt authentisches persönliches Engagement und eine akkurate Wahrnehmung gegenwärtiger Arten des »Mit-Seins« ein. Ein »Augenblick der Begegnung« verändert das implizite relationale Wissen des Kindes, weil sich das intersubjektive Feld zwischen dem Kind und dem Therapeuten verändert. Solche Augenblicke werden von beiden Beteiligten gemeinsam geschaffen und erfordern einen einzigartigen Beitrag beider, unter Anerkennung der subjektiven Realität des anderen.

Während der Konferenz erwähnte Jukka Mäkelä, er habe unter traditionell orientierten Psychiatern und Psychologen häufig seine Auffassung verteidigen müssen, daß Erlebnisse ausreichen, um bestimmte Teile des zentralen Nervensystems reifen zu lassen. Um Selbstregulationskompetenzen bezüglich emotionaler Erlebnisse zu entwickeln und um Stärken und das Gefühl der Meisterung zu erleben, brauchen wir konkrete Erlebnisse zusammen mit einem anderen Menschen. Augenblicke gegenwärtigen Erlebens entstehen durch gemeinsame Erlebnisse und können nicht von der Ratio erzwungen werden. Die Regulation zunehmender und abfallender Zustände der Anspannung, Aktivierung und Beruhigung zwingt uns, unser emotionales Erleben zu erweitern. Am stärksten aktivierend wirkt bei allen Säugetieren das Gefühl der Überraschung. Sobald etwas Neues oder Anderes passiert, blenden wir alle anderen Vorgänge einen Moment lang aus und treten in einen intensiven Zustand ein, in dem wir viel emotionale Energie auf ein einziges Erlebnis konzentrieren. Anschließend nutzen wir Wiederholungen, um uns bei solchen neuartigen Erlebnissen wohlfühlen zu können. Wir wiederholen eine Aktivität häufig, um zu erreichen, daß sich das Kind den betreffenden Erlebnissen gefahrlos widmen und sich später wieder von ihnen abwenden kann, letzteres möglichst, bevor es sich zu langweilen beginnt. Unter anderem auf diese Art lernen Kinder, ihr Erregungsniveau zu regulieren.

Einstimmungsprozesse und Erregungsregulation

Während der Konferenz erklärte Peter Levine, ADHS sei nach seinen Erfahrungen nicht auf Hyperarousal zurückzuführen, sondern basiere auf dem Bemühen des Kindes, die Energie im Fluß zu halten, um keinen psychischen Shut-down zu erleben, was mit einem entsetzlichen Gefühl des Gefangenseins einhergehe. Bei der Arbeit mit Kindern, die unter ADHS-Symptomen litten, versuche er nie, ihnen nahezulegen, sich zu entspannen, weil die Gefahr bestehe, daß er sie dadurch in den Zustand der Erstarrung (Immobilität) versetze. Sie müßten zunächst die erforderlichen Ressourcen entwickeln, was im Theraplay-Clip mit Matias in der Szene demonstriert worden sei, in der das Kind Jukka Mäkelä gestoßen habe, der daraufhin rückwärts gefallen war und mit den Füßen in der Luft gestrampelt hatte. Kinder mögen so etwas; sie lachen dann, obwohl sie wissen, daß die Reaktion des Erwachsenen übertrieben ist. Peter Levine empfahl ein anderes Vorgehen, nämlich daß man zum Kind sagen solle: »Kannst du jetzt einmal ganz leicht stoßen und wirklich von innen spüren, woher das kommt?« Das helfe ihm, den Zustand der Immobilität zu verlassen, ohne daß die Gefahr bestehe, daß es schnell wieder in ihn zurückfalle. Zur Illustration führte Jukka Mäkelä mit Peter Levine eine Übung aus, bei der er Peter Levine bat, sich ihm gegenüber hinzustellen und mit ihm zusammen einen »Händeturm« zu bauen – wobei eine Hand des einen Beteiligten auf eine Hand des anderen gelegt wird usw. Jukka Mäkelä steuerte die Geschwindigkeit dieses Vorgangs mit seiner Stimme, indem er Lautstärke, Ton und Tempo nutzte und das abwechselnde Aktivwerden sprachlich markierte, indem er sagte: »Peter, Jukka, Peter, Jukka, Peter, Jukka, Peter, Jukka. Das war sehr gut. Und jetzt ganz langsam abwärts ...« Nun wurde Jukka Mäkeläs Stimme allmählich leiser, und das Tempo der Bewegungen verlangsamte sich. Schließlich sagte er kaum hörbar: »Und nun, Peter, möchte ich, daß du das gleiche mit nur einem Finger machst, und zwar so: dein Finger, mein Finger *(flüsternd)*, und jetzt, schließe die Augen ... Gut. Okay. Spürst du es?«

Peter Levine erklärte, dies demonstriere perfekt, was er meine. Um seine Auffassung über das Erleben von innen noch anschaulicher zu machen, bat er Jukka Mäkelä, mit ihm zusammen noch eine Übung vorzuführen. Dazu benutzte er das Vertrauenspendel, bei dem eine Person aufgefordert wird, sich in die Arme einer anderen Person zu lehnen. Um diese Übung ausführen zu können, muß das Kind in der Lage sein zu folgen. Peter Levine demonstrierte zusammen mit Jukka Mäkelä, wie winzige Varianten des Berührens ein anderes Erleben und inneres Empfinden der Bewegung hervorrufen. Dadurch wird eine völlig andere propriozeptive Stimulation und eine tiefere Wirkung auf die Gehirnschaltkreise erzeugt.

Während der Konferenz fragte ein Teilnehmer, wie Immobilisierung und Dissoziation bei Säuglingen zum Ausdruck kommen und wie man feststellen könne, ob ein Kind nicht in der Lage sei, an Prozessen der Einstimmung teilzunehmen. Peter Levine erwähnte daraufhin den Film von René Spitz (1952) über ein Waisenhaus und berichtete, einige der Waisen in diesem Film seien psychisch eindeutig nicht präsent; ihr Gesicht sei völlig ausdruckslos, und sie träten nicht zu ihrer Umgebung in Kontakt, sondern starrten ins Leere. Er bezeichnete das dadurch bei ihm hervorgerufene unmittelbare Gefühl als absolut herzzerreißend. Dies sei ein abnormer Ausdruck von Abwesenheit und Leere, da Kinder normalerweise ständig ihre Umgebung erforschen und lernen. Jukka Mäkelä erwähnte das Beispiel eines dreijährigen Mädchens, bei dem es manchmal zu einer merkwürdigen physischen Veränderung gekommen sei, einem Temperaturunterschied zwischen den beiden Händen, den Erwachsene spüren konnten, wenn sie ihre Hände hielten. Außerdem sei im

Gesicht des Kindes eine Veränderung zu beobachten gewesen, manchmal in Form von Blässe, aber am deutlichsten in Form von Reglosigkeit der kleinen Gesichtsmuskeln. Das Kind war der Form nach anwesend und interagierte, war aber nicht präsent. Dann veränderten die Therapeuten ihr Vorgehen, indem sie beim Auftreten des Phänomens innehielten und sagten: »Oh, jetzt passiert etwas« und dann an diesen Augenblicken arbeiteten. Dissoziation ist daran zu erkennen, daß ein Kind abwesend wirkt. Es scheint sein Gegenüber anzuschauen, aber sein Blick wirkt leer.

Anschließend stellte ein Konferenzteilnehmer eine Frage, die sich auf die Shutdown-Reaktion bezog. Konkret ging es um ein neunjähriges Kind, dessen Eltern sich scheiden lassen wollten. Der Junge nahm an einer Gruppentherapie teil, war aber in der Gruppe nur physisch präsent, emotional hingegen wirkte er völlig ausdruckslos, und sein Gesicht ließ nicht den geringsten Tonus und Ausdruck erkennen. Peter Levine antwortete, das Shutdown-System sei eine typische Abwehrreaktion, und mit dieser Art von Abwehr müsse man sehr vorsichtig umgehen, weil man sonst leicht eine für das Kind wichtige Schwelle überschreiten und dadurch einen weiteren Shutdown riskieren könnte. Therapeuten müßten sehr genau beobachten, ob aktive Reaktionen zu finden seien, beispielsweise durch Spiele wie einen Kampf mit einem Schaumstoffschwert, wie Jukka Mäkelä ihn in Theraplay-Sitzungen benutzt hatte. Durch solche Spiele werde der Körper aktiviert, und dem Jungen werde ermöglicht, propriozeptives Feedback zu erleben, das ihm helfe, sich aus dem Shutdown zu befreien.

Eia Asen fügte hinzu, Kinder befänden sich nach seinen Erfahrungen nicht ständig in einem dissoziierten Zustand, weshalb es die Aufgabe des Therapeuten sei, eine Verbindung zu ihnen herzustellen, beispielsweise mit Hilfe eines Objekts oder eines Spiels, um sie ins Leben zurückzuführen. Es liege in der Verantwortung des Therapeuten herauszufinden, was erforderlich sei, um diese Verbindung zu kreieren, und Peter Levine erwähnte, daß es wichtig sei, am Arousalniveau des Kindes als einem zentralen Augenblick gegenwärtigen Erlebens zu arbeiten, um ihm die Befreiung aus seinem dissoziativen Zustand zu ermöglichen. Dem wurde im Laufe der Konferenz noch die Feststellung hinzugefügt, auch die Ausdruckslosigkeit eines Gesichts sei ein Gesichtsausdruck, der aber nicht mit den Mikrorhythmen der Interaktion verbunden sei. Eia Asen wies darauf hin, Dissoziation sei nicht entweder vorhanden oder nicht vorhanden, sondern könne in unterschiedlichem Maße vorliegen; manchmal sei ein dissoziativer Zustand ziemlich stark, manchmal weniger ausgeprägt, und es sei Aufgabe des Therapeuten, Augenblicke zu nutzen, in denen das

Kind für Interaktion offen sei, und auf diesen Chancen aufzubauen. Entscheidend sei demnach, daß man die Ressourcen oder den Entwicklungsprozeß in der Zone der nächsten Entwicklung identifiziere und darauf aufbaue.

Gefühle akzeptieren, indem man dem Entwicklungsprozeß folgt

Um zu veranschaulichen, was es bedeutet, dem Entwicklungsprozeß zu folgen, führte Haldor Øvreeide einen Videoclip aus dem *Skodsborg Observations- og Behandlungshjem* (dänisches Beobachtungs- und Behandlungszentrum) vor, das schon in Kapitel 7 kurz erwähnt wurde. Der Clip vermittelt einen Eindruck von dem Balanceakt, den primäre Bezugspersonen bei ihren Bemühungen um die Entwicklung von Kindern bewältigen müssen.

Der Film zeigte eine Frau, die Pflegemutter eines kleinen Mädchens werden sollte. Sie sah dieses Kind zum ersten Mal, zusammen mit der Betreuerin von der Kinderschutzeinrichtung, in die das Kind aufgenommen worden war. Zu sehen waren die ersten dramatischen Augenblicke dieser Begegnung. Das Kind war mit der Betreuerin sehr vertraut, sie hatte es zu der Begegnung gebracht. Sie schaute das Kind an und lächelte dann der zukünftigen Pflegemutter zu. Das Kind betrachtete das neue Gesicht, wandte sich dann aber ab und verbarg sein Gesicht, während die Pflegemutter das Geschehene in Worte faßte: »Bist du schüchtern?« So brachte sie zum Ausdruck, daß sie den Rückzug des Kindes akzeptierte und es unterstützte. Dann schaute das Kind wieder auf, beobachtete, was die zukünftige Pflegemutter tat, und weil es immer noch an der ihm vertrauten Betreuerin hing, streckte es eine Hand nach ihr aus. Die Betreuerin nahm die Hand des Kindes, und dann schauten sie und die zukünftige Pflegemutter das Kind an. Plötzlich zog es sich zurück, wendete sein Gesicht dann kurz wieder der Pflegemutter zu, bevor es sich erneut an der Schulter und Brust der Betreuerin verkroch. Dann streckte die Pflegemutter eine Hand nach dem Kind aus, das ihre Hand nahm, während die Betreuerin den Vorgang beobachtete. Plötzlich war es genug! Das Kind wendete sich ab, und die Betreuerin unterstützte seinen Rückzug. Die Annäherung der Pflegemutter war gescheitert. Das Kind hatte sich zurückgezogen, weil ihre Initiative zu stark gewesen war. Statt den Rückzug zu respektieren, hatte sie ihre Kontaktbemühungen fortgesetzt, wohingegen die Pflegerin, die das Kind kannte, seinen Rückzug akzeptiert hatte. Sie hielt das Kind und sagte: »Es ist gut, es ist gut« und half so auch der Pflegemutter, mit ihren Emotionen fertig zu werden. Das Kind hatte das Gefühl gehabt, daß die Pflegemutter ihm zu nahe gekommen war, und die Pflegerin hatte ihm in dieser Situation geholfen. Das Kind streckte eine Hand aus, die Pflegemutter näherte sich ihm, und das Kind startete einen erneuten Versuch, Kontakt aufzunehmen. Es wollte die Situation erforschen, indem es wiederholte, was vorher geschehen war, und die Pflegerin beobachtete, was vor sich ging. Die Pflegemutter streckte ihre Hand aus und umschloß die Hand des Kindes mit ihren beiden Händen. Aber das war für das Kind auch wieder zuviel. Deshalb zog es seine Hand zurück. Nun streckte die Pflegemutter selbst eine Hand aus, aber das Kind zog sich erneut zurück. Es reagierte auf die erneute einladende Geste der Pflegemutter ablehnend. Der Pflegerin war klar, was in dem Kind vor sich ging; die Begegnung war ihm zuviel geworden. Deshalb forderte sie die Pflegemutter auf: »Sagen Sie einfach Hallo.« Die Pflegemutter berührte die Nase des Kindes und sagte: »Wo ist deine Nase«, während die Pflegerin die Reaktion des Kindes beobachtete. Dann sagte die Pflegemutter: »Wo ist meine Nase?« Das Kind berührte die Nase der Pflegemutter, und anschließend traten beide in Blickkontakt. Die Pflegemutter lächelte; die Pflegerin schaute sie an und lächelte ebenfalls.

Haldor Øvreeide erklärte, das Personal von Skodsborg habe es sich zur Aufgabe gemacht, zukünftigen Pflegemüttern zu helfen, sich die Co-Regulation mit dem Kind zu erschließen. Sie arbeiteten in diesem konkreten Fall zwei Monate lang daran, dem Kind zu helfen, eine gute Co-Regulation mit seiner Pflegemutter zu entwickeln. Schließlich akzeptierte es sie als seine wichtigste Betreuerin. Der Film veranschaulicht, wie wichtig es ist, daß ein Kind im Falle einer so dramatischen Veränderung in seinem Leben diese Unterstützung erhält. Haldor Øvreeide erklärte, er habe diesen Clip ausgewählt, weil er sehr gut veranschauliche, wie Betreuer und Therapeuten mit Säuglingen umgehen.

Haldor Øvreeide beschrieb den entwicklungsunterstützenden Dialog als eine besondere Kombination von Dialogprozessen, sozialen Rollen und dem Produzieren von Bedeutungen und Erzählungen, wobei der Erwachsene versucht, die Welt zusammen mit dem Kind zu verstehen. Eine Betreuungsperson muß das Kind, das sie betreut, so genau wie möglich »lesen« können, wenn es seine Fähigkeiten hinsichtlich physischer und mentaler Zustände entfaltet, muß aber gleichzeitig auch sich selbst beobachten und die potentiell wachstumsfördernden Momente markieren, die das Kind auf verschiedenen Altersstufen braucht. Dies ist ein komplizierter Prozeß und ein kulturelles Projekt, das die individuellen Entwicklungsprozesse des Kindes einschließt. Beim entwicklungsfördernden Dialog muß der Elternteil eine Intention verfolgen, die ihn motiviert: »Ich will etwas für mein Kind.« Die Betreuungsperson geht mit bestimmten Vorstellungen an das Projekt der Entwicklung heran. Dabei kann es sich um einen kulturellen Fokus handeln oder um eine individuellere Intention, dem Kind auf irgendeine Weise zu helfen. Allerdings wird der entwicklungsfördernde Dialog auch durch den Prozeß motiviert – es handelt sich dabei um eine menschliche Interaktion, die sich selbst motiviert, wenn sie im Rahmen eines spezifischen, gut funktionierenden Prozesses stattfindet, wobei der beteiligte Erwachsene motiviert ist, präsent zu sein. Haldor Øvreeide erwähnte, er glaube, diese Motivation sei im Spiel, wenn die Kinder, mit denen er arbeite, im Therapieraum bleiben wollten, weil die Arbeit ihnen etwas erschließe, das an und für sich motivierend wirke. Er stelle oft fest, daß Eltern sich in einem Zustand des »Ich muß …« befinden, was bedeute, daß sie nicht durch den Prozeß selbst motiviert würden, sondern durch das Gefühl, etwas Bestimmtes tun zu müssen, was ermüdend und erschöpfend auf sie wirke. Dies unterstreiche die Bedeutung der Entwicklung eines fesselnden Prozesses im Therapieraum.

Um zu veranschaulichen, was er meinte, führte Haldor Øvreeide eine Videosequenz von Ane Kristine vor, die im ersten Clip dieses Videos ungefähr fünf Wochen alt war. Sie war darin mit ihrer Mutter zu sehen, die ihre Windel wechselte, sie wusch und sie ankleidete. Beide hatten guten Blickkontakt, und die Mutter bot dem Kind ihr Gesicht und ihre Stimme an, sprach mit ihm in Babysprache, berührte und streichelte den Bauch des kleinen Mädchens, sagte alle möglichen wichtigen Dinge und gab dem Mädchen den Raum, sich zu organisieren und seine Mutter zu finden. Die Mutter berührte die Beine des Kindes, seine Augen schweiften zunächst umher, und dann fokussierte es wieder auf die Mutter, beide traten wieder in Blickkontakt, berührten einander, die Mutter unterstützte das Kind, und dieses wendete sein Gesicht wieder der Mutter zu, die darauf mit »Oh, du bist wunderschön; alles ist gut; du bist wunderbar, ja ja, das bist du« reagierte. Ane Kristine fokussierte auf ihre Mutter, nahm sie wahr und hob dann ihr Kinn zweimal an, woraufhin die Mutter mit »Ja, hallo – willst du mir etwas erzählen?« reagierte. Sie hatte die beiden Kinnbewegungen als »Ah, du willst etwas sagen« gedeutet, womit sie Ane Kristine eine mentale Motivation zugeschrieben hatte. Dann produzierte das Baby ein weiteres Geräusch: »Äärcchh.« Die Mutter hatte Recht gehabt, da war ein Impuls; als Ane Kristine auf das Gesicht ihrer Mutter fokussierte und sich in der Beziehung bemerkbar machte, schien sie eine innere Motivation zu haben, selbst etwas in die Beziehung einzubringen – sie wollte etwas sagen. Diese Art von Sequenz wird oft Spiegeln genannt, doch Haldor Øvreeide hielt diesen Begriff für irreführend. Das Kind hat eine angeborene Fähigkeit, etwas zu äußern, das eine selbstorganisierte und selbst erzeugte Einladung zur Kommunikation ist. In Situationen dieser Art gelangt also das Prinzip der Selbstorganisation oder Handlungsfähigkeit *(agency)* zum Ausdruck, und das ist etwas völlig anderes als Spiegeln.

Das Video geht wie folgt weiter: Die Mutter fragt Ane Kristine: »Hättest du gern etwas Dorschleberöl?« Das Mädchen reagiert mit einem glücklichen Gesichtsausdruck. Die Mutter entfernt sich und prüft, wie der Nabel des Kindes heilt. Dadurch ist Ane Kristine sich selbst überlassen, und sie reagiert, indem sie ein eindringliches, frustriertes Geräusch hervorbringt, um zu signalisieren, daß sie den Kontakt zur Mutter aufrechterhalten will. Das Mädchen kann also eine Fehleinstimmung ausdrücken und auflösen. Wenn im Kommunikationsprozeß Streß entsteht, versucht das Kind zuerst, sich noch nachdrücklicher oder resoluter bemerkbar zu machen. Wir haben also eine Beziehungsstörung beobachtet, die behoben wurde, als die Mutter ihre Aufmerksamkeit erneut dem Kind zuwandte und dabei sagte: »Ja, da bist du!« Nun will die Mutter Ane Kristine ein wenig Dorschleberöl geben. Deshalb greift sie nach der Flasche mit dem Öl. Der Blick des Mädchens folgt ihrer Hand – was Daniel Stern »moving along« nennt. Die Mutter versuchte, ihre Handlungen so zu steuern, daß ein Augenblick der Begegnung möglich wurde; sie und Ane Kristine hatten schon ein Muster entwickelt, das auf Erwartungen basierte, die durch vorangegangene Ereignisse entstanden waren. Im Rahmen dieses Musters bemühten sich beide, neue interaktive Augenblicke zu kreieren. Ane Kristine erwartete eine nette Mutter und angenehme Erlebnisse, und sie erwartete von ihrer Mutter Respekt vor ihrer Selbstorganisation. Die Mutter produzierte gewöhnlich angenehme Geräusche, ihre Hände waren sanft ... das erwartete Ane Kristine; und was bekam sie? Einen Löffel Dorschleberöl! Wir sahen, daß Ane Kristine eine Erwartung entwickelt hatte, die auf vorangegangenen Erlebnissen basierte, doch der Augenblick, der nun eintrat, hatte eine völlig andere Qualität: »Meine Selbstregulation war völlig blockiert, und ich mußte akzeptieren, was meine Mutter gerade mit mir getan hat!« Die Mutter sagt: »Ja, du bist ein braves Mädchen, jetzt ist es vorbei.« Ane Kristine zieht sich zurück, ihr Blick schweift umher; die Mutter versucht, den Kontakt wiederherzustellen, aber Ane Kristine schaut weg und zieht sich zurück. »Du warst so ein braves Mädchen, und jetzt ist es vorbei«, sagt die Mutter noch einmal, aber Ane Kristine hat sich aus der Interaktion zurückgezogen und schaut ihre Mutter nicht mehr an. Die Mutter versucht erneut, den Kontakt wiederherzustellen, aber ohne Erfolg. Sie respektiert den Rückzug und bleibt bei Ane Kristine, bis diese sich erholt hat, woraufhin sie wenige Augenblicke später ihre Interaktion wieder aufnimmt.

In einem anderen Clip sahen wir, wie Ane Kristine sich ein Lichtspiel an der Wand des Badezimmers anschaut, während ihre Mutter ihr die Windel wechselt. Nach ihren Körperbewegungen zu schließen versucht sie, die Lichtpunkte an der Wand zu erreichen, wobei sie sich ungeduldig windet. Haldor erklärte, Ane Kristine zeige hier den gleichen Impuls wie im vorherigen Clip, in dem es um das Gesicht ihrer Mutter ging: Sie wolle etwas sagen, etwas zur Interaktion beitragen. Sie wendet ihre Aufmerksamkeit dem Spiel des Lichts zu und nimmt an einer Art Interaktion teil; weil sie mit dem Licht zu interagieren versucht, bewegt sie ihren ganzen Körper, kann die Sonne aber natürlich nicht erreichen. Dann betritt die Mutter den Raum und sieht, daß ihre Tochter sich das Lichtspiel an der Wand anschaut. Sie sagt: »Was guckst du dir da an?« Dabei tippt sie mit den Fingerspitzen an die Wand, wo das Licht tanzt. So nimmt sie an Ane Kristines Augenblick gegenwärtigen Erlebens teil und trägt sogar etwas dazu bei, indem sie mit den Fingern trommelt und mit ihrer Stimme ein Geräusch erzeugt: »Buup, buup, buup.« Ane Kristines auf den Augenblick fokussierte Aufmerksamkeit wird noch intensiver, und wir sehen die Mutter gespannt beobachten, als fragte sie sich: »Wie erlebt mein Kind diesen Augenblick?« Vielleicht war dies eine der ersten Situationen, in denen beide Vorgänge in der äußeren Welt gemeinsam erlebten, aber dieses gemeinsame Erleben war nicht passiv, sondern ein aktiver Prozeß, bei dem die Mutter mit ihrem Kind die Welt gemeinsam erlebte und ihr sogar noch etwas Neues hinzufügte. Für beide ging es in dieser Situation darum, gemeinsam aktiv am Geschehen in der Welt teilzuhaben. Die Mutter fügte dem Geschehen etwas hinzu, das Ane Kristine wichtig war und das ihre Aufmerksamkeit fesselte. Im letzten Clip ist das Mädchen sehr aktiv und voller Energie. Es schaut etwas in einer Ecke an, und nun bringt die Mutter dieses Objekt in den Fokus. Sie bemerkt Ane Kristines Interesse, schaut in die Ecke und sagt: »Ja, du bist ein sehr kluges Mädchen«, woraufhin Ane Kristine erneut in die Ecke schaut. Sie windet sich, kreischt und ist eifrig bei der Sache. Ihre Mutter liest ihre Intentionen und bringt den Teil der Welt, der sie so begeistert, zu ihr: eine Flasche mit flüssiger Seife. Und nicht nur die Flasche mit der Seife, sondern außerdem eine Flasche mit Feuchtigkeitscreme! Haldor Øvreeide spekulierte, das Mädchen habe vielleicht gedacht: »Ich habe eine sehr clevere Mutter, sie macht die Welt lebendig, und sie bringt immer neue Dinge ins Spiel. Die Welt ist schön und farbig, und meine Mutter bereichert sie durch Geräusche.« Aber auch: »In der Welt ist viel Unruhe; aha, jetzt kommt mein Papi zurück. Da ist er ja. Okay. Du hast einen Augenblick gestört, der für mich sehr schön war, aber na ja …«

Der Vater tritt ein, lächelt, setzt sich, kommt näher, sagt mit leiser, glücklicher Stimme »Heeh«, und Ane Kristine lächelt ihn an. Der Vater sagt: »Willst du baden?« Er lächelt. Ane Kristine richtet ihre Aufmerksamkeit wieder auf die Welt und die Flasche mit der Feuchtigkeitscreme. Der Vater will an der Interaktion teilnehmen und sein Kind noch einmal lächeln sehen. Er greift nach der Flasche, Ane Kristine öffnet die Augen, und er hält die Flasche in seiner Hand und fragt: »Ist das eine schöne Flasche?« Sein Beitrag zur Kommunikation ist völlig anders als die Beiträge der Mutter. Diese hatte nicht gefragt, sondern Aussagen gemacht. »Das ist schön. Eine sehr schöne Flasche.« Der Vater hingegen war in dieser Situation passiv, und Ane Kristine wirkt, als wollte sie sagen: »Sag doch was! Erzähl' mir was. Ich verstehe dich nicht.« ›Doch dann wendet sie sich der Flasche mit der Feuchtigkeitscreme zu und bereichert den Augenblick mit zusätzlicher Energie, indem sie ihre Augen weit öffnet und sich temperamentvoll bewegt, als wollte sie sagen: »Ich will damit spielen!« Sie wendet sich wieder dem Vater zu, als ob sie ihn auffordern wollte, ihr zu folgen. Aber nein, er folgt ihr nicht! Bei einem dritten Versuch zieht sie alle Register, indem sie den Kopf aufrichtet, ihre Hand hebt, lächelt, mit den Beinen strampelt, quiekst und ihre Augen besonders weit öffnet. Aber der Vater läßt sich nicht dazu bewegen, sich auf die Interaktion einzulassen. Dann schaut das Mädchen den Kameramann an und anschließend wieder ihre Mutter. Zu diesem Zeitpunkt war Ane Kristine drei Monate alt, und es war klar zu erkennen, daß sie versuchte, den Dialogprozeß um den Gegenstand, der sie interessierte, zu organisieren, und daß sie nach Möglichkeiten suchte, Interaktionen mit ihren Eltern zu initiieren. In dem Augenblick, den der Videoclip zeigt, war der Vater keine Hilfe, was er in einer späteren Situation durchaus war. Es geht hier also nicht um das Geschlecht der involvierten Person, sondern darum, das Kind im gegenwärtigen Augenblick zu lesen und zu verstehen. Die Mutter und das Kind waren den ganzen Tag über zu Hause zusammen, während der Vater bei der Arbeit war; deshalb war er vielleicht stärker auf den emotionalen Aspekt der Beziehung fokussiert, wohingegen Ane Kristine eher darauf aus war, mit ihren Eltern die Welt zu erforschen. Haldor Øvreeide erläuterte, die Videosequenzen zeigten das sich aktiv entwickelnde Kind, und es sei ungeheuer wichtig, diesen entwicklungsbezogenen Dialog zu verstehen. Die Sequenz veranschaulicht die Idee, auf der seine Therapie basiert. Der Therapeut ist mit einem kreativen, sich entwickelnden Kind konfrontiert, zu dem er auf für das Kind relevante Weisen in Beziehung treten muß.

Eia Asen kommentierte, er habe Haldor Øvreeides Arbeit mehrmals verfolgt, und er bewundere die Detailgenauigkeit, mit der er sogar mikroskopische

Interaktionen, Veränderungen und Wechsel betrachte. Vieles davon basiere auf Folgen, was Haldor physisch und verbal demonstriere. Er folge dem Kind mit den Augen, stehe auf und folge ihm, kehre mit ihm zurück usw. Eia Asen war der Meinung, Folgen sei sowohl im physischen als auch im metaphorischen Sinne einer der wichtigsten unspezifischen Faktoren, ebenso wie Relevanz, die Neugier stimuliere. Er erklärte, Haldor Øvreeide erreiche dies teilweise durch die Fragen, die er stelle. Während beispielsweise Ane Kristines Mutter das neue Objekt ins Spiel gebracht habe, sei ihr Vater stärker daran interessiert gewesen, die Neugier des Kindes zu wecken, als daran, ihm zu folgen. Ein guter Therapeut könne Neugier stimulieren, die dem entspreche, woran das Kind interessiert sei, und die beste Möglichkeit, die Aufmerksamkeit eines Kindes zu fesseln, bestehe darin, ihm zu folgen.

Nach der Vorführung von Haldor Øvreeides Filmclips fragte ein Konferenzteilnehmer, ob unspezifische Faktoren das gleiche seien wie die Faktoren, die im Bereich der Psychotherapie als *conditio sine qua non* angesehen würden, und ob sie Verfahrensweisen definierten, die psychotherapeutischer Natur seien. Darauf antwortete Haldor Øvreeide, er habe das Konzept der Psychotherapie aus den Augen verloren. Für ihn gehe es primär um Entwicklungsprozesse. Eine Entwicklungshemmung könne verschiedene Ursachen haben. Beispielsweise könne sie eintreten, weil man die individuellen Eigenarten des Kindes, etwa sein Temperament, nicht verstehe. Außerdem könnten in einem bestimmten Moment Faktoren wirksam sein, die sich ungünstig auf die Entwicklung auswirkten, beispielsweise in Zusammenhang mit einer Scheidung. Nach seiner Auffassung gehe es darum, die Entwicklung zu unterstützen, ganz gleich, ob es sich um eine Therapie, eine Beratung oder einen anderen Kontext handle. Der Prozeß habe mehr mit dem Verstehen der Entwicklung von Kindern zu tun als mit einer bestimmten Methode.

Feed-forward-Systeme

Ein »Feed-forward«-System bereitet Beteiligte auf die nächste Episode oder Handlungssequenz vor. Als Beispiel hierfür nannte Haldor Øvreeide das Video von Ane Kristine. Schon im Alter von fünf Wochen hatte das Mädchen angefangen, ein Muster für das Zusammensein mit seiner Mutter zu entwickeln, und die Aktivitäten des Kindes basierten auf seinen Erwartungen bezüglich des Geschehens im nächsten Augenblick. Seit der allerersten Interaktion hatte Ane Kristine angefangen, eine Erwartung bezüglich des Geschehens im nächsten Augenblick zu entwickeln. Funktioniert dieser Feed-forward-Prozeß gut, ist es für die Beteiligten leicht, in das Muster einzutreten und darauf aufzubauen. Im Video sahen wir, wie Ane Kristine auf ein Objekt schaute, das ihre Mutter dann in die Interaktion einbezog; dies führte dazu, daß sie bezogen auf ein gemeinsames Objekt handelten. Sie hatten ein Muster, und offensichtlich hatten sie es schon vorher benutzt. Ihre Interaktion entfaltete sich systematisch, effizient und entwicklungsfördernd. Soll sich die Beziehung in der Therapie zu einem kooperativen Muster entwickeln, muß sich der Therapeut ständig der ersten gemeinsam erlebten Episoden und dessen, wie sie konstruiert waren, bewußt bleiben. Es ist wichtig, ein positives Feed-forward-System zu kreieren. Dazu muß man kleine Bindungserlebnisse etablieren, und in der Tat kann man auch Kommunikationsmuster als Bindungssystem verstehen. Je wichtiger der Therapeut für das Kind ist, um so dringlicher will es zu ihm zurückkehren und den Therapieprozeß nutzen, um mit Herausforderungen oder Problemen fertig zu werden.

Haldor Øvreeide erklärte, Eia Asens Ansatz im Video mit Akil sei ein hervorragendes Beispiel dafür, wie man ein zwischen Mutter und Kind entstandenes Feed-forward-Muster durchbrechen könne, weil das erforderliche Vertrauen ebenso vorhanden sei wie das Wissen, daß beide über die Ressourcen verfügten, die sie bräuchten, um mit der Veränderung fertig zu werden. Nach seiner Auffassung sollten Therapeuten so etwas häufiger wagen, sollten sich aber sicher sein, daß sie die betreffende Familie ausreichend unterstützen und ihr helfen könnten, neue Möglichkeiten zu finden, weil der Aufbau einer neuen Vertrauensbeziehung Zeit koste. Für Akil sei es offensichtlich wichtig gewesen, befreit zu werden und die Fähigkeit weiterzugehen zu entdecken, aber andererseits habe er seine Mutter auch gebraucht, und er habe Zeit benötigt, um sich anzupassen, weil die Blockade größtenteils von ihr, nicht von ihm ausgegangen sei.

Die fünf Grundelemente

Haldor Øvreeide erläuterte, er verlasse sich bei diesem Prozeß auf die fünf Grundelemente, die auf Seite 143 dieses Buches beschrieben werden: Folgen, Relevanz, Raum für Handlungsfähigkeit, Co-Regulation und Hierarchie. Halte er sich bei seinen Interaktionen mit dem Kind an diese Elemente, nehme der Prozeß seinen Lauf. Manchmal unterbrächen die Beteiligten ihre Bemühungen, manchmal müßten sie bestimmte Elemente in der Interaktion neuentwickeln, und der Tanz sei auch nicht unbedingt fließend und fehlerlos, aber indem ein Therapeut sich an den genannten Grundelementen orientierte, könne er sicher sein, daß diese die Kommunikation im Fluß hielten. Der Erwachsene spüre die physische und mentale Verfassung des Kindes in somatischer, perzeptueller, emotionaler und kognitiver Hinsicht. Der Betreuer müsse dem Kind etwas anbieten können, das für ihn selbst relevant sei, weil sich das Kind andernfalls zurückziehe, wie im Beispiel mit Ane Kristine und ihrem Vater zu sehen war. Liebe allein reiche nicht; es müsse auch etwas Substantielles vorhanden sein, das dem Kind helfe, sich zu entwickeln. Außerdem müsse es Raum für die Entwicklung der Handlungsfähigkeit des Kindes geben. Dies bedeute, daß der Erwachsene Zeit sowie physischen und mentalen Raum zur Verfügung stellen müsse, daß er die Bemühungen des Kindes um Selbstorganisation anerkennen und Raum für seine Reaktionen schaffen und diese akzeptieren müsse. Aber es gehe nicht nur darum, Raum für die Entwicklung der Fähigkeit zu selbständigem Handeln zu schaffen, sondern er müsse diese Entwicklung auch aktiv unterstützen. Die beiden Beteiligten engagierten sich hinsichtlich der Co-Regulation, des Rhythmus und des Turn-taking. Wenn wir dem Kind die Möglichkeit zur Selbstorganisation gäben, müßten wir damit rechnen, daß der Erwachsene die Situation nicht mehr nach seinen Vorstellung steuern könne. Wir müßten dann mit einem anderen Resultat als dem ursprünglich angestrebten rechnen, weil wir dem anderen, in diesem Fall dem Kind, die Freiheit zugestanden hätten, selbst über sein Handeln zu entscheiden. Deshalb entziehe sich das Resultat unserem Einfluß. Das letzte der fünf Elemente sei die Hierarchie; es beinhalte, daß es einen verantwortlichen Erwachsenen gebe, der eine Führungsrolle übernehme und aufgrund seiner Intention, dem Kind Unterstützung zu bieten, die generelle Verantwortung auf sich nehme.

Zusammenfassung

In diesem Kapitel haben wir uns mit den Entwicklungsprozessen und mit der Belebung des Therapieprozesses beschäftigt. Der Therapieprozeß und die wichtigste Voraussetzung für Einstimmung ist Mit-Sein – daß man mit dem Kind gemeinsam Dinge erlebt. Dieser Faktor treibt gleichzeitig den Therapieprozeß voran. Wie Jukka Mäkelä erklärt hat, müssen wir mit einem anderen Menschen konkret Dinge erleben, um unsere Selbstregulationsfähigkeit bezogen auf verschiedene emotionale Erlebnisse und unser Gefühl der Stärke und

Meisterschaft zu entwickeln. Augenblicke gegenwärtigen Erlebens entstehen durch gemeinsame Erlebnisse und durch die Regulation stärker und schwächer werdender Spannungszustände, die eine Erweiterung des emotionalen Erlebens ermöglichen. Geschieht etwas Neues und Ungewöhnliches, schalten wir alle anderen Empfindungen für einen Moment ab und erleben eine mit einem hohen Maß an Emotion verbundene Intensität. Wie Haldor Øvreeide erklärt hat, muß das Kind im Falle dramatischer Veränderungen unterstützt werden, und es ist wichtig, einen Prozeß zu initiieren, der es im Therapieraum hält. Der Therapeut hat es mit einem kreativen Kind zu tun, das sich ausdrückt, und er muß zu ihm auf für dieses Kind relevante Weisen in Beziehung treten. Haldor Øvreeide bezeichnet dieses Verfahren als entwicklungsfördernden Dialog. Eia Asen fügte dem hinzu, daß dieser Prozeß erfordere, sowohl auf physischer als auch auf verbaler Ebene zu folgen.

KAPITEL 9

Magie und Transformation

> »Jede Therapie ist ein Archetyp des magischen Fremden – eines Menschen, der von draußen kommt, seine magische Aufgabe erfüllt und dann wieder aus dem Leben des Betreffenden verschwindet. Es ist sehr interessant, wieviel in dieser Beziehung getan werden kann, das in keiner anderen Beziehung eine Rolle spielt; es geht nicht um eine Übertragungsbeziehung, sondern eher um etwas, das einem Märchen ähnelt.«
>
> — Peter Levine

Stern (2004/2005) hat erklärt, der Therapieprozeß bestehe darin, Neues zu erleben, das nicht die Vergangenheit »repariert«, sondern in das Nervensystem integriert wird. Solche Veränderungen der neuronalen Schaltkreise ermöglichen, einen Kontext zu schaffen, in dem Neues entstehen kann. Dieser Prozeß muß ständig wiederholt werden, um die neuronalen Schaltkreise zu verstärken. Neue Erlebnisse können neuronale Schaltkreise verändern, die früher entstandene Erinnerungsspuren enthalten. Somit führt der Therapieprozeß mit seinen zahlreichen Augenblicken gegenwärtigen Erlebens zur Neufassung einer alten Geschichte. Sein Ziel ist, die Strategien des Kindes für die Regulation seiner mentalen und physischen Zustände zu identifizieren und umzustrukturieren. Die Affektregulation ist Bestandteil des impliziten Gedächtnisses, und die Regulationsmechanismen werden aktiviert, wenn eine Situation dem Prototypen eines früheren Erlebnisses entspricht, bei dem das gespeicherte Verhalten nützlich war. Für den Psychotherapeuten geht es darum, die Selbstregulationsfähigkeit des Kindes zu aktivieren. In früheren Kapiteln haben wir gesehen, wie sich in einer Psychotherapie durch Einstimmung und Fehleinstimmung zwischen Therapeut und Kind Selbstregulationsprozesse entwickeln, die sich in Augenblicken gegenwärtigen Erlebens entfalten. Psychotherapie kann ein neues Modell für intime Beziehungen anbieten und dem Kind und seinen Eltern letztlich helfen, über Ereignisse und ihre eigenen Emotionen, Verhaltensmuster usw. zu reflektieren.

In diesem Kapitel befassen wir uns mit dem Transformationsprozeß und mit den zur Transformation führenden magischen Augenblicken. Außerdem geht es darum, daß der Therapeut in diesem Prozeß Risiken nicht scheuen darf.

Therapie ist Kinderspiel

In dem Buch *Neuroaffektiv psykoterapi med børn* (Hart 2011) wird beschrieben, daß Engagement unsere zentrale, persönliche und fokussierte Verbindung zu einem anderen Menschen definiert. In der Beziehung zwischen einem Vater oder einer Mutter und einem Säugling muß der Elternteil darauf achten, was der Säugling erlebt, und dem Kind helfen, einen optimalen Arousalzustand zu erreichen. Ist das Kind aufgebracht, hilft der Erwachsene ihm, sich zu beruhigen; ist das Kind müde, wird es ins Bett gelegt; will es spielen, begleiten die Eltern es in diesem Zustand starker emotionaler Einstimmung. In einer Therapie fokussiert der Therapeut ähnlich intensiv und persönlich auf das Kind und engagiert sich in der Beziehung zu ihm dementsprechend. Ziel ist, dem Kind das Gefühl zu vermitteln, daß es gesehen und wahrgenommen wird. Der Therapeut kann Scherze und Albernheiten nutzen, so wie sie oft in den Spielen, die wir mit Babys spielen, enthalten sind. Solche Aktivitäten haben keinen konkreten Sinn; es geht nur darum, zusammenzusein und genau auf die Reaktionen des Partners zu achten. Engagement vermittelt einem älteren Kind außerdem das Gefühl, daß es gesehen und akzeptiert wird und daß es einzigartig und verbunden ist. Fesselnde Augenblicke verstärken den positiven Affekt. Sie bewirken, daß man sich in Gesellschaft eines anderen Menschen lebendig fühlt.

Eltern müssen zwingend lernen, sich intensiver mit ihrem Kind zu befassen, und Therapeuten haben die Aufgabe, Eltern in diesem Prozeß zu unterstützen, ein Thema, mit dem wir uns in Kapitel 11 eingehender befassen werden. Dieser Lernprozeß ist besonders wichtig für Eltern, denen es schwerfällt, mit ihrem Kind einen Zustand der Synchronizität zu erreichen, entweder weil die Temperamente nicht zusammenpassen oder weil ein adoptiertes Kind oder ein Pflegekind eine Persönlichkeit hat, die die Adoptiv- oder Pflegeeltern nicht verstehen oder nicht akzeptieren.

Spiel ist eine Schlüsselform des Engagements und ein typisches Verhalten der meisten jungen Säugetiere. Je intelligenter eine Spezies ist, um so mehr spielen ihre Jungen. Spiel besteht im Üben von Reaktionen und Bewegungen, welche die Jungtiere, wenn sie erwachsen sind, brauchen werden – aber das ist nur ein Teil der Geschichte. Spiel um seiner selbst willen scheint ein wichtiger Aspekt des Lebens junger Tiere zu sein. Beispielsweise erklärt Panksepp (1998; Panksepp & Biven 2012), Spiel sei sowohl für die Gehirnentwicklung als auch für die Entwicklung sozialer Bindungen wichtig, und dies gelte insbesondere für soziale Arten wie die der Menschen. Rauf-und-Kampf-Spiele, eine der häufigsten Formen von Spielen unter jungen Tieren, stimulieren Wachstumsfaktoren im Gehirn, welche die kognitive Entwicklung fördern. Außerdem verstärkt interaktives Spiel generell die Produktion der Hormone, die wir brauchen, um die Interaktion mit anderen genießen zu können, insbesondere die Produktion von Oxytocin und Endorphin. Spielfreude ist außerdem ein Mittel gegen Depression, denn Spiel und Depression schließen einander aus.

Beim Theraplay gelten Spiel und Freude als eigenständige Ziele. Der Fokus ist dabei nicht auf symbolisches Spiel gerichtet, sondern alles ist konkret, und die Spielmaterialien sind Alltagsobjekte, die in den meisten Haushalten ohnehin vorhanden sind. Beispielsweise kann man einen Wattebausch für sanfte Berührungen benutzen, man kann ihn von Hand zu Hand blasen, und er kann für ein »Fußballspiel« verwendet werden – wobei die Spieler den Wattebausch mit ihren Fingern »treten« – oder für ein Spiel, bei dem die Spieler einander auf dem Boden gegenübersitzen und mit ihren Händen ein Spielfeld abstekken. Man kann den Wattebausch weiterhin auf einem Blatt Papier hin und her blasen oder ihn wie einen Volleyball zwischen schaufelförmig gekrümmten Händen werfen, wobei die Spieler einander gegenüber sitzen oder stehen. Spiel sollte Freude machen; man kann es als eine physische Aktivität definieren, deren einziger Sinn und Zweck darin besteht, Freude zu machen. Freude zu haben ist ein Kennzeichen für die psychische Gesundheit eines Kindes. Zeigt man einem Kind, daß man seine Gesellschaft genießt und daß es Freude macht, Zeit mit ihm zu verbringen, wird das Selbstwertgefühl des Kindes gestärkt.

Während der Konferenz erklärte Jukka Mäkelä, die Grundidee bei einem großen Teil der Therapie mit Kindern sei, Spiel als grundlegenden Rhythmus zu nutzen, als »fortschreitendes Leben« *(going-on-being)* der Therapie. Viele Therapieformen nutzten das Spiel, aber Theraplay enthalte einige ungewöhnliche Elemente, die nicht traditionellen Verfahren der therapeutischen Arbeit mit Kindern entstammten, sondern sich auf bestimmte Aspekte adäquater elterlicher Betreuung (auf das, was Winnicott »hinreichend gute« Elternschaft nennt) oder auf eine spielerische Form von elterlicher Zuwendung beriefen. Theraplay nutze frühe Interaktionsspiele wie etwa »Guckguck« sowie die späteren Rauf-und-Kampf-Spiele, so wie es unter anderem Panksepp (Panksepp 1998; Panksepp & Biven 2012) beschreibe. Theraplay enthält auch

Elemente der Mentalisierungsarbeit, aber diese betreffen die Arbeit mit den Eltern, nicht mit dem Kind. Um die Fähigkeit der Eltern zu unterstützen, mit ihrem Kind zu interagieren und mit ihm gemeinsam Freude zu erleben, reflektiert der Therapeut mit den Eltern über den besonderen Charakter des Kindes: »Wer ist dieses Kind?« Außerdem setzen sie sich mit seinen besonderen Stärken und Fähigkeiten auseinander und mit dem, was die Eltern in der Situation im Hier und Jetzt erleben, da sie ihr Kind auf neue Arten sehen.

Jukka Mäkelä erwähnte auch, daß bei Primaten die jungen und heranwachsenden Männchen gern mit jüngeren Tieren spielten und daß das ältere Tier das jüngere, je jünger es ist, um so wahrscheinlicher gewinnen lasse. Ähnlich verhalte es sich bei Menschen, wenn ein Erwachsener mit einem kleinen Kind herumtolle: Er lasse das Kind gewinnen. Werde das Kind älter, verliere es häufiger. Beispielsweise sei ein Spiel, bei dem das Kind versuche, den Erwachsenen umzuwerfen, eine gute Möglichkeit, Stärke zu regulieren. Bei manchen Kindern sei es nützlich, wenn der Erwachsene starken Widerstand leiste, das Kind aber trotzdem manchmal gewinnen lasse. Wie in Zusammenhang mit dem Videoclip in Kapitel 4 beschrieben wurde, nutzt Theraplay Aktivitäten wie Daumendrücken, Stoßen mit Armen und Beinen und Schwertkämpfe mit Schaumstoffrohren. Der Erwachsene läßt das Kind dabei gewinnen und läßt sich übertrieben dramatisch fallen, wobei er viel Lärm macht und mit Armen und Beinen in der Luft strampelt. Dieses Verhalten ruft bei Kindern begeisterte Reaktionen und Lachen hervor. Dies ist eine wunderbare Möglichkeit, das Interesse des Kindes zu wecken, es zu begeistern und zum Lachen zu bringen und dabei den ganzen Körper einzubeziehen. Außerdem kann man auf diese Weise ein hohes Arousalniveau erreichen und nutzen, und man kann durch Aktivitäten dieser Art die präfrontale Impulskontrolle des Kindes trainieren, indem man es dazu bringt, eine Freude bereitende Aktivität plötzlich zu stoppen.

Das gemeinsame Erleben von Freude ist auch ein hervorragendes Mittel gegen anhaltende Depression. Beispielsweise ist es sehr schwierig, beim Spiel Angst zu empfinden, und ebenso schwierig ist es, gleichzeitig depressiv und in Spiellaune zu sein. Im gleichen Sinne hat Panksepp (Panksepp 1998; Panksepp & Biven 2012) beschrieben, daß Rauf-und-Kampf-Spiele die Fähigkeit zur Selbstregulation fördern und damit auch viele Aspekte der psychischen Entwicklung einschließlich der Exekutivfunktionen. Panksepp weist darauf hin, daß wir zum Spielen zwar nicht den Neokortex brauchen (gewöhnlich hemmt er Spielverhalten sogar), daß Rauf-und-Kampf-Spiele aber die Produktion von entwicklungsfördernden Faktoren im Gehirn verstärken, wodurch die Entwicklung des Neokortex stimuliert wird. In diesem Sinne fördert Spiel die Entwicklung des Neokortex, der seinerseits Spielaktivitäten hemmt. Spielerische Kämpfe sind im Leben von Säugetieren ungeheuer wichtig. Durch Kampfspiele lernen wir, Aggression zu kontrollieren und zu regulieren, und gemeinsames Lachen ist eine der Grundlagen psychischen Wohlbefindens. Wenn wir von Einstimmung in die emotionale Kommunikation sprechen, denken wir oft an ruhige, einfühlsame Augenblicke, Blickkontakt und gemeinsame Entspannung; aber gemeinsames Lachen ist ein ebenso wichtiges Einstimmungserlebnis.

Eia Asen berichtete, auch er nutze das Spiel, um die Mentalisierung zu fördern. Beispielsweise läßt er Kinder versuchen, die Vorgänge im Geist ihrer Eltern oder deren Gedanken mit Hilfe eines Stethoskops »abzuhören«. Dies geschieht in einem spielerischen Kontext, wobei den Kindern klar ist, daß sie nur so tun, als ob sie die Gedanken ihrer Eltern oder ihre eigenen Gedanken mit Hilfe des Stethoskops abhören könnten. Diese Technik ist nützlich, wenn man Kinder dazu anregen will, bei sich selbst oder bei anderen Menschen das Mentalisieren zu praktizieren, ohne daß man die entsprechenden Fachbegriffe erwähnt. Eia Asen hat auch festgestellt, daß dieses »Spiel« in der Paartherapie sehr effektiv ist: beispielsweise kann man den Mann auffordern, das Stethoskop auf den Kopf der Frau zu setzen – »Was ist da los? Erstaunlich!« Eia Asen erwähnte eine Körpertherapiemethode mit Namen Psychoperistaltik, die in den 1970er Jahren von der norwegischen Therapeutin Gerda Boyesen entwikkelt wurde. Boyesen war der Ansicht, unser Inneres spreche ständig mit uns, weshalb man ein Stethoskop auf den Körper setzen und den Output mittels eines »Lautsprechers« verstärken könne, um die permanenten Reaktionen des Körpers zu hören, beispielsweise Gurgeln im Darm usw., selbst bei Menschen, die keinerlei Probleme hätten.

Veränderungen des Erregungszustandes lassen die viszerale Aktivität stärker oder schwächer werden, ein Umstand, den Biofeedbackmethoden nutzen. Außerdem gibt es verschiedene Massage- und Entspannungstechniken sowie geführte Visualisationen, die sich mit der Aktivität der inneren Organe befassen, was insbesondere Jungen oft Freude macht.

Freude

Haldor Øvreeide beschäftigte sich damit, warum Kinder lächeln und welchem Zweck diese unspezifische Fähigkeit dient. Wenn er in seinem Therapieraum oder bei der Supervision auf Videos Kinder lächeln sieht, versteht er dies als einen Versuch des Kindes, bei seinen Betreuern positive Emotionen oder positiven Affekt zu wecken. Lächeln ist für das Kind eine wichtige Möglichkeit, nicht nur seine Betreuer zu finden, sondern auch, sie in Vorbereitung auf die Interaktion in einen Zustand positiven Affekts zu versetzen. Øvreeide bezeichnet es als einen Augenblick gegenwärtigen Erlebens, wenn wir jemanden anlächeln und dem anderen so unseren Affekt übermitteln. Dies entfacht einen Funken: »Wenn du mich anlächelst, hilft mir das.« Er hält das Lächeln des Kindes für einen wichtigen Aspekt des Entwicklungsprozesses und beschreibt, wie fatal es sein kann, wenn jemand nicht lernt, dem Lächeln in seinem Leben einen festen Platz zu geben. Er berichtete über einen seiner Klienten, der nicht lächeln kann und immer sehr distanziert bleibt. Aus irgendeinem Grund hat das Lächeln nie Eingang in sein Leben gefunden.

Haldor Øvreeide erinnerte uns an die Stelle aus der Videoaufnahme von Ane Kristine, in der sie ihren Vater bei dessen Ankunft mit einem Lächeln begrüßt. Kinder lächeln, um bei ihren Eltern positive Gefühle zu wecken; deshalb ist es aber nicht Aufgabe des Kindes, seine Eltern zu umsorgen – was sie in sehr dysfunktionalen Beziehungen tun. Wenn das Kind seinen Vater anlächelt, bestätigt es die Beziehung zwischen ihm und dem Vater. In diesem Zusammenhang erwähnte Jukka Mäkelä, daß Kinder dies um ihrer selbst willen tun: Wenn sie ihre Eltern anlächeln, geben sie ihnen dadurch zu verstehen: »Ich brauche dich, um überleben zu können.«

Haldor Øvreeide reflektierte über Jukka Mäkeläs Bemerkung, es sei wichtig, dem Kind das Gefühl zu vermitteln, daß es normal sei, indem man beispielsweise seine Finger und Zehen zähle und dann feststelle, daß es an jeder Hand fünf Finger habe. Er hatte aber auch beobachtet, wie Mäkelä manchmal mit einem Kind scherzte, indem er sagte: »Heh, ich habe sechs Finger gefunden! Wir müssen noch einmal nachzählen«, wodurch die emotionale Ladung der Situation intensiviert werde, während die Aufmerksamkeit auf einen wenig spektakulären Körperbereich gerichtet sei. Erst wenn Emotionen ein bestimmtes Intensitätsniveau erreichen, scheinen die stärker auf Emotionen ansprechenden Gehirnbereiche aktiviert zu werden. Jukka Mäkelä bestätigte, daß dies wichtig sei, und deshalb verwende er soviel Energie darauf, starke Emotionen hervorzurufen. Haldor Øvreeide erklärte, im Grunde ahme er gute Mütter und vielleicht noch stärker gute Väter nach. Als beispielsweise sein Sohn sein erstes Kind bekommen habe, habe er das kleine Mädchen so gestützt, daß es in seinen beiden Händen aufrecht habe stehen können, und in dieser Haltung habe er es umhergetragen, was dem Kind riesigen Spaß gemacht habe.

Haldor Øvreeide äußerte, eine Therapie sollte nicht nur dem Therapeuten sondern auch dem Kind Freude machen. Jukka Mäkelä sagte, er werde oft gefragt, ob es in Ordnung sei, wenn nur der Therapeut Freude zu haben scheine, und er antworte dann, dies sei natürlich nicht in Ordnung. Schließlich sei das Ziel einer Therapie nicht, daß es dem Therapeuten gut gehe. Allerdings sei auch nichts dagegen einzuwenden, wenn der Therapeut bei seiner Arbeit mit einem Kind Freude habe und die Zeit, die er mit ihm verbringe, genieße, weil er sehe, wie das Kind sich ausdrücke und seine Präsenz und Fähigkeit erkennen lasse, so wie es beispielsweise bei Akil gewesen sei, als er zusammen mit Eia Asen auf der Geige gespielt habe.

Gute Dinge geschehen lassen

Während der Konferenz wies Jukka Mäkelä darauf hin, daß ein Therapeut auf das Gute und auf Erfolg fokussieren solle. Die Entwicklung der limbischen Schaltkreise werde durch intensives Fokussieren auf diese beiden Dinge angeregt. Viele Kinder, die sich in einer Therapie befänden, hätten starke Vernachlässigung, Mißbrauch oder Mißhandlungen sowie physische Traumata erlebt. Sie hätten nicht grundsätzlich das Gefühl, daß es in Ordnung sei, wie sie seien. Ihr Körper sei nicht »in Ordnung«, sie seien in sozialer und emotionaler Hinsicht nicht »in Ordnung«, und sie könnten nicht tun, was sie nach dem Willen von Erwachsenen tun sollten. Es reiche nicht, einem Kind zu sagen: »Du bist ein gutes Kind«, ebensowenig wie es genüge, Eltern zu sagen: »Ihr seid gute Eltern.« Sie müßten dies selbst entdecken, basierend auf einem Augenblick der Wahrheit, so wie es die Mutter in Peter Levines Clip aus der Sitzung mit dem kleinen Simon getan habe. Sie habe entdeckt, daß sie eine ganz gute Mutter sei, als ihr Kind sich an sie geschmiegt habe. Für Kinder und Eltern ist es eine Offenbarung, wenn der Therapeut auf einen winzigen Aspekt dessen, was geschieht, verweisen und sagen kann: »Das ist gut«, so wie es beispielsweise war, als das Kind Peter Levines Finger wegstieß und er daraufhin sagte: »Das ist okay, das ist gut so.« Dieser Augenblick ermöglichte Authentizität.

Man kann einem Kind immer sagen: »Du bist wunderbar, du bist klug, du bist gut, du bist stark«, sofern man intensiv genug auf kurze Augenblicke fokussiert. Jukka Mäkelä hat zynische Pflegeeltern kennengelernt, die sagten: »Das macht ihn doch nur stolz. Er wird ein Narzißt, wenn Sie ihn ständig mit Nettigkeiten verwöhnen.« Dem stellte er die Frage entgegen, was geschehe, wenn nie jemand etwas Nettes zu einem Kind sage. Die Pflegeeltern könnten einwenden: »Wie können Sie behaupten, daß er ein so besonderes Kind ist. Ist denn nicht jedes Kind jemand Besonderes?« Darauf würde Mäkelä antworten: »Ja, jeder ist das. Aber niemand ist jemand Besonderes, wenn er nicht in den Augen eines anderen Menschen jemand Besonderes, einzigartig und außergewöhnlich ist, selbst wenn das nur für einen ganz bestimmten Augenblick gilt, in dem der Fokus auf das Geschehen im Hier und Jetzt gerichtet ist.« Deshalb muß der Therapeut über Scham und die in der Vergangenheit erlebte traumatische Zurückweisung hinausgelangen. Der Fokus sollte auf diesen einen Augenblick, auf das Hier und Jetzt gerichtet sein und darauf, dem Kind klares, positives Feedback über diesen konkreten Augenblick zu geben. Dies ermöglicht, Stolz über eine gelungene Meisterung mitzuteilen und Freude am Spiel zu vermitteln, Gefühle, die mehr oder minder gleichbedeutend mit psychischer Gesundheit sind. Sieht der Therapeut, daß in der Therapiesitzung etwas Gutes geschieht, sollte er dafür sorgen, daß das Kind und seine Eltern wissen, daß er dies bemerkt hat und daß es in Ordnung ist. Intensives positives Feedback sollte in jeder Therapie seinen Platz haben.

Herausforderung und Überraschung

In der Beziehung zwischen primärer Bezugsperson und Säugling fordert erstere das Kind oft heraus, kleine, seiner Entwicklungsstufe entsprechende Risiken einzugehen, und sie hilft ihm, mit schwierigen Erlebnissen fertig zu werden. Später unterstützt der Erwachsene das Explorationsverhalten des Kindes, ermutigt es, neue Aktivitäten auszuprobieren, und fördert sein Kompetenzempfinden. Beispielsweise kann eine Mutter ihren Säugling auf ihrem Schoß »gehen« lassen, und ein Vater kann sein Kind hoch in die Luft heben: »Du fliegst!« Unterstützt die Bezugsperson die Entwicklung des Kindes und zeigt sich über die Meisterung bestimmter Entwicklungsschritte erfreut, faßt das Kind allmählich Vertrauen zu seiner Fähigkeit zu lernen, mit Herausforderungen umzugehen und realistische Erwartungen sich selbst gegenüber zu entwickeln. Die Botschaft ist klar: »Du bist in der Lage, dich zu entwickeln und in der Welt etwas Positives zu bewirken.«

Im Kontext einer Therapie werden Herausforderungen auch genutzt, um das Gefühl des Kindes, kompetent zu sein, zu stärken und zu fördern. Beim Theraplay beispielsweise werden die Aktivitäten so ausgewählt, daß das Kind sich als erfolgreich erlebt, und sie finden in einer spielerischen Partnerschaft mit dem Erwachsenen statt. Beispielsweise kann ein Therapeut einem vierjährigen Kind helfen, auf einem Stapel Kissen zu balancieren und ihm bei Drei in die Arme zu springen. Wenn ein Kind dies erlebt, wird es dazu ermutigt, mit neuen Aktivitäten zu experimentieren, und bei ihm wird das Gefühl eigener Kompetenz und das Selbstvertrauen gefördert. Herausforderungen sind für alle Kinder wichtig, weil sie erleben müssen, daß sie sich entwickeln, daß sie Hürden überwinden können und daß sie kompetent sind. Es ist in Ordnung, wenn die betreffenden Aktivitäten schwer zu bewältigen sind und Kooperation erfordern; aber Erwachsene sollten immer Aktivitäten auswählen, die das Kind meistern kann, eventuell mit ein wenig Unterstützung. Es geht darum, das Kind mit Aktivitäten zu konfrontieren, die es zwingen, über seinen aktuellen Entwicklungsstand hinauszugehen und sicherzustellen, daß es einen Erfolg erlebt und eine positive Erfahrung macht. Das Prinzip der altersgerechten Herausforderungen war in mehreren Therapie-Clips, die wir während der Konferenz sahen, deutlich zu erkennen – beispielsweise in der Situation, in der Peter Levine Simon forderte, als er vor dem Gesicht des Jungen mit seinem Finger wackelte und dieser Peter Levines Hand kräftig wegstieß. Ebenso sahen wir es in Eia Asens Spiel mit Akil, bei dem beide abwechselnd allein im Therapieraum saßen. Etwas zu schaffen, das ein wenig schwerer ist, hilft einem Kind, zu wachsen und in seiner Zone der nächsten Entwicklung Fortschritte zu erzielen. Dieses Prinzip soll bewirken, daß alle etwas Positives erleben und sich sicher fühlen; man kann es jedoch auch benutzen, um Widerstand zu überwinden. Herausforderungen können aber auch dazu dienen, ein Kind dazu zu bringen, sich stärker auf den Therapeuten einzulassen. Schlägt er eine Aktivität vor, die über die aktuellen Möglichkeiten des Kindes hinausgeht, muß er schnell die Verantwortung für den Mißerfolg übernehmen: »Weißt du was? Das war jetzt aber wirklich schwer. Es ist im Moment zu schwer für dich. Komm, laß uns etwas anderes ausprobieren.«

Der Therapeut als Advokat

Eia Asen wies auf einen anderen guten und wichtigen unspezifischen Faktor in Therapien hin, der darin besteht, daß man den Mut aufbringt, für den Klienten als eine Art Anwalt zu fungieren, sofern dies sachdienlich ist. In vielen Fällen, an denen beim Marlborough Family Service gearbeitet wird, gibt es eine klare Priorität, das Kind beispielsweise vor den emotionalen Mißhandlungen seiner Eltern zu schützen. Ein solcher Schutz muß für Kinder- und Familientherapeuten grundsätzlich Vorrang haben; demgegenüber steht die Therapie an zweiter Stelle. Hat der Therapeut in einer Sitzung das Gefühl, daß einer der Eltern das eigene Kind emotional mißhandelt, muß er aktiv werden und dafür sorgen, daß die Stimme des Kindes gehört wird.

Wenn ein Therapeut das Gefühl hat, daß die Entscheidungen der Eltern oder der Kinderschutzbehörde den Bedürfnissen des Kindes auf seiner Entwicklungsstufe nicht entsprechen, muß er sich widersetzen. Haldor Øvreeide betonte, dies könne auch dann notwendig sein, wenn man sich dadurch in Gefahr bringe, moralistisch zu wirken. Besonders wichtig sei es, dafür zu sorgen, daß das Kind nicht zwischen den Autoritätspersonen/Eltern und seinem »moralistischen Advokaten« festsitze. Eine wirklich moralische Haltung könne es erforderlich machen, sich in die Angelegenheiten anderer Menschen einzumischen, doch müsse man bei der Arbeit mit Kindern auch die ethischen Aspekte der Beziehung untersuchen und die Situation aus einer moralischen Perspektive und als Machtfrage analysieren. Der Therapeut müsse sich entscheiden. Beispielsweise kann es sehr schwierig sein, eine Mutter im Beisein ihres Kindes zu fragen: »Was haben Sie Ihrem Sohn aufgetragen?« Der Therapeut zwingt die Mutter in solch einem Fall, moralisch Stellung zu beziehen, indem er sie auf ihre Rolle als für die Betreuung des Kindes Verantwortliche verweist. Verantwortung zu übernehmen gehört zu den Aufgaben, die primäre Bezugspersonen erfüllen müssen. Somit betont Haldor Øvreeide, daß man sich bei der Arbeit mit Kindern des Machtaspekts bewußt sein muß.

In Haldor Øvreeides Therapie mit Olaf beispielsweise war es dem Stiefvater verboten, zu seinem Sohn und dessen Mutter in Kontakt zu treten, nachdem er mit der Mutter Streit gehabt hatte. Olaf vermißte seinen Stiefvater, weshalb Haldor Øvreeide ihn in der Sitzung im Beisein des Jungen und der Mutter anrief. Peter Levine bezeichnete Haldor Øvreeides Umgang mit dieser Situation als »meisterhaft« und bemerkte, die Entscheidung, den Stiefvater in die Arbeit einzubeziehen, sei sehr mutig gewesen. In solchen Situationen stehen Therapeuten viele Möglichkeiten offen, und viele äußern sich wahrscheinlich im Sinne von: »Mit so etwas geben wir uns nicht ab« und reden oder malen dann weiter mit dem Kind. Haldor Øvreeide erklärte, dem Therapeuten müsse klar sein, daß er kein Resultat erzwingen könne. Im vorliegenden Fall reagierte der Vater auf eine sehr positive Weise, die dem Prozeß zugute kam; seine Reaktion hätte aber auch lauten können: »Fahrt zur Hölle!« Dann wäre auch dies ein Bestandteil von Olafs Realität gewesen. Jukka Mäkelä wies darauf hin, daß es Mut erfordere, zu handeln, wie Øvreeide es getan habe, weil eine negative Reaktion auch dem Therapeuten »die Hölle heiß gemacht« hätte, denn er hätte dann mit einer katastrophalen Situation fertig werden müssen. Mäkelä war aber davon überzeugt, daß Øvreeide auch mit dieser Situation gut fertig geworden wäre, weil er sich der Gefahr bewußt und bereit gewesen sei, sich der Herausforderung zu stellen.

Haldor Øvreeide erklärte, warum der Therapeut des Kindes auch sein Anwalt ist. Beispielsweise gebe es in dem weiter oben geschilderten Vorfall eindeutig einen Aspekt, der sich darauf beziehe, daß das Kind das *Recht* habe, seinen Vater zu lieben. Dieses Recht sollte unterstützt werden, und zwar nicht nur abstrakt, sondern auch ganz konkret. In Øvreeides Therapie mit Olaf war die Unterstützung sehr konkret, nicht nur als es um das Telefongespräch ging, sondern auch hinsichtlich der Zeichnung und des Briefumschlags, weil das Schreiben eines Briefs an den Vater auch die unnötige Machtausübung der Behörden verringerte. An diesem Punkt reflektierte Peter Levine über eine der PowerPoint-Folien, in der die Kultur als triadisches Element dargestellt wurde. Dies ist ein Problem, wenn sich der Therapeut dazu äußern muß, daß die Realität des Kindes durch etwas allem Anschein nach Ungerechtfertigtes in Frage gestellt wird, ganz gleich, ob es sich dabei um Druck von seiten der Mutter oder um kulturellen Druck handelt. Im vorliegenden Falle war die im übrigen adäquate Reaktion der Kinderschutzbehörde mit Einschränkungen verbunden, die zu strikt waren und die Familie in einen passiven Zustand versetzten. Im Grunde war der Mutter klar, daß Øvreeide als Therapeut kein Recht hatte, den Vater anzurufen, und daß dies gegen das amtlich verfügte Kontaktverbot verstieß. Die Aufgabe eines Anwalts ist es, als Interessenvertreter des Kindes auf dessen Rechten zu beharren und dafür zu sorgen, daß das Kind gehört wird. Ein zentraler Aspekt jeder Therapie mit Kindern ist, die Stimme des Kindes zu verstärken.

In der Diskussion wurde auch noch auf einen anderen Aspekt der Anwaltsrolle in Haldor Øvreeides Sitzung mit Olaf hingewiesen. Im Videoclip war Olaf mit dem Problem konfrontiert, daß seine Mutter mental kollabiert war und dissoziiert wirkte. Dieses Problem schien sich allmählich aufzulösen, teilweise aufgrund von Øvreeides Anwaltsrolle. Ein weiterer Grund für diese Auflösung ist, daß Øvreeide in seiner Rolle als Interessenvertreter des Kindes und indem er sich für Olaf und seine Beziehung zu seinem Vater einsetzte, nicht nur eine fürsorgliche Haltung gegenüber Olaf zeigte, sondern Fürsorge den Herzen aller Beteiligten gegenüber. Außerdem wurde auf diese Weise ein wichtiger Unterschied zwischen Olaf und seiner Mutter herausgearbeitet, denn *ihr* Herz war gebrochen, das Herz Olafs hingegen nicht. Aufgrund dieser Differenzierung konnte Haldor Øvreeide auch die Mutter unterstützen. Er brachte sie der Möglichkeit, sich zu regenerieren, ein paar Schritte näher, eine

Voraussetzung dafür, daß sich auch Olafs Situation bessern konnte. In diesem Sinne muß der Therapeut wie ein Anwalt handeln, sofern dies möglich ist, so daß der involvierte Elternteil eingeladen wird, sich an der Arbeit zu beteiligen und auch selbst Anwalt der Interessen des Kindes zu werden. Haldor Øvreeide fügte hinzu, nach seiner Einschätzung sei die Mutter durch Olafs Reaktionen auf ihn aus ihrem dissoziierten Zustand hervorgeholt worden und aufgetaut. Peter Levine wies vorsichtshalber darauf hin, daß es wichtig sei, darüber nachzudenken, ob durch diesen speziellen Austausch ein Entwicklungsmuster entstehen könne, das Olaf vielleicht später in Schwierigkeiten bringe, denn dies könne bei ihm die Tendenz entstehen lassen, sich in Situationen zu verstrikken, in denen ihm die Verantwortung zufalle, einen depressiven Menschen wieder ins Leben zurückzuführen, und das Gefühl zu entwickeln, versagt zu haben, wenn ihm dies nicht gelinge.

Der Mut, Risiken einzugehen

In der Psychotherapie geht es darum, Dinge zu wagen und Risiken einzugehen, was natürlich in vielen Formen geschehen kann. Jukka Mäkelä wies auf ein Beispiel für Risikobereitschaft in Haldor Øvreeides Videoclip über das *Skodsborg Observations- og Behandlingshjem* hin, in dem ein Mädchen im Säuglingsalter seine zukünftige Pflegemutter kennenlernte (siehe Kapitel 8). In diesem Clip wurde das Mädchen von seiner bisherigen Betreuerin darin unterstützt, die Initiativen der fremden Erwachsenen zu erforschen, und diese half beiden, eine Beziehung aufzubauen. Das neue Element war die Beziehung der zukünftigen Pflegemutter und dem Mädchen, aber kreiert wurde diese Beziehung von drei Personen gemeinsam: von der Betreuerin, die das Kind schon gut kannte, vom Kind und von der zukünftigen Pflegemutter. Die Beiträge letzterer waren ausgezeichnet. Als sie beispielsweise die Nase des Kindes berührte, merkte sie, daß dies dem Kind ein wenig zuviel wurde. Als es sich daraufhin zurückzog, forderte sie es auf, auf *ihre* Nase zu deuten, wodurch der Kontakt wiederhergestellt wurde. Haldor Øvreeide merkte dazu an, um ein Kind zu erreichen, müsse man die persönlichen Grenzen des Kindes manchmal ein wenig überschreiten. Ein Therapeut solle zwar nicht zudringlich werden, aber um zu erforschen, was in einem Kind vor sich gehe, müsse man sich über die persönlichen Grenzen ein wenig hinwegsetzen. Allerdings müßten die Reaktionen des Kindes bei solch einer Untersuchung registriert und respektiert werden.

Jukka Mäkelä erklärte, Risiken einzugehen sei ein wichtiger unspezifischer Faktor. Die vier Therapeuten stimmten darin überein, daß eine Therapie, die keine Risiken eingehe, langweilig sei; wahrscheinlich sei eine Therapie, die Risiken generell ausklammere, nicht einmal eine Therapie. Mäkelä bezog sich auf den Clip, in dem Akil und Eia Asen über Alter und Wahrheit sprachen, was ihnen im Sinne symmetrischer Positionen auch wundervoll gelang, insofern Eia Asen Akil nicht herabwürdigte, sondern seine Denkweise hinterfragte. Dies war ein wundervolles Beispiel für Mit-Sein, wobei der Therapeut das Kind vorantreibt, ohne in der Beziehung jemals den Respekt vor ihm zu verlieren.

In dieser Diskussion konzentrierten wir uns auf Eia Asens Ansatz. Die Ansätze der anderen drei Therapeuten könnte man als »feminin« oder *Yin* bezeichnen, da sie eine sanfte, allmählich fortschreitende Entwicklung fördern. Eia Asens Ansatz hingegen war in diesem Sinne eher »maskulin«, direkt, *Yang*, eine Art der Veränderung, für die plötzliche dramatische Wechsel charakteristisch waren. Bezogen auf die abrupte *Yang*-Intervention gelangten wir zu der Auffassung, daß es dabei wahrscheinlich notwendig sei, die Interaktion zunächst eine Weile zu beobachten. Der Therapeut kann zu Beginn einer Interaktion nicht gleich einen scharfen, dramatischen Ansatz nutzen, wohingegen man eine sanfte *Yin*-Kontakt-Initiative vom ersten Moment an nutzen kann. Um eine *Yang*-Intervention ausführen zu können, muß man vor dem Aktivwerden mehr Informationen sammeln. Eia Asen ging zu Beginn seiner Arbeit offensichtlich Risiken ein, weshalb sich sein Vorgehen sehr stark von dem der anderen drei Therapeuten unterschied. Doch wir kannten alle vier Therapeuten so gut, daß uns klar war, daß auch sie Risiken eingingen. Sie alle wissen, wie man *Yin*- und *Yang*-Ansätze einsetzt, und zu ihrem Methodenrepertoire gehören beide Wege. In allen Therapiesitzungen, von denen während der Konferenz Videoaufnahmen gezeigt wurden, gingen die Therapeuten in Verbindung mit einem *Yin*- oder einem *Yang*-Ansatz Risiken ein. Es gibt Raum und Bedarf für *Yin*- und *Yang*-Interventionen.

Augenblicke der Überraschung können ein entscheidendes Element für die Veränderungen von Mustern sein, die infolge der Störung von Beziehungserleben entstanden sind und sich verwurzelt haben. Beispielsweise erklärte Jukka Mäkelä, als Eia Asen Akils Bauch abgehört habe, sei dies für den Jungen ein Augenblick der Veränderung gewesen. Akil hat in diesem Moment entdeckt, daß Asen ein verrückter Kerl war, und Kinder lieben verrückte Kerle! Es gibt viele Formen des Ausdrucks von Lebendigsein, und Asens Ansatz war ein gutes Beispiel für jene maskuline Form des Lebendigseins, die vielen Jungen besonders gefällt. Sie war extrem *Yang* und zielte darauf, Freude zu bringen.

Doch Asen folgte Akil auch und beteiligte sich an wichtigen gemeinsamen Erlebnissen, beispielsweise indem er mit ihm zusammen Geige spielte. Dabei nutzte Asen seine Stärken, und genau das müssen wir tun, wenn wir uns in die verschiedensten Arten von Interaktionen versetzt sehen und wir einem Kind folgen wollen. Asen bemerkte, er habe eine ähnliche Art von Risikobereitschaft und ein ähnliches Überraschungselement gesehen, als Haldor Øvreeide beschlossen habe, die Initiative zu ergreifen und den Vater anzurufen. Eia Asen bemerkte, Øvreeide hätte diesen Anruf nicht getätigt, wenn er das Gefühl gehabt hätte, es gebe im Therapieraum genügend Ressourcen. Øvreeide bestätigte, daß er die persönlichen Ressourcen der Mutter aufgrund früherer Interaktionen kenne. Natürlich war er auch mit seinen eigenen Ressourcen und ganz generell mit den Stärken von Kindern vertraut – Stärken, von denen er, wie er sagte, immer wieder beeindruckt sei.

Haldor Øvreeide hatte auch beobachtet, daß sie alle – Peter Levine, Jukka Mäkelä, Eia Asen und er – einerseits kalkulierte Risiken eingingen und andererseits recht erfahren seien und gute Gründe zu haben glaubten zu wissen, was sie täten – mehr oder weniger. Therapeuten können sich nie sicher sein, ob sie ein angestrebtes Resultat erreichen, aber sie können darauf vertrauen, daß sie bereit sind, die Puzzleteile zusammenzufügen, und daß sie mit den Reaktionen umgehen können. Allerdings kann dies für jüngere, weniger erfahrenere Therapeuten gefährlich sein. Ein Therapeut muß kalkulierte Risiken eingehen, aber unerfahrenere Therapeuten sollten nie die Art von Risiko eingehen, die Eia Asen einging, als er Olafs Vater anrief, oder ein Risiko wie dasjenige, das Eia Asen eingegangen sei, als er sehr direktiv in die Beziehung zwischen Akil und seiner Mutter eingegriffen habe; so etwas setze Erfahrung voraus. Ungeachtet dessen bestätigte Haldor Øvreeide, jeder Mensch müsse sich an seinem eigenen Prozeß orientieren, und das schließe das Eingehen kalkulierter Risiken ein. Wir faßten zusammen, daß man Erfahrung benötige, um relevante Risiken einschätzen zu können, und daß diese Art von Intervention bei manchen Klienten nicht möglich sei. In einem sehr kurzen Therapieprozeß ist dies ohnehin ausgeschlossen, weil der Therapeut im Anschluß an eine dramatische Szene nicht für eine Nachbesprechung zur Verfügung steht. Damit kommen wir zur Wesensnatur der Psychotherapie zurück. Es muß darin um die psychische Entwicklung gehen. Man sollte eine Psychotherapie als Entwicklungsprozeß oder als entwicklungsfördernde Interaktion verstehen. Risiken einzugehen sei ein zentraler Aspekt von Entwicklung, und sich durch die Augen eines anderen Menschen und in seinen emotional aufgeladenen Worten zu sehen ist ein wichtiger Aspekt dieser Entwicklung.

Die Kunst, traumatische Muster aufzubrechen

Peter Levine erwähnte, es könne schwierig sein, beim Bestehen von Traumata dysfunktionale Muster zu durchbrechen, und Therapie beinhalte, den Sinn tief verwurzelter Muster des Selbstschutzes zu verstehen. In der Natur gebe es viele Beispiele, die etwa die Überlebensvorteile der Erstarrungsreaktion demonstrieren, obwohl diese, sofern sie chronisch wird, eine sehr destruktive Wirkung hat. In diesem Zusammenhang führte Peter Levine einen Videoclip von einem Geparden, der eine Antilope jagt, vor. Der Gepard rennt mit einer Geschwindigkeit von 100 Stundenkilometern, so schnell, daß der Film verschwommen wirkt, und wir sehen Clips von den Jungtieren, die der Gepard ernähren muß. Nachdem er seine Beute geschlagen hat, sehen wir eine Hyäne. Diese weiß, daß ein Gepard nach seinem Sprint erschöpft ist, wodurch seine Raubtierenergie stark verringert wird. Die Hyäne packt die scheinbar leblose Antilope, aber dann läßt sie einen Moment von ihr ab – und in diesem Augenblick springt die Antilope auf und flieht. Levine hält die Erstarrungsreaktion für einen zentralen Aspekt unserer Bemühungen um Adaptation im Laufe der Evolutionsgeschichte. Bei der therapeutischen Arbeit mit Erwachsenen ist dieses Wissen oft sehr nützlich. Statt sich als schwach und passiv zu sehen, weil sie in einer traumatischen Situation erstarrt sind, können Klienten lernen, diese Reaktion als einen Teil ihrer biologischen Wesensart zu verstehen. Menschen sind von ihren Anlagen her dazu prädisponiert, sich bestimmten Dingen zu nähern – beispielsweise frischen Früchten – und bestimmte andere Dinge zu meiden – beispielsweise Schlangen. Ein Trauma aufzulösen bedeutet nicht, daß man es völlig beseitigt, sondern daß man das Potential und die Fähigkeit des Betroffenen zur Resilienz und Regulation in vielen Arten von Situationen aktiviert. In dieser Hinsicht unterscheiden wir uns kaum von anderen Säugetieren. Levine erwähnte auch einen Videoclip, in dem ein Löwe drei Gepardenjunge gejagt hatte, die aber auf einen Baum flohen, wo sie in Sicherheit waren. Nachdem sie dort gewartet hatten, bis sich der Löwe davongemacht hatte, verließen sie den Baum und spielten abwechselnd den Löwen, der die beiden anderen jagte. Dies übten sie so lange, bis sie sehr schnell geworden waren. Von allen Säugetieren ist bekannt, daß sie aus Erfahrung lernen, indem sie Ereignisse in spielerischer Form erneut durchleben und so den Umgang mit der betreffenden Situation üben.

Peter Levine bezog sich in seinem Therapie-Video auf das Mädchen Susie, das sehr genau wahrgenommen hatte, was geschehen war. Wir konnten in diesem Clip beobachten, wie Susie die Beklemmung wiedererlebte, die für sie damit verbunden war, an das Fast-Ertrinken ihres jüngeren Bruders zurückzudenken. Peter Levine verglich dieses Erlebnis mit einem Spaziergang, bei dem man den Anblick der Natur genießt – bis man plötzlich vor sich auf dem Weg eine Klapperschlange sieht. Die Aufmerksamkeit wendet sich in solch einem Moment voll und ganz der Schlange zu; man schenkt also allem anderen keine Aufmerksamkeit mehr – etwa Bäumen, Blättern, Blüten, dem kleinen Bach –, während man sich vorsichtig in Sicherheit bringt. Hat man diesen Punkt erreicht, öffnet man sich wieder, nimmt die Umgebung wieder wahr und tauscht die eingeschränkte, traumabasierte und überlebenssichernde Wahrnehmung gegen die normale, »sanfte« Wahrnehmung ein. Dieser Wechsel ist oft mit einem überschwenglichen Ausdruck von Freude verbunden. Levine erwähnte eine Videoaufnahme von einem Kaninchen, das vor einem Kojoten flieht. Nach gelungener Flucht springt es aus freudigem Überschwang hoch in die Luft, ein Verhalten, das bei Beutetieren, denen die Flucht gelungen ist, oft beobachtet werden kann. Ethologen sind sich nicht sicher, was dieses Verhalten bezweckt, denn es macht das Tier langsamer, kann ihm aber auch helfen, einen niedrigeren Busch oder ein ähnliches Hindernis zu überwinden. Levine deutete dieses Verhalten als eine Form von Jubel: »Heh, ich lebe noch!«

Zur Erklärung dessen, was bei fast tödlich endenden Ereignissen und bei den Traumata, die durch sie entstehen, geschieht, wies Peter Levine darauf hin, daß man die tiefreichenden Strukturen des autonomen Nervensystems verstehen müsse. Für das System soziales Engagement, das bei Säugetieren entstanden und bei Primaten besonders wirksam ist, spielt beispielsweise Blickkontakt zwischen Müttern und ihren Kindern eine wichtige Rolle. Die Kampf-oder-Flucht-Reaktion ist typisch für Reptilien, und das Shutdown-System geht auf den Knorpelfisch und andere Tiefseegeschöpfe zurück, und alle diese Systeme können blockiert werden. Besonders dramatisch ist eine Blockade des Shutdown-Systems, weil es uns ermöglichen soll, uns »tot zu stellen« – unseren Stoffwechsel abzuschalten. Viele Klienten, die über Symptome berichten, die mit einer Verringerung der Aktivität verbunden sind – beispielsweise aufgrund einer Depression, wegen Shutdown oder wegen Erschöpfung –, sind in Wahrheit auf ihre Shutdown-Reaktion fixiert, anders als die Antilope, der es gelang, sich aus ihrer Erstarrungsreaktion zu befreien und davonzulaufen. Der Grund für die Unfähigkeit dieser Klienten, sich aus ihrer Reaktion zu befreien, ist, daß der Prozeß des Sich-Öffnens bei ihnen Empfindungen hervorruft, die sie ängstigen, beispielsweise vom Sympathikus ausgehende Empfindungen wie Aggression und Wut. Deshalb muß der Therapeut solchen Klienten oder Kindern helfen, die gefürchteten Empfindungen in begrenzter, kontrollierter und soziales Engagement ermöglichender Form erneut zu durchleben. Das System soziales Engagement spielt bei der Modulation des sympathischen Arousalsystems eine sehr wichtige Rolle. Deshalb sollte bei der Arbeit mit Menschen, die eine traumatische Situation durchlebt haben, eine ruhige Person zugegen sein, die ihnen die Hand halten kann, ein anderes menschliches Wesen, das zu ihnen in Verbindung zu treten vermag.

Peter Levine führt diese Sicht auf neurologische Fakten zurück. Er beschreibt, daß der untere Teil des Hirnstamms mit allen inneren Organen verbunden ist, insbesondere unter dem Zwerchfell, und daß er sowohl die Lunge als auch das Herz beeinflußt. Der Vagusnerv tritt aus dem Hirnstamm aus und ist einer der zwölf Kranialnerven. Dies ist der größte Nerv im menschlichen Körper, und er reicht bis in das Verdauungssystem hinein und verbindet den Hirnstamm mit allen inneren Organen. Weil 80–90 Prozent dieses Nervs afferent sind, übermittelt er Informationen aus dem Körperinneren ins Gehirn. Deshalb konzentrieren sich einige Körpertherapiemethoden darauf, die propriozeptiven Impulse, die zum Hirnstamm übermittelt werden, zu verändern. Sie berühren den Rücken des Klienten auf bestimmte Weisen, um dieses Feedback zu verändern und es der betreffenden Person so zu ermöglichen, dem Shutdown-Zustand zu entkommen und ins Leben zurückzukehren. Dieser Ansatz hat sich beispielsweise als effektiv erwiesen, wenn Kinder unter Verdauungsproblemen und Bettnässen leiden. Er ermöglicht es Therapeuten, sich einem Klienten sozusagen »unter dem Radar« zu nähern, unterhalb der Worte, unterhalb der Ebene der Symbole und Gedanken.

Rhythmen und die Notwendigkeit von Wiederholungen im intersubjektiven Kontext

Im theoretischen Abschnitt ihrer Präsentationen wiesen alle vier Therapeuten auf die Bedeutung von Wiederholungen auf den verschiedenen Ebenen neuronaler Organisation hin. Peter Levine stellte das autonome Pendeln ebenso heraus wie Wiederholung zum Aufbau von Resilienz, wenn traumatische Erlebnisse Gegenstand des gemeinsamen physischen Spiels sind. Haldor Øvreeide beschrieb und demonstrierte das Vertrauen, das entsteht, wenn der Therapeut die Äußerungen des Kindes wiederholt und dadurch im intersubjektiven Austausch die präfrontale Ebene bestätigt und ankert, wohingegen Eia Asen mit seinen mentalisierungsfördernden Fragen demonstriert, wie sich Wiederholungen im komplexeren intersubjektiven Kontext des zweiten Entwicklungsschubs des Gehirns nutzen lassen, um ein Gefühl des Vertrauens und der Sicherheit zu kreieren, beispielsweise indem er für Akil das Spiel erfand, allein im Therapieraum zu sitzen, und indem er mit ihm gemeinsam Geige spielte.

Jukka Mäkelä fokussierte auf die Entwicklung im Bereich des »limbischen Kompasses« und auf die psychophysische Förderung von Erlebnissen, einem der Grundelemente seiner Arbeit. Er erklärte, es gebe immer ein Kontinuum von Erlebnissen, die sich im Sitzungsverlauf wiederholten. Dabei komme es häufig zu Übergängen verschiedener Art zwischen frühen Interaktionsformen oder Rauf-und-Kampf-Spielen, die mit einfachen Kennenlern-Aktivitäten begännen. Dem folge eine Untersuchung der besonderen Merkmale des Kindes, beispielsweise seiner Augenfarbe, seiner Muttermale und dergleichen. Dem folgten schließlich Aktivitäten von zunehmender und abnehmender Intensität. Anfänge und Enden sind wichtige Möglichkeiten, einem Kind etwas nahezubringen, das ihm neu ist. Deshalb muß es eine Phase der Beruhigung und eine Phase der Eingewöhnung geben, verbunden mit Entspannung im Kontakt, und Sequenzen aktiven Spiels müssen einbezogen werden. Soziales Engagement und Entspannung zu entwickeln sind für ein Kind, das dies noch nie hat tun können, eine gewaltige Herausforderung, und so war es bei den meisten Kindern, mit denen Mäkelä gearbeitet hat, Kindern, die nach gravierenden Mißbrauchs-, Mißhandlungs- und Vernachlässigungserlebnissen in Pflegefamilien gegeben wurden.

Die Zone der nächsten Entwicklung

Wie in Kapitel 2 erläutert, findet Entwicklung stets in der Zone der nächsten Entwicklung statt, also in den Bereichen, in denen eine Weiterentwicklung ansteht. Jukka Mäkelä erklärte, daß die Zusammenarbeit mit einem Kind in seiner Zone der nächsten Entwicklung Gelegenheit gibt, die neuronalen Schaltkreise für die Erlebnisse zu aktivieren, die für dieses Kind in seiner aktuellen Situation wichtig sind. Der Erwachsene muß jedoch die Bedürfnisse des Kindes erraten und herausfinden, wo sich seine Zone der nächsten Entwicklung befindet. Therapeuten sind oft mit Kindern konfrontiert, die keinem typischen Entwicklungsweg folgen – täten sie dies, wären sie nicht in Therapie. Deshalb muß der Therapeut irgendwie »ein Netz auswerfen und dann nachschauen, ob sich Fische darin finden«, wie Mäkelä es formuliert hat. Ist das nicht der Fall, werfen wir das Netz erneut aus, ziehen es wieder ein und untersuchen so, was dem Kind helfen könnte. Das Netz auszuwerfen ist der erste

Schritt. Das Wichtigste beim Einziehen des Netzes ist festzustellen, ob sich Fische darin befinden. Wir müssen also auf die Reaktionen des Kindes achten und darüber nachdenken, was sie uns über die Eignung unserer Intervention sagen. Der Erwachsene sollte nicht warten, bis das Kind die Initiative ergreift, aber wenn es dies tut oder wenn es auf das, was der Erwachsene tut, reagiert, müssen wir uns bereit halten, um diese Chance zu nutzen und den nächsten Augenblick auf ihr aufzubauen.

Die Diskussion über die Zone der nächsten Entwicklung führte dazu, daß ein Konferenzteilnehmer fragte, ob es auf der Grundlage von Paul McLeans hierarchischem Modell des Gehirns möglich sei, die limbischen Strukturen zu beeinflussen und mittels unspezifischen emotionalen Austauschs in mentalisierenden Dialogen zu reorganisieren. Jukka Mäkelä glaubte, daß dies möglich sei, sofern es einen Bereich gebe, in dem man im Rahmen einer eingestimmten Beziehung einen Dialog kreieren könne. Wenn das Kind oder die Eltern nicht bereit seien, an mentalisierenden Dialogen zu arbeiten, laute die Antwort auf diese Frage nein. In diesem Fall sei eine stärkere Intervention erforderlich, so wie es Eia Asens Videoclip von seiner Arbeit mit Akil demonstriert hatte, in dem er als Therapeut die Botschaft übermittelt: »Ich weiß, daß ihr beide es überleben werdet, wenn ich euch trenne. Ich kann euch garantieren, daß ihr sicher seid, obwohl ihr eine Sterbensangst habt.« Peter Levine wies darauf hin, daß die Mutter Akil völlig eingekreist hatte und daß beide eine starke Persönlichkeit brauchten, die eingriff und ihr sagte: »Jetzt reicht es! Es gibt Grenzen, und Sie müssen anfangen, Ihren Sohn loszulassen und selbst eine unabhängige, eigenständige Persönlichkeit zu werden.« Wir kamen überein, so lange es zwischen den drei hierarchischen Strukturen des Gehirns Kommunikation gebe, wirke sich eine Intervention auf einer dieser Ebenen auch auf die anderen beiden aus. Ist ein Klient jedoch zeitweise in einen traumatischen dissoziierten Zustand eingeschlossen oder hat früh unter Entbehrungen gelitten, kann seine emotionale Kompetenz nicht besonders weit entwickelt sein und eine Intervention, die auf dem Mentalisierungsansatz basiert, hat keine besonders große Wirkung, weil die emotionale Untermauerung, die Grundlage der Mentalisierungsfähigkeiten, fehlt. Die Intervention muß in solchen Fällen das autonome und das limbische System ansprechen, um etwas ausrichten zu können.

Peter Levine sagte, wenn das Nervensystem sich in einem dissoziierten Zustand befinde, sei dieser Zustand die Zone der nächsten Entwicklung, von dem aus der Therapeut arbeiten müsse. Die Polyvagal-Theorie von Stephen Porges beschreibt drei grundlegende Teile des autonomen Nervensystems. Der erste ist derjenige der Säugetiere, der am weitesten entwickelt ist. Der zweite ist das sympatho-adrenale System, das auch Kampf-oder-Flucht-System genannt wird. Und der dritte ist das System der Shutdown-Reaktion, das durch den primitiven dorsalen Teil des Vagusnervs vermittelt wird. Um diese Theorie zu veranschaulichen führte Peter Levine einen Videoclip vor, in dem ein Eisbär von einem Helikopter gejagt und mit einem Beruhigungsmittel betäubt wird. Der Clip zeigte, wie das Tier sich allmählich aus einem Schockzustand löste, ein Prozeß, der zunächst an einen epileptischen Anfall erinnerte. Als der Clip ein zweites Mal in Zeitlupe vorgeführt wurde, konnte man erkennen, daß der Bär, der nun halb bei Bewußtsein war und auf der Seite lag, Laufbewegungen ausführte, so wie er es vor seiner Betäubung getan hatte. Anschließend war bei ihm ein schweres Atmen zu erkennen, den Reaktionen Simons im Video von seiner Therapie ähnlich. Peter Levine erklärte, nach großen Naturkatastrophen finde man oft Kinder mit ähnlichen Reaktionen. Er erwähnte den Fall eines Jungen, der nach einem schwereren Erdbeben unter einer hysterischen Lähmung litt. Sobald seine Defensivreaktion wieder funktionsfähig war, löste sich die Lähmung auf.

Die natürliche Reaktion von Kindern auf traumatische Ereignisse besteht darin, sich bei ihrer primären Bezugsperson in Sicherheit zu bringen. Leider ist für einige Kinder die Bindungsfigur auch eine Gefahrenquelle. Säuglinge und kleine Kinder können weder kämpfen noch fliehen; sie haben nur die Möglichkeit, zu kollabieren oder sich in die Bindung zu flüchten. Dadurch kann ein Trauma entstehen, das aus dem Bedürfnis des Kindes resultiert, Schutz zu suchen und dann festzustellen, daß der vermeintliche Schutz nicht zuverlässig ist und manchmal sogar einer Fehleinstimmung oder der Gewalttätigkeit weichen muß. Dadurch bleibt das Kind in einer paradoxen Beziehung gefangen. Der Clip mit Johnny veranschaulicht jedoch, daß Traumata sogar in einer sicheren Bindungsbeziehung entstehen können. Im Jahre 1945 arbeitete David Levy, ein Kinderpsychiater, in New York mit Kindern, die zu einer stationären Behandlung in ein Krankenhaus eingewiesen worden waren. Einige befanden sich in einem Zustand teilweiser Immobilisierung, weil sie wegen gebrochener Arme oder Beine Gipsverbände oder Schienen trugen. Alle diese Kinder hatten in einem Krankenhaus bleiben müssen, was Kindern besonders unangenehm ist. Levy stellte fest, daß Kinder sogar bei normalen Krankenhausaufenthalten Symptome entwickelten, die denjenigen von Soldaten ähnelten, die aus dem Zweiten Weltkrieg zurückgekehrt waren (Levy 1945). (Zwar hat sich in Krankenhäusern mittlerweile vieles gebessert, aber es gibt immer noch Probleme der beschriebenen Art, und Kinder können dort auch heute noch traumatisiert werden. Beispielsweise sollte man ein Kind niemals in einem verängstigten Zustand narkotisieren; es sollte in solch einer Situation von einem Elternteil gehalten werden, und man sollte ihm ein Beruhigungsmittel geben, bevor man es in einen Operationssaal bringt.)

Im nächsten Abschnitt befassen wir uns mit der temporären Wirkung eines Therapeuten auf das Kind.

Der Therapeut als magischer Fremder – Der Mary-Poppins-Effekt

Eine Familientherapie kann die Entwicklung eines Kindes nur fördern, wenn sich der Therapeut als dritter Beteiligter als eingeschränkt verantwortlicher und temporärer Betreuer des Kindes versteht. Sinn und Zweck seiner Arbeit ist, adaptive Interaktion zwischen Eltern und Kind zu fördern, den Eltern zu helfen, die Bedürfnisse des Kindes zu verstehen und auf verantwortungsbewußte Weise zu erfüllen und so seine Entwicklung zu unterstützen. Wenn Kinder merken, daß sie gesehen und ihre Bedürfnisse erfüllt werden, verhalten sie sich bei Interaktionen mit ihren Eltern klarer und selbstsicherer.

Im normalen Kontext der Betreuer-Kind-Beziehung sieht sich das Kind in den Augen und in den Handlungen des Betreuers gespiegelt, und aus dieser Spiegelung leitet es ein Gefühl dessen ab, ob es der Liebe wert ist. Das Kind entwickelt seine Selbstwahrnehmung und Selbstachtung aufgrund der Haltung des Erwachsenen ihm gegenüber. Es erreicht einen Zustand freudiger Erregung mittels adäquater Arousalregulation, wobei das Erregungsniveau so begrenzt wird, daß es nicht überwältigend wirken kann. Erlebnisse, die Freude, Interesse, Neugier, Begeisterung und friedliche Augenblicke miteinander verbinden, bilden die Grundlage einer Beziehung, für die ein zärtlicher Umgang beider Beteiligter charakteristisch ist. Die Interaktion zwischen Eltern und kleinen Kindern ist von positiv anregendem Spiel geprägt, aus dem emotionales Engagement erwächst. Viele Spiele, die wir traditionell mit kleinen Kindern spielen, beispielsweise Guckguck, auf den Bauch des Kindes blasen sowie Geben und Nehmen, beziehen das Kind in die Interaktion ein und zielen darauf, ein optimales Arousalniveau aufrechtzuerhalten. Diese Aktivitäten wirken stimulierend und fesselnd und fördern die Entstehung eines positiven Selbstbildes. Auf diese Weise erlebt das Kind, daß es als eigenständige Person gesehen und geschätzt wird. Außerdem lernt es, zu kommunizieren, mit Nähe umzugehen und zwischenmenschlichen Kontakt zu genießen. Verbunden damit ist die Botschaft »Du bist nicht allein in der Welt. Ich finde dich erstaunlich und einzigartig. Du bist in der Lage, gut mit anderen zu interagieren.« Doch nicht alle Kinder haben dies als normalen Teil ihres Zusammenseins mit ihren Betreuern erlebt. Hier nun kommt der magische Fremde ins Spiel. Viele von uns erinnern sich wahrscheinlich noch daran, daß es im Film *Mary Poppins* um zwei Kinder aus einer wohlhabenden Familie geht, die in ihrem Leben alles haben außer warmherzigen Eltern, die sich wirklich für ihre Kinder interessieren. Ihre neue Kinderfrau, Mary Poppins, ermöglicht ihnen viele aufregende Erlebnisse, aber sie schafft es auch, die Eltern in diese für die Kinder neuartige Welt einzubeziehen, und so bringt sie die ganze Familie zusammen, bevor sie weiterzieht und aus dem Leben der Familie verschwindet.

Wenn ein Therapeut als magischer Fremder dieser Art in das Leben eines Kindes eintritt, erlebt es, wie Jukka Mäkelä während der Konferenz beschrieb, eine schnelle Folge neuartiger und ungewohnter Situationen, die das Bindungssystem des Kindes aktivieren. Das Kind wird dadurch in eine neue Beziehung hineingeworfen, in der es sich meist sicher fühlt, weil einer seiner Eltern den Therapeuten schon vorher kennengelernt hat. Deshalb sollte man den Elternteil bitten, dem Kind zu erklären, daß ein netter Mann oder eine nette Frau ihm an diesem Ort Möglichkeiten, ein erfreulicheres Leben zu haben, erschließen wird. Beim ersten Zusammentreffen sagt der Therapeut dem Kind, daß sie gemeinsam Möglichkeiten finden werden, »dein Leben mit deinem Vater und deiner Mutter schöner zu machen.« Er versucht, dem Kind den Gedanken nahezubringen, daß es gut sein und sich angenehm anfühlen sollte, Kind seiner Eltern zu sein. Ihm wird in dieser neuen Beziehung die Auffassung vermittelt, daß seine Eltern ihm positiv gegenüberstehen, und von dieser Ausgangsposition aus lernt es eine Anzahl positiv anregender Aktivitäten kennen. In einem gewissen Sinne wird das Kind in solchen Augenblicken mit Überraschungen konfrontiert. Die Welt ist nicht mehr so stabil, wie sie vorher war. Um dem Kind zu ermöglichen, mit der Situation fertig zu werden, muß eine Reorganisation stattfinden. Die Beziehung des Therapeuten zu einem Kind ist nicht im landläufigen Sinne »real«. Man baut in solchen Fällen keine langfristige theapeutische Beziehung auf, und der Therapeut wird im Leben des Kindes nicht zu einer »realen« Person. Er gleicht eher einer guten Fee, die plötzlich da ist und etwas tut, dem Kind oder den Eltern ein Geschenk überreicht und dann wieder verschwindet und die Familie mit ihrer neu gefundenen Beziehung zurückläßt. Oft ist dies das Ziel der Therapie, und manchmal wird dieses Ziel sehr schnell erreicht. Beispielsweise arbeitete Mäkelä mit Matias nur achtmal dreißig Minuten und verschwand dann wieder aus dem Leben des Jungen.

Bezogen auf dieses Konzept des magischen Fremden reflektierte Jukka Mäkelä auch über Eia Asens Therapie und darüber, wie er einen Multifamilien-Kontext als Variante des »magischen Fremden« nutzte, indem er konzentrische Kreise von Menschen identifizierte, die sich in irgendeiner Hinsicht für ein Kind verantwortlich fühlten. Im Multifamilien-Kontext werden die Eltern und Kinder mehrerer Familien in eine Situation gebracht, in der sie in gewisser Hinsicht für einander verantwortlich sind. Eine der wichtigsten Stärken von uns Menschen ist, daß wir Verantwortung für jemanden übernehmen können, der nicht unser Nachwuchs ist – und genau das tun Therapeuten. Wir mobilisieren zusätzliche Ressourcen in Form von Familien, die normalerweise als selbst hilfsbedürftig gesehen würden. Im Rahmen der Multifamilien-Therapie wird ihnen eine Rolle zugewiesen, in der sie selbst Hilfe anbieten können, was schon an und für sich eine ungeheuer starke therapeutische Wirkung hat. Nach Jukka Mäkeläs Einschätzung ist einer der Schlüsselaspekte der Multifamilien-Therapie die Praxis des Einbeziehens der Ressourcen von Menschen, die glauben, sie hätten keine Ressourcen. Eia Asen demonstrierte in der ersten Sitzung mit Akil und seiner Mutter durch seine sehr nachdrückliche Art, die Mutter von Akil zu trennen, daß Akil über Ressourcen verfügte, deren er sich gar nicht bewußt war. Eia Asen sagte, dies zu verstehen habe die Mutter ein Jahr gebraucht, aber schon in der ersten Sitzung habe sie tatsächlich gelacht, als er sie (bezogen auf Akils Verhalten) gefragt habe: »Und Sie sind darauf hereingefallen?« Dieses leise Lachen drückte aus: »Auf einer bestimmten Ebene weiß ich, daß das nicht wahr ist.« Indem Eia Asen diese Frage gestellt hatte, hatte er ihr also gezeigt, daß sie über Ressourcen verfügte. In vielerlei Hinsicht ließ die Mutter erkennen, daß sie wußte, daß Asens spielerische Seite eine Ressource war.

Peter Levine war der Meinung, alle Therapieclips veranschaulichten den Archetypen des magischen Fremden: eine Person, die plötzlich auftaucht, eine magische Handlung ausführt und dann wieder aus dem Leben derjenigen, die er besucht hat, verschwindet. Es ist faszinierend, wie viel man in einer Beziehung erreichen kann, die eigentlich kein fester Bestandteil der Alltagsrealität der Betroffenen ist. Es handelt sich nicht um eine Übertragungsbeziehung, sondern eher um eine Art Märchen, um etwas »nicht Reales«. Jukka Mäkelä äußerte, der magische Fremde sei eine Person, die über magische Kräfte verfüge. Beispielsweise hatte Eia Asen das Wort »Magie« benutzt, als er über die Verwendung von Masken gesprochen hatte, die sowohl der Verkleidung und Tarnung als auch dem Schutz, der Belustigung und Ausführung magischer Handlungen dienen könnten. Im Grunde trägt der Therapeut ständig eine Art

Maske, weil er in der Welt des Kindes eine »nicht reale« Person ist. Er tritt in diese Welt ein und verschwindet irgendwann wieder aus ihr. Er erscheint aus einem bestimmten Grund in der Welt, versucht, die Magie der Veränderung in Gang zu setzen, und benutzt dazu alle Mittel, die ihm zur Verfügung stehen. Es geht hier nicht um eine Methode, die garantiert die gewünschten Ergebnisse erzielt – denn nicht die Methode bewirkt die Veränderung.

Jukka Mäkelä äußerte, während der Konferenz habe sich gezeigt, daß es eine Magie gebe, die sich entfalte, wenn jemand bereit sei, alles zu nutzen, was beim Kind, bei den Eltern und in der Beziehung vorhanden sei, und wenn der Betreffende mit diesen Dingen zu arbeiten beginne. Die Schriftstellerin Ursula Le Guin hat sich mit dem Konzept der Magie sehr intensiv beschäftigt, und in ihren Büchern nutzt der Zauberer immer alles, was sich in seiner Umgebung findet. Er benutzt keine außergewöhnlichen Dinge wie Zauberstäbe und dergleichen, sondern erschafft ähnlich einem Alchimisten Neues aus der Erde und dem Grund.

Jukka Mäkelä wies darauf hin, daß Eia Asen auf ganz ähnliche Weise alles nutze, was sich darbiete, so wie er selbst normale Haushaltsgegenstände wie Wattebäusche und Seifenblasen nutze. Das wichtigste sei das, was das Kind in die Beziehung mitbringe. Die Maske des Zauberers bestehe im Grunde darin, daß wir als Therapeuten wir selbst und gleichzeitig nicht wir selbst seien. Asen erwiderte darauf, er glaube, Akil habe ihn akzeptiert, weil er habe sehen können, daß Asen ihn als den gesehen habe, der er tatsächlich war. Er habe das Gefühl gehabt, Asen sei echt und sehe ihn als reale Person mit realen Stärken, trotz der verrückten Dinge, die er als Therapeut getan habe. Außerdem habe er sich als siebenjähriger, wahrscheinlich intelligenter, nicht autistischer und nicht geschädigter Mensch ernst genommen gefühlt.

Zusammenfassung

In unserer Zusammenfassung der Diskussion wiesen wir darauf hin, daß alle vorgeführten Videoclips Beispiele für den Therapeuten in der Rolle des »magischen Fremden« enthielten, für jemanden, der über eine ausgeprägte Fähigkeit verfüge, das Kind so zu sehen, wie es wirklich sei, und die asymmetrische Verantwortlichkeit anzunehmen, aber gleichzeitig in einer symmetrischen Beziehung zu ihm zu bleiben. Eine der Qualitäten des magischen Fremden besteht in seiner Stärke und in seiner Fähigkeit, asymmetrische Verantwortlichkeit auf sich zu nehmen. Während der Konferenz wurde wiederholt demonstriert, daß die Personifikation dieses »magischen« Potentials durch den Therapeuten das Kind in die Lage versetzt, unterstützt von seinen Eltern seine Identität zu entwickeln.

Eia Asen fand, daß alle Säuglinge und Kinder in den Videoclips erstaunlich gewesen seien. In allen Fällen hätten die Kinder wie echte Superstars gewirkt, und man habe denken müssen: »Sind sie nicht unglaublich!« Ein Therapeut, der von diesem Gefühl ergriffen werde, verfüge über eine gute Grundlage, die ihm helfe, sich voll und ganz diesem Prozeß zu widmen.

KAPITEL 10

Emotionen, Worte und Mentalisierung

> »Wenn wir als Therapeuten Worte nicht so nutzen können, daß sie Erlebnisse mit Symbolen verbinden, haben wir Worte, die keine Worte sind, weil sie tot sind. Und in unseren Gesellschaften gibt es zahllose tote Worte. Ein Wort ohne Emotion ist kein Wort. Es verbindet nicht.«
>
> — HALDOR ØVREEIDE

Interventionen in der psychotherapeutischen Arbeit mit Kindern sollen bestimmte Ebenen der neuronalen Struktur ansprechen und das empfindende, fühlende oder mentalisierende Nervensystem reorganisieren. Durch Synchronisation mit dem autonomen Nervensystem des Kindes und durch auf der limbischen Ebene eingestimmten Kontakt mit dem Kind muß der Therapeut die Beziehungsmuster des Kindes im Rahmen einer unterstützenden Beziehung »herausfordern«, um adaptivere relationale Strategien zu entwickeln. Der kommunikative Austausch auf der autonomen und limbischen Ebene und der nonverbale Dialog prägen einen kreativen Prozeß, innerhalb dessen sich die Fähigkeit des Kindes, sich in einem Dialog zu engagieren, entwickeln kann und in dem das Kind die Kommunikationsmuster zum Ausdruck bringt, die durch frühere Erlebnisse entstanden sind. Ab dem Alter von zwei Jahren spielt die Sprache für die Fähigkeit des Kindes, Erlebnisse zu übermitteln, eine wichtige Rolle. Zwar bringen Kinder Emotionen und körperliche Impulse durch Spiel und andere Verhaltensweisen zum Ausdruck, aber sie benutzen auch die Sprache, um an Dialogen teilzunehmen. Je besser sie Erlebtes mit sprachlichen Mitteln ausdrücken können, um so besser können sie sich über Erlebnisse nuanciert äußern und um so wahrscheinlicher stoßen sie auf einer mentalisierenden Ebene auf Verständnis.

Die Mentalisierungsfähigkeiten entwickeln sich durch eine Beziehung, in der interpersonale Prozesse stattfinden, und das für die Entwicklung der Mentalisierungsfähigkeiten erforderliche Gefühl der Sicherheit resultiert teilweise aus der konkreten Unterstützung des Therapeuten. In diesem Kapitel untersuchen wir, wie sich nonverbale Prozesse zu mentalisierenden Dialogen entwikkeln, die bei dem, was wir als Mentalisierungsprozesse bezeichnen, die autonome, limbische und kognitive Ebene miteinander verbinden.

Die Rolle der RIGs (generalisierten Interaktionsrepräsentationen) für die Mentalisierung

Schon in Kapitel 1 wurde erwähnt, daß ein Großteil unserer Persönlichkeit in Schemata des impliziten Gedächtnisses, den so genannten RIGs, »verborgen« liegt. Dieses Wissen ist den expliziten Strukturen nicht unmittelbar zugänglich und kann nur durch Aktivierung der entsprechenden Bereiche unseres autobiographischen Gedächtnisses erschlossen werden. Selbstreflexion können wir nur entwickeln, wenn wir uns auf Situationen einlassen, in denen das in unserem autobiographischen Gedächtnis verborgene Wissen erkannt wird. Die empathische Einstimmung des Therapeuten und der sichere und strukturierte Kontext der Therapie ermöglichen dem Kind, immer stärkere Erregungszustände zu tolerieren, wodurch allmählich Raum für weitere Erinnerungen und Gedanken entsteht. Der Heilungsprozeß tritt schließlich ein, wenn das Kind die Lebensumstände, in denen seine Schwierigkeiten entstanden sind, zu mentalisieren vermag. Die Integration von implizitem und explizitem Wissen wird oft durch Narrative ermöglicht und schafft die Voraussetzungen für psychische Entwicklung und die Entstehung einer Identität. Eine unserer sublimsten Ressourcen ist unsere intellektuelle Fähigkeit, uns Alternativen und andere Arten zu sein, zu handeln usw. vorzustellen. Im Idealfall sollten diese Prozesse in Anwesenheit der Eltern mit dem Kind geübt werden (siehe Kapitel 11).

Wie schon in Kapitel 4 erwähnt, umfaßt Theraplay vier Dimensionen: Struktur, Engagement, nährende Zuwendung und Herausforderung. Sie alle sind im autonomen und im limbischen Kompaß präsent, und Engagement beinhaltet nicht zuletzt, auf einen anderen Menschen zuzugehen. In vielen Ansätzen der therapeutischen Arbeit mit Kindern nimmt man beim gemeinsamen Spiel mit Hilfe der Stimme, also verbal, Kontakt auf; beim Theraplay jedoch beinhaltet die Annäherung körperliche Nähe, Berührung und Blickkontakt. Der wichtigste Aspekt jeder Art von Therapie ist, dem Klienten emotional entgegenzukommen, und das erfordert ein beständiges Interesse an dem, was hier und jetzt geschieht. Dieses Hier und Jetzt ermöglicht Authentizität, weil es dem

Therapeuten einen Rahmen für die Beschreibung dessen vorgibt, was in genau diesem Moment gut und stark ist, statt dem Abgrund der Mißerfolge und anderer negativer Erlebnisse zum Opfer zu fallen.

Sinn entsteht in einer Beziehung, wird aber im Individuum gespeichert

Haldor Øvreeide erwähnte während der Konferenz wiederholt, daß wir die Bedeutung kooperativer Interaktionen gar nicht nachdrücklich genug betonen können. Ständig finden sinnschaffende Interaktionen statt, auch auf der emotionalen Ebene. Demnach können wir eine Beziehung schlicht und einfach nicht kreieren und Interaktionen nicht zulassen, ohne irgendeine Art von Sinn zu erzeugen. Hat ein Austausch stattgefunden, und ist ein Sinnempfinden entstanden, wird dieser Sinn im Geist des Individuums gespeichert. Dieses begegnet somit dem nächsten Augenblick oder der nächsten Situation vor dem Hintergrund des Sinns, der in der Beziehung entstanden ist. Dies erinnert uns daran, daß sich der Prozeß zwar in der Beziehung entfaltet, der neue Sinn aber intrapsychisch, im Individuum gespeichert wird. Wir müssen den Informationsspeicher des Kindes oder der Eltern respektieren und kennenlernen, unabhängig von seinem Niveau und Inhalt. Der Prozeß der Sinnschaffung ist immer ein wichtiger Eckstein.

Die Sprache vor der Sprache

Schore (2003b/2007) hat darauf hingewiesen, daß die rechte Hemisphäre hinsichtlich der impliziten oder unbewußten Aktivität und hinsichtlich spontanen Ausdrucks die Führung innehat. Die rechte Hemisphäre ermöglicht ein »Gespräch« zwischen zwei oder mehr Menschen auf der Ebene des limbischen Systems, und an diesem Punkt kommt die therapeutische Allianz ins Spiel. Befindet sich der Therapeut mit dem inneren Zustand des Kindes in empathischer Einstimmung, wird der Kontakt intensiver und vitaler. Der Schlüssel ist, im Zustand der Resonanz zu kommunizieren und intuitiv zu spüren, wenn sich ein Zustand verändert. Übertragung über die linke Hemisphäre spielt ebenfalls eine wichtige und aktive Rolle beim verbalen Austausch und in Relation zur Verarbeitung von Emotionen, die im Laufe der Therapie zutage treten. Resonanz zwischen zwei linken Hemisphären findet in Form verbaler

Kommunikation statt, die linear und logisch ist. Resonanz zwischen rechten Hemisphären beinhaltet nonverbale Komponenten wie Intonation, Gestik und Mimik. Die primäre intersubjektive Bezogenheit oder limbische Resonanz manifestiert sich in Form von Mikro-Interaktionen, die nicht vorbereitet werden können, sondern sich in dem Prozeß der Improvisation entfalten, den die primäre Bezugsperson und das Kind im gegenwärtigen Augenblick kreieren (Stern 1998a, b, 2004/2005).

Die linke Hemisphäre meistert Abstraktionen, und die Sprache ermöglicht uns, die inneren Repräsentationen mit einer autobiographischen Erzählung zu umgeben. Solche Erzählungen sind die für die linke Hemisphäre charakteristische Art, die präverbal in Erscheinung getretenen Persönlichkeitsstrukturen zu verstehen; aber dieses Verstehen ist selten kohärent. Kinder, die dysfunktionalen Beziehungsmustern ausgesetzt waren – weshalb bei ihnen die Integration zwischen rechter und linker Hemisphäre unzureichend war –, entwickeln besonders oft um ihre Lebensgeschichte kreisende Erzählungen, die von ihrem impliziten Wissen dissoziiert oder abgetrennt zu sein scheinen. Nicht Rekonstruktion und kognitives Verstehen der Geschichte eines Kindes entwickeln seine Persönlichkeit weiter, sondern die schon früher erwähnten Augenblicke gegenwärtigen Erlebens, die in einer Beziehung erstehen. Wenn Worte nicht auf das Erlebte Bezug nehmen, fehlt ihnen jede Verbindung zum impliziten relationalen Wissen des Kindes (Hart 2010).

Während der Konferenz wies Eia Asen auf einen sehr wichtigen unspezifischen Faktor hin: das Zulassen von Reenactments im Therapieraum – darauf, daß man Empfindungen lebendig werden lassen muß, statt nur auf der kognitiven Ebene über sie zu reden: sie lebendig werden zu lassen und zu inszenieren, wie Peter Levine es beispielsweise in der Sitzung mit Susie und Johnny mit dem Fallen und Halten getan hatte. Auf diese Weise kann man die Gefühle reaktivieren, die ein Kind während eines traumatischen Ereignisses gehabt hat. Die Fähigkeit, Situationen und Gefühle aus der Vergangenheit im Hier und Jetzt zum Leben erwachen zu lassen, ist für jede gute Therapie von zentraler Bedeutung.

In einem Kommentar zu Peter Levines Video von seiner Therapie mit dem kleinen Simon erwähnte Jukka Mäkelä, er habe Psychoanalytiker im Sinne von Françoise Doltos Konzept arbeiten sehen, mit kleinen Kindern über sehr komplexe Themen zu reden, als könnten schon Säuglinge solche verbalen Äußerungen verstehen. Er habe dies immer merkwürdig gefunden und könne sich den Zustand gemeinsamen Bewußtseins, in dem schon ein Säugling auf Worte reagiere, nicht erklären, es sei denn, er greife auf Ed Tronicks Idee über jenen erweiterten Bewußtseinszustand zurück, der eintreten soll, wenn das Kind mit der Mutter oder einer anderen Person in dyadischem Kontakt sei. Wenn also Peter Levine vom gemeinsamen Mutter-Baby-Bewußtsein spreche, so müsse Simon bewußt gewesen sein, daß es in seinem Leben Menschen gegeben habe, die ihn auf eine für ihn unangenehme Weise berührt hatten, und er müsse etwas von Peter Levines Stimmcharakteristik wahrgenommen haben und gleichzeitig auch, wie seine Mutter ihr Gewahrsein ausgedrückt hatte, da sie den verbalen Sinn von Peter Levines Worten ja offenbar verstanden hatte. Nach Jukka Mäkeläs Einschätzung verstand Ed Tronick den erweiterten Bewußtseinszustand noch besser, als er kommunizieren konnte; er war überzeugt, daß Simon in Peter Levines Sitzung verstanden hatte, was vor sich ging, und daß er auf bedeutsame Weise Kontakt aufgenommen hatte. Er hatte sich auf einen Dialog mit Peter Levine eingelassen, der auf seinen eigenen Bewegungen, Levines Äußerungen und dem Verstehen seiner Mutter basierte. Im Grunde hatte diese Triade eine neue Realität kreiert. Peter Levine erklärte daraufhin, er habe sich oft gefragt, ob es völlig idiotisch sei, so mit Babys zu reden, er glaube aber, wenn wir Worte aussprächen, geschehe noch etwas anderes; weil wir die Worte bräuchten, um die ihnen zugrunde liegende Emotion auszudrücken. Er glaube nicht, daß der Säugling die Worte tatsächlich verstehe, sei aber überzeugt, daß Kinder die Gefühle verstünden, die Worte bei Erwachsenen aufgrund von einer Art Resonanz aktivierten, wahrscheinlich vermittelt durch die Spiegelneuronen.

Wir bemerkten daraufhin, entscheidend sei nach unserer Auffassung, wie man auf verschiedenen Ebenen Sinn schaffe und wie man dann eine Interaktion der verschiedenen Sinnebenen zustande bringe. Dies bezieht sich sowohl auf das vertikale Verstehen und das Schaffen von Bedeutung auf den verschiedenen Ebenen mentaler Organisation, die in Peter Levines Arbeit eine so wichtige Rolle spielen, als auch auf das horizontale Verstehen und die Schaffung von Bedeutung aufgrund dessen, wie wir über das Geschehen sprechen. Bei Peter Levines Arbeit mit Kindern und ihren Müttern sowie auch bei seiner Arbeit mit Erwachsenen scheint aufgrund seines tiefreichenden Gewahrseins der winzigen autonomen Bewegungen und Reflexe eine Verbindung zum autonomen System hergestellt zu werden. Wenn er mit einem Kind arbeitet, artikuliert er dies verbal, wodurch er dieses Gewahrsein der Mutter übermittelt und ihr hilft, den Sinn der Bewegungen und Reflexe ihres Kindes zu erkennen. Im Kontext der Eltern-Kind-Beziehung verfolgt er somit einen triadischen Ansatz, um das Gewahrsein der subkortikalen Ebenen zu fördern. Und bei der Arbeit mit Erwachsenen versucht er, deren Präfrontalsystem darin zu unterstützen, sich der subkortikalen Prozesse bewußt zu werden und ihre Bedeutung zu begreifen. Peter Levines Arbeit zielt immer darauf, das Nervensystem in einen Zustand des Gleichgewichts zu versetzen, beispielsweise indem er Rhythmen nutzt; außerdem prüft er, ob das System soziales Engagement aktiviert ist, und schließlich bietet er Psychoedukation an. Im Grunde spricht seine Arbeitsweise also Ressourcen auf allen drei Ebenen mentaler Organisation an.

Jukka Mäkelä erwähnte, er habe sich oft gefragt, wie die Sprache entstanden sei und wofür wir Worte benutzen. Die beste Erklärung scheine zu sein, daß Worte aus dem Brabbeln hervorgingen und daß Säuglinge ihren Eltern sehr früh Signale übermittelten und die Eltern anfingen, auf diese Signale zu reagieren. Vielleicht hätten sich die Menschen entwickelt, weil Säuglinge von den ersten Tagen ihres Lebens an Beziehungen zu Erwachsenen aufbauten, nicht nur zu ihren Müttern. In diesem Prozeß sei das Brabbeln erforderlich, weil es dem Kind die Sicherheit gebe, daß von der anderen Person keine Gefahr ausgehe und daß sie zuverlässig sei. Reagiere sie auf das Brabbeln, könne das Kind ihr vertrauen. Schon die ersten Ansätze von Worten hätten eine emotionale Komponente, und die Frage sei, ob diesen ersten sprachlichen Äußerungen eine Antwort folge. Falls diese Hypothese über den Ursprung der Sprache zutreffe, seien Worte ohne eine emotionale Komponente nur Laute, denen das entscheidende Element sprachlichen Ausdrucks fehle, nämlich die Möglichkeit zu überprüfen, ob Sie und ich miteinander verbunden sind und ob ich Ihnen vertrauen kann, denn erst Ihre Reaktion zeigt mir, daß Sie mich gehört und verstanden haben. In diesem Sinne war der verbale Austausch in Eia Asens Video über die Arbeit mit Akil definitiv Sprache, denn dieser Austausch diente einem Zweck und stellte einen emotionalen Kontakt her, der Akil ermöglichte, sich neuzuschaffen.

Die Bedeutung von Augenblicken gegenwärtigen Erlebens für die Entwicklung der Mentalisierungsfähigkeit

Wie Haldor Øvreeide (in Hart 2011) in einem früheren Zusammenhang erklärt hat, braucht ein Kind in Beziehungen Voraussehbarkeit sowie Augenblicke gegenseitiger Anerkennung, die im Dialog allmählich immer voraussehbarer werden. Diese gemeinsamen Augenblicke übermitteln ein Erlebnis von einer Person zu einer anderen, und dies geschieht auf eine Weise, die eine allmähliche Bewegung in Richtung Unabhängigkeit ermöglicht, während das Kind

Erfahrungen sammelt und von der erwachsenen primären Bezugsperson Instruktionen und Anerkennung empfängt, was seine Fähigkeit, Herausforderungen aktiv zu meistern, fördert. Daß der Erwachsene die Bemühungen des Kindes, in seiner Zone der nächsten Entwicklung neue Bereiche zu meistern, anerkennt und ihm dabei durch Anleitung hilft, ist eine der Grundvoraussetzungen für die Entwicklung sozialer Fertigkeiten. Der Erwachsene muß das Kind aber auch vor Aufgaben und Verantwortlichkeiten schützen, die seine Fähigkeiten beim aktuellen Entwicklungsstand überfordern. Dazu ist ein Minimum an Anerkennung und intersubjektivem Dialog nicht nur zwischen Therapeut und Kind, sondern auch zwischen Eltern und Kind erforderlich, wie wir im nächsten Kapitel sehen werden. Bei der Entfaltung ihres Entwicklungspotentials sind Kinder und die sie betreuenden Erwachsenen von Interaktionen abhängig, in denen beiderseitige Wertschätzung zum Ausdruck kommt.

Bezogen auf den verständnisvollen intersubjektiven Dialog fragte ein Kongreßteilnehmer nach dem Unterschied zwischen dem Mitteilen von Gefühlen durch Lachen und dem sprachlichen Mitteilen von Gefühlen. Jukka Mäkelä antwortete, solange es sich um Mitteilen handle, gebe es nach seiner Überzeugung zwischen beidem keinen Unterschied. Er habe manchmal Bedenken, starke Gefühle der Verbundenheit in Worte zu fassen, weil er fürchte, Worte könnten das Erlebte zerstören. Daniel Stern war der Auffassung, daß das existentielle und das verbale Selbst sehr weit voneinander entfernt sein und durch die Sprache voneinander getrennt werden könnten. Wenn Kinder zu sprechen lernen, werden sie vom direkten Kontakt zu ihren Erlebnissen abgeschnitten, und das gelebte Leben wird vom erzählten Leben getrennt. Aufgrund dieser Sicht ist Jukka Mäkelä der Meinung, man sollte viele Erlebnisse im Bereich des Nonverbalen belassen, um ihre Magie zu erhalten. Es gehe darum, das Geschehen zu vitalisieren, und wenn mit den Worten Emotionen verbunden würden, gelange man zur Mentalisierung und zu wahrer Poesie.

Bezüglich der Ursprünge der Mentalisierungsprozesse ergänzte Eia Asen, beim markierten Spiegeln – wenn man dem Kind verständlich mache, daß man mit ihm fühle, aber selbst nicht genauso wie es fühle – gehe es nicht darum, daß das Kind die Eltern spiegele, sondern es geschehe das Umgekehrte. Beim markierten Spiegeln spiegelt der Vater oder die Mutter den mentalen Zustand des Kindes in leicht übertriebener Form. Das Kind erlebt eine leicht abgewandelte »Playback«-Version von sich selbst, und im Laufe der Zeit wird ihm klar oder lernt es, daß das Spiegeln ihm seinen eigenen mentalen Zustand vor Augen führt, allerdings leicht verändert. Markiertes Spiegeln ist demnach das aktive Spiegeln des mentalen Zustandes des Kindes durch einen Elternteil.

Außerdem ist dies eine Möglichkeit, das Verhalten des Kindes zu korrigieren. Matscht das Kind beispielsweise beim Essen viel, und jemand anders bringt durch markiertes Spiegeln zum Ausdruck, daß er dieses Verhalten mißbilligt, so hat dies eine korrigierende Wirkung. Dies wird in den Multifamilien-Sitzungen des Marlborough Family Service genutzt. Beispielsweise ähneln sich Familien, die gemeinsam essen, sehr stark, und wenn dann ein Kind anders ißt als alle anderen, schauen die anderen Familien dieses Kind an, und andere Kinder machen vielleicht Bemerkungen. Für das Kind ist dies weniger peinlich, als wenn es vom Therapeuten korrigiert wird. Ein Multifamilien-Kontext kann nützlich sein und ist sicher gut für die Entwicklung des Mentalisierens. Die Klienten sehen sich und ihre Familie in den übrigen Gruppenmitgliedern gespiegelt, und sie lernen viele verschiedene Selbstbeschreibungen kennen. Etwas, das in einer anderen Familie geschieht, zu beschreiben kann das Arousal-Niveau erhöhen, doch aufgrund der Distanz ist das Arousal nicht so intensiv, daß das Mentalisieren unmöglich wird. Oft beobachten die Eltern dabei eine Interaktion, die sie an Vorgänge in ihrer eigenen Familie erinnert, doch weil sie das Muster in einer anderen Familie beobachten können, erzeugt es ein weniger starkes Arousal, als wenn es in ihrer eigenen Familie auftritt.

Von der Sprache vor der Sprache zu den Mentalisierungsprozessen

Jukka Mäkelä erklärte, daß Mentalisierungsprozesse eine wichtige Rolle spielen und daß er selbst eine Ausbildung in mentalisierungsbasierter Therapie absolviert hat und diese Möglichkeit in vielen Situationen sehr zu schätzen weiß. Therapien, die sich nur mit der Stärkung der Arousalregulation und mit Augenblicken gegenwärtigen Erlebens mittels impliziter emotionaler Prozesse beschäftigen, können Mentalisierungsprozesse nicht ersetzen. Um jedoch emotional überzeugend zu sein, muß der Mentalisierungsprozeß implizit ein bestimmtes Element enthalten, das den limbischen Kompaß stärkt und ihm so ermöglicht, zwischen verschiedenen emotionalen Valenzen zu wechseln, in Kontakt zu sein und bei sich selbst zu sein. In Theraplay-Sitzungen findet eine Menge Reflexion statt, was beinhaltet, daß Jukka Mäkelä laut darüber nachdenkt, was das Kind erlebt, ohne es jedoch zu zwingen, dies zu bestätigen oder abzustreiten. Natürlich darf es dem, was er sagt, widersprechen; beispielsweise sagt er deshalb: »Wenn ich falsch liege, kannst du sagen, daß du das nicht denkst oder erlebst.«

Beim Theraplay ist der Fokus auf die Botschaften gerichtet und darauf, schnell in den Zustand emotionaler Einstimmung zu gelangen. Eines der grundlegenden Elemente ist, daß sich das Kind durch seine emotionale Wirkung auf den Erwachsenen selbst entdeckt – wie es in der Art des Erwachsenen, auf die Emotionen des Kindes zu reagieren, zum Ausdruck kommt. Das Kind sollte erleben, daß der Erwachsene sieht, daß »meine emotionale Welt auf dich wirkt«. Beispielsweise beschrieb Jukka Mäkelä, wie sich sein eigenes Verhalten zwischen seiner ersten Sitzung mit Matias und der zweiten und dritten Sitzung mit dem Jungen veränderte, weil sich Matias' innere Welt veränderte. In der ersten Sitzung war er zunächst verängstigt gewesen, fast sogar entsetzt, und Jukka Mäkeläs emotionale Präsenz hatte auf ihn überwältigend gewirkt. Deshalb arbeitete der Therapeut sehr vorsichtig, um eine Atmosphäre der Sicherheit zu vermitteln. In den folgenden Sitzungen war es deutlich leichter, die aktiveren Seiten von Matias anzusprechen – daß er ein starker Junge sei usw. Jukka Mäkelä betonte, das Selbstwertgefühl des Kindes basiere darauf, daß es so, wie es sei, geschätzt werde.

Was Worte bewirken können

Haldor Øvreeide wies darauf hin, daß auch Worte eine wichtige Rolle spielen könnten, wenn es um Anleitung gehe. Eltern benutzten Worte, um die Aufmerksamkeit ihres Kindes auf etwas, das wichtig sein könnte, zu lenken. Worte könnten ein Erlebnis verschließen, es aber auch erweitern, indem sie der Aufmerksamkeit eine Richtung gäben. Eia Asen erklärte, es sollte sowohl Raum für Augenblicke gegenwärtigen Erlebens ohne Worte als auch für solche mit Worten geben. Es gebe eine Zeit für das Lachen, für die Trauer und für Worte. Ein Augenblick gegenwärtigen Erlebens ist ein wichtiges Erlebnis, das später in Worte gefaßt werden kann – vielleicht eine Woche später und nach noch längerer Zeit, weil sich dies auf unser Verstehen und unser Empfinden des In-der-Welt-Seins auswirkt. Es ist durchaus denkbar, daß in einer Therapiesitzung Worte keine Rolle spielen und letztlich auch nicht versucht wird, rationales Verstehen zu erreichen. Doch eine oder mehrere Wochen später könnte das Kind oder könnten andere darüber reflektieren wollen, was das betreffende Erlebnis bewirkt hat, und auch dies kann wichtig sein. Jukka Mäkelä bestätigte diese Auffassung und erwähnte, genau dies habe Matias nach seiner Auffassung getan, als er nach Hause zurückgekehrt sei. Und die Pflegemutter habe am folgenden Montag angerufen und berichtet, es sei wunderbar gewesen, als Matias aus der Schule gekommen sei und über alles, was dort passiert war, berichtet habe. Auf dem Heimweg von der Theraplay-Sitzung habe der Junge gesagt: »Das hat Spaß gemacht!« Er hatte das, was er erlebt hatte, in Worte gefaßt und die Auffassung geäußert, was in der Sitzung geschehen sei, habe tatsächlich Spaß machen sollen, und im Grunde traf das zu. Mäkelä hatte Matias ermöglichen wollen zu erleben, daß das Leben Freude machen kann. Eia Asen sagte, in solch einer Situation würde er möglicherweise fragen: »Warum hast du gedacht, daß das Spaß macht? Was daran hat dir Spaß gemacht?« Er hätte versucht, den Fokus auf den Präfrontalkortex zu verlagern, um einen mitteilbaren Sinn damit zu verbinden, was zu einem Jetzt-Moment zwischen Matias und seiner Mutter hätte werden können. Wir fügten dem noch hinzu, je nachdem, wie eingeschränkt die Mentalisierungsfähigkeit sei, erhalte das Erleben im Therapieraum umso größeres Gewicht; und je größer die Mentalisierungsfähigkeit, um so mehr Raum sei vorhanden, um Mentalisierungsprozesse einzubeziehen. Grundsätzlich sind wir eine sprechende Spezies, und wir alle benutzen jeden Tag für die verschiedensten Zwecke Worte. Für Therapeuten geht es darum, Worte auf positive Weise in den sich entwickelnden Therapieprozeß einzubeziehen, wobei Erlebnisse mit Symbolen verbunden werden. Werden Worte nicht mit Erlebnissen verbunden, sind sie tot weil ohne jeden emotionalen Inhalt und somit ohne Mentalisierung, und tatsächlich leben wir in vielerlei Hinsicht in einer Gesellschaft voller »toter« Worte. Wie Haldor Øvreeide geäußert hat, ist ein Worte ohne Emotion kein Wort. Es läßt sich mit nichts verbinden.

Einer der Teilnehmer fragte, wie wichtig die konkreten Worte seien, die ein Therapeut benutze, und ob es möglich sei, bei dieser Art von Arbeit einen Übersetzer hinzuzuziehen. Peter Levine antwortete, bei der therapeutischen Arbeit mit älteren Kindern habe er manchmal mit einem Übersetzer gearbeitet, aber da ein so großer Teil seiner Arbeit im nonverbalen Bereich stattfinde, seien Worte oft überflüssig. Er erwähnte, er habe in Zürich mit einem unter Autismus leidenden Kind gearbeitet. Hauptziel dieser Therapie sei gewesen, dem Kind zu vermitteln, daß es einen Körper habe und daß dessen Teile alle miteinander verbunden seien. In einem Zustand freudiger Erregung schlief dieser Junge auf der Stelle ein und entzog sich so dem Kontakt. Peter sprach mit ihm Englisch und hatte das Gefühl, einen Übersetzer einzubeziehen hätte den Fluß der Arbeit gestört. War eine Übersetzung unbedingt erforderlich, konnten die Mutter oder die Großmutter eingreifen, die beide ein wenig Englisch sprachen. Peter Levine sagte, man habe ihm kürzlich in einer eMail mitgeteilt, der Junge besuche mittlerweile eine sonderpädagogische Schule. In einer Therapie ohne Worte ist ein großer Teil der Aufmerksamkeit darauf gerichtet herauszufinden, was unter den Worten vor sich geht.

Jukka Mäkelä sprach darüber, was er in einem Therapieprozeß erlebte, in dem er bei der Arbeit mit Eltern einen Übersetzer einsetzte, sich aber bei der Arbeit mit dem Kind und den Eltern zusammen auf seine Muttersprache Finnisch verließ. Eltern und Kind brauchten von dem, was er sagte, nicht viel zu verstehen, weil er ohne Worte beschreiben konnte, was geschehen würde. Er bezog aber einen Übersetzer ein, um die Eltern vor der gemeinsamen Sitzung mit dem Kind auf die Arbeit vorzubereiten. Eia Asen berichtete, die Mitarbeiter des Marlborough-Zentrums arbeiteten oft mit Übersetzern, aber sie schulten diese, damit sie ihre Arbeit so tun könnten, daß der Therapieprozeß nicht gestört werde; umgekehrt schulten die Übersetzer die Therapeuten darin, so zu sprechen, daß sie gut übersetzen könnten. Bei der Arbeit mit einem Übersetzer muß der Therapeut dem Kind und/oder dem Elternteil genau gegenüber sitzen und darf den Übersetzer nicht anschauen. Es gibt verschiedene Techniken, die man benutzen kann, um die Sprachbarriere zu überwinden.

Durch Kooperation mit den Eltern die Entwicklung der emotionalen Fähigkeiten und der Mentalisierungsfähigkeiten des Kindes unterstützen

Im nächsten Kapitel schauen wir uns genauer an, weshalb man Eltern in die therapeutische Arbeit mit einem Kind einbeziehen sollte. Damit sich das Kind entwickeln kann, müssen seine Eltern ihm helfen können, Mentalisierungsfähigkeiten zu entwickeln. Deshalb schauen wir uns nun zunächst an, wie das Kind aufgrund der Kooperation des Therapeuten mit seinen Eltern Mentalisierungsprozesse entwickeln kann. Eia Asen wies während der Konferenz darauf hin, daß das Kind die Eltern brauche, um die Wirkung ihrer Handlungen und Gefühle und ihres Verhaltens zu verstehen; außerdem müßten die Eltern dessen gewahr sein, wie sich das Verhalten ihres Kindes auf *sie* auswirke. Bei manchen Eltern sei diese Fähigkeit nicht besonders gut entwickelt. In den letzten Jahren habe er mit Peter Fonagy und anderen an der Entwicklung von Techniken gearbeitet, die das Gewahrsein von Menschen hinsichtlich der Wirkung ihrer eigenen Handlungen und Emotionen auf andere und deren Verhalten und Emotionen auf sie verbessern sollten. Eia Asen hielt es für sehr wichtig, diesen Aspekt in den Therapieprozeß einzubeziehen. In den Videoclips mit Akil wurde der Mutter an einem bestimmten Punkt klar, daß »mein Sohn lesen kann, was in meinem Geist vor sich geht. Er schaut mich an und weiß, was ich fühle, und vielleicht ist das gar nicht so gut.« Der Mentalisierungsprozeß entfaltete sich, während Eia Asen mit ihr darüber reflektierte, wie sie verhindern könnte, daß ihr Sohn von ihren Sorgen, Gefühlen, Befürchtungen und Ängsten überwältigt werde.

Haldor Øvreeide äußerte sich dazu, daß Eia Asen mit Akils Eltern über den Jungen gesprochen hatte, während dieser im Raum war. Haldor Øvreeide bezeichnete dies als »Hinter dem Sofa«-Situation, weil Akil dabei mitanhörte, wie seine Eltern und der Therapeut sich fürsorglich über ihn unterhielten. Sie sprachen respektvoll darüber, wie sie Akil am besten verstehen könnten. Haldor Øvreeide sagte, dies seien im Kontext einer Therapie mit Kindern wichtige Augenblicke, die ihnen helfen würden, sich sicher zu fühlen und eine Vertrauensbeziehung zu ihren Eltern zu entwickeln, in der sie nicht direkt angesprochen würden, aber beobachten oder spüren könnten, daß ihre Eltern sich um ihr emotionales Wohl sorgten. Dies entspricht dem Ansatz der dänischen Therapeutinnen Inger Thormann und Inger Poulsen für die therapeutische Arbeit mit Kindern (Thormann & Poulsen 2013), der von der französischen Psychoanalytikerin Françoise Dolto inspiriert ist. Sie kreieren Situationen, in denen sie mit einem Säugling über seine Familiengeschichte sprechen und eine spezielle emotionale Atmosphäre schaffen, die sich sehr stark auf die Entwicklung des Kindes auszuwirken scheint. Im Video von Eia Asens Therapie mit Akil war ein ähnlicher Prozeß zu sehen, durch den eine Atmosphäre engagierter Fürsorge erzeugt wurde. Dieses Phänomen ist bei der therapeutischen Arbeit mit einem Säugling ebenso wichtig, wie wenn das behandelte Kind wesentlich älter ist. Selbst wenn Kinder nicht genau verstehen, was gesagt wird, sind sie auf einer Ebene aufnahmefähig, deren volle Bedeutung wir kaum zu erfassen vermögen. Eia Asen bestätigte, daß auch er es als wichtig ansehe, Kindern zu ermöglichen, als Zuhörer teilzunehmen. In der Position eines zuhörenden Dritten hören wir Dinge anders, als wenn jemand uns direkt anspricht; wir hören dann stärker affektiv als kognitiv zu. Wenn Kinder den Eindruck erwecken, mit etwas zu spielen, haben sie oft bessere Ohren, als wenn ein Erwachsener sich direkt an sie wendet, denn die letztere Situation setzt sie oft stark unter Streß, und sie stehen so sehr im Fokus der Aufmerksamkeit, daß sie sich verschließen.

Um die Entwicklung der Mentalisierungsfähigkeit sowohl des Kindes als auch seiner Eltern zu unterstützen, arbeitet Eia Asen oft mit Masken. Er zitiert Oscar Wilde: »Gib ihm eine Maske, und er wird die Wahrheit sagen.« (Wilde, *Der Kritiker als Künstler*) Masken können viele verschiedene Zwecke erfüllen.

Hinter ihnen können wir uns verbergen. Sie können schützen, unterhalten und uns einen Hauch von Magie verleihen. Sie ermöglichen uns, Aspekte von uns zu offenbaren, die im normalen Alltagsleben nicht gutgeheißen würden. Masken verdecken unsere Identität, schirmen unsere wahren Gefühle ab und lassen der Aggression die Möglichkeit zu freiem Ausdruck. Masken laden uns ein, eine Geschichte zu erzählen, und sie helfen uns zu erkennen, wie andere uns von außen sehen und wie wir uns innerlich fühlen. Eia Asen berichtete, beim Marlborough Family Service würden immer häufiger Masken benutzt. Die dort arbeitenden Therapeuten kauften entweder Masken oder fertigen eigens für bestimmte Zwecke selbst Masken an. Die Masken dienten vielen Zwecken; beispielsweise bestehe ein Vorteil der Nutzung von Masken darin, daß das Gesicht eines Menschen, der eine Maske trage, nicht mehr »lesbar« sei. Er berichtete auch, daß manche Kinder es nicht ertrügen, das Gesicht ihrer Eltern nicht mehr zu sehen, weshalb sie sich gezwungen gefühlt hätten, ihren Eltern die Masken abzunehmen. Diese Kinder wurden aufgefordert, wie Buster Keaton auch ohne Maske jede Mimik zu unterlassen. Wenn in einer Therapie Masken benutzt würden, werde die betreffende Sitzung aufgezeichnet, damit sich der Therapeut die Aufnahme später noch einmal anschauen und darüber reflektieren könne, was in dem Kind vorgegangen sei. Dies schaffe Raum für viele Überlegungen, nicht nur im Augenblick gegenwärtigen Erlebens, sondern auch in späteren Gesprächen mit der Familie.

Eia Asen erklärte, er stelle manchmal fest, daß das irrationale Denken eines Kindes das irrationale Denken seiner Eltern spiegele. Er berichtete über einen achtjährigen Jungen, den er einmal behandelt hatte. Das Kind litt unter der Wahnvorstellung, »da oben« sei jemand, der in seinen Kopf schaue. Nach der Sitzung bat seine Mutter um ein Gespräch mit Eia Asen, in dem sie ihm berichtete: »Ich bin nur hier, weil ich überprüfen möchte, ob in diesem Raum wirklich keine versteckten Kameras sind.« Eia Asen versicherte ihr, daß es keine Kameras gebe, aber sie beharrte trotzdem darauf, den Raum selbst zu überprüfen. Dadurch wurde Eia Asen auf die Geschichte der Mutter neugierig. Sie berichtete, sowohl ihr Bruder als auch ihre schon verstorbene Schwester hätten unter Schizophrenie gelitten. Als ihr Sohn geboren worden sei, habe sie ihn angeschaut und sich gefragt: »Ist er schizophren oder nicht?« Der Junge war also seit der ersten Woche seines Lebens unter genauer Beobachtung seiner Mutter gewesen, die bei ihm ständig nach Anzeichen für Schizophrenie Ausschau gehalten hatte.

Im Video mit Akil sahen wir, wie Eia Asen auf den Globus zu sprechen kam, als er Akil bat, ihm darauf zu zeigen, woher seine Eltern stammten. Haldor

Øvreeide erklärte, er halte dies für einen der Höhepunkte des Therapieprozesses: Im Raum befindet sich ein Globus, das Kind geht zu diesem Globus, Eia Asen nimmt den Globus, und sie fokussieren gemeinsam darauf. Eia Asen stellt die unausgesprochene Frage im Interesse des Jungen, und er fordert die Eltern auf, etwas über ihre Lebensumstände zu berichten, was aus vielen Gründen oft tabuisiert ist. Jedes Opfer der Umstände ist auch ein Opfer der Scham, weshalb Themen, die im Geist von Eltern mit Scham verbunden sind, in vielen Fällen auch auf die Kinder beschämend wirken. Eia Asen hatte den Bann der Scham in der Sitzung gebrochen, indem er dem Kind geholfen hatte zu fragen, was Haldor Øvreeide als »die ungestellte Frage« bezeichnet hatte. Jukka Mäkelä wies darauf hin, daß Eia Asen dies auf witzige Art ausgedrückt habe, indem er über »das neugierige Kind« gesprochen habe und es so als akzeptabel habe erscheinen lassen, ein neugieriges Kind zu sein. Es ist in Ordnung, schwierige Fragen zu stellen, und somit bietet das Stellen von Fragen, ohne dabei Scham zu empfinden, eine Möglichkeit, individuellen Mustern der Scham zu entkommen, die vor dem Hintergrund tabuisierter Familiengeheimnisse gespeichert sind.

Inspiriert vom Thema des Tabus wandte sich Haldor Øvreeide der äußerst wichtigen Frage zu, was man tun könne, wenn eine Beziehung nicht mehr zu heilen sei. Er erklärte, es gebe für das Individuum immer Möglichkeiten, sich zu entwickeln, doch Entwicklung setze das Bestehen einer positiven Beziehung voraus. Manche Beziehungen seien über den Point of no Return hinaus und könnten deshalb nicht mehr »repariert« werden, was für Kinder ein gewaltiges Problem darstelle.

Psychotherapeuten versuchen häufig, Beziehungen von Eltern zu retten, die nicht mehr zu einer Sicherheit gebenden und unterstützenden Haltung den eigenen Kindern gegenüber zurückkehren können, weil der Mißbrauch, die Mißhandlungen oder die Vernachlässigung der Kinder so schwerwiegend gewesen seien. Eine wichtige Frage ist, wann eine Beziehung so geschädigt ist, daß sie nicht mehr geheilt werden kann. Nach Haldor Øvreeides Einschätzung berühren Fragen wie diese ein Tabu, weil sie sich in die Eltern-Kind-Beziehung und unsere soziale oder kulturelle Konstruktion dieser Art von Beziehung einmischen. Jukka Mäkelä begrüßte, daß Haldor Øvreeide auf diesen Punkt hingewiesen hatte. Er äußerte die Meinung, entscheidend sei die Antwort auf die Frage, wie wir das kulturelle Konstrukt des Beelterns verstünden und wie sich das Beeltern von Menschen im Laufe der Geschichte entwickelt habe. Traditionell seien Kinder immer von »Müttern und anderen« versorgt worden; sie hätten zu allen Zeiten die Hilfe anderer Menschen in Anspruch nehmen müssen, um ihren Kindern die Art von elterlicher Zuwendung geben zu können, die Kinder bräuchten. Heute neigen wir zu der Ansicht, daß Eltern entweder »hinreichend gut« sind oder daß das Kind, wenn ihre Beziehung zueinander nicht mehr intakt ist, neue Eltern bekommen, also in eine Pflegefamilie gegeben oder adoptiert werden sollte. Jukka Mäkelä meinte, wir müßten darüber nachdenken, wie viele »andere« ein Kind brauche, um sich entwickeln zu können. Nach seiner Auffassung sei wahrscheinlich keine Beziehung über den Punkt hinaus, an dem sie nicht mehr zu retten sei, sofern man sie vom größten Teil der Verantwortung für das, was sie hätte sein können, befreie. Er gab zu, daß diese Einschätzung vielleicht idealistisch sei, er habe aber nun einmal das Gefühl, in jeder gefährdeten Beziehung gebe es ein Element, das beinhalte, daß man dem anderen etwas bedeuten wolle, und einen Mangel an der Fähigkeit, in einer sicheren Beziehung etwas bedeuten zu können. Solche Fälle machten einschneidende Maßnahmen in Form von Pflegeverhältnissen und einer Therapie für die Eltern erforderlich, und in diesem Sinne würden die »anderen« dann wichtiger als die Mutter. Dies bedeute aber nicht, daß man die Beziehung aufgeben solle, denn aus der Sicht des Kindes ende seine Beziehung zu den Eltern nie.

Zusammenfassung

In diesem Kapitel wurde die Rolle der Entwicklung von Sprechfähigkeit und Mentalisierung im psychotherapeutischen Prozeß erläutert. Dabei ist entscheidend, daß Bedeutung nicht durch verbale Beschreibungen entsteht, sondern durch Interaktionen und insbesondere durch Einstimmungsprozesse in einer emotionalen Beziehung, die in den inneren generalisierten Repräsentationen des Individuums, den sogenannten RIGs, gespeichert werden. Selbstnarrative und Reflexion können sich somit nur entwickeln, wenn die Repräsentationsbildung auf der limbischen Ebene funktionsfähig ist. Haldor Øvreeide und Jukka Mäkelä wiesen darauf hin, daß beim Ausdruck der emotionalen Beziehung verbale Kommunikation die Verbindung zwischen limbischer und autonomer Organisationsebene und verbalem Bewußtsein stärkt. Worte, die auf diese Weise genutzt werden, übermitteln dem Kind einen Sinn und Kohärenz. Eia Asen unterstrich, daß es wichtig sei, Gefühle und Empfindungen im Therapieraum lebendig werden zu lassen, und an Peter Levines Therapie mit Simon anknüpfend diskutierten Peter Levine und Jukka Mäkelä darüber, daß Worte auch helfen könnten, die nonverbalen Zustände eines Kindes zu erschließen. Der Therapeut und die Eltern können mit Hilfe der Sprache ein gemeinsames Verständnis der Bedeutung von Narrativen zu erreichen versuchen. Säuglinge andererseits nehmen auf Arten wahr, die wir wahrscheinlich nicht verstehen, aber sie erfassen die präverbale Bedeutung dessen, was ihre Betreuer zum Ausdruck bringen, sowie die Resonanz des Mitgeteilten bei den involvierten Erwachsenen.

Ein weiterer Aspekt der Rolle der Sprache wurde in Zusammenhang mit Eia Asens therapeutischer Arbeit mit Akil und seinen Eltern diskutiert, wobei er die Rolle des Therapeuten bei der Darstellung Akils als »neugieriges Kind« erläuterte. Durch seine Fragen unterstützt der Therapeut das Kind und indirekt auch seine Eltern, indem er ein Gespräch über Fragen in der Geschichte der Familie beginnt, die »ungestellt« geblieben und oft tabuisiert worden sind. Eia Asen wies auch darauf hin, daß reflektierendes Fragen für Eltern und Kinder ein zentrales Instrument der Förderung mentalisierender Reflexion sei. Sprache wird auch zur Rahmung der Beziehung benutzt: beispielsweise in Beschreibungen, welche die Hierarchie der Generationen und die Rolle der Eltern stützen. Im Anschluß an Augenblicke gegenwärtigen Erlebens kann man die Sprache auch benutzen, um auf die Qualitäten hinzuweisen, die ein Kind soeben hat erkennen lassen, wodurch es darin unterstützt wird, »sich selbst neu zu schaffen«, sowohl in seinen eigenen Augen als auch in den Augen seiner Eltern.

KAPITEL 11

Einbeziehung der Eltern

»Das Kind beginnt seine Entwicklung mit der intrinsischen Motivation, sich zu entwickeln, und damit sich diese entfalten kann, müssen die primären Bezugspersonen sie durch entsprechende Reaktionen unterstützen. Doch dieses Projekt ist in ein anderes Projekt eingebettet, und dieses ist ein kulturelles Projekt. Auch die Eltern kommen in diese Situation mit einem kulturellen Projekt, das auf ihren Schultern liegt.«

— Haldor Øvreeide

Unsere Kultur verändert sich ständig. Bowlby (1988/1995) wies darauf hin, daß die Mütter in früheren Generationen im Kreise ihrer eigenen Mütter, jüngerer Schwestern, Kusinen usw. lebten, die alle in irgendeiner Weise an der Erziehung der Kinder beteiligt waren. Diese Helferinnen ermöglichten der Mutter nicht nur, sich von ihren Aufgaben als primäre Bezugsperson zeitweise zurückzuziehen, sondern sie halfen ihr auch durch ihre Freundschaft, durch gute Ratschläge und indem sie ihr Zuversicht vermittelten. Das Kind hatte zu jener Zeit alternative Bindungsfiguren, die die Bindungsbeziehung zwischen Eltern und Kind entlasteten. Veränderungen unserer Lebensweise haben das Familiensystem anfälliger gemacht, und Unzulänglichkeiten hinsichtlich der Fähigkeit der primären Bezugspersonen, ihre Aufgaben dem Kind gegenüber zu erfüllen, können die Eltern-Kind-Beziehung heutzutage schwerwiegend schädigen, weil es jenes familiäre Netzwerk nicht mehr gibt, das zeitweise Verantwortung übernehmen könnte, wenn die Eltern selbst einmal überlastet sind (Hart 2010). Schon 1946, als Bowlby in der Tavistock Clinic in London zu arbeiten begann, führte er Therapien mit Eltern und Kindern durch, in die er die ganze Familie einbezog. Obwohl das Format der Familientherapie bis in die 1960er Jahre nicht sonderlich anerkannt war, reichen ihre ersten Anfänge in die 1920er Jahre zurück, die Zeit, in welcher der amerikanische Psychiater Harry Stack Sullivan psychische Krankheiten als interpersonale Störungen beschrieb. Insbesondere der Anthropologe Gregory Bateson ist dafür bekannt, daß er in den 1950er und 1960er Jahren die philosophischen Grundlagen für die systemische Sicht und eine entsprechende Behandlungsmethode entwikkelte. In den 1970er Jahren entstanden dann die strukturelle und die systemische Familientherapie, und wie schon in Kapitel 2 erwähnt wurde, hat sie unser Verständnis dessen, wie sich aus interpersonalen Mustern ein intrapsychischer Zustand entwickelt, sehr stark beeinflußt.

Ob der Therapeut sich dafür entscheidet, die Intervention im Kontext des Familiensystems in Gesprächen mit der ganzen Familie durchzuführen, oder ob er nur mit den Eltern und/oder nur mit dem Kind arbeitet, in jedem Fall sollte der generelle Fokus der Arbeit auf das gesamte Familiensystem gerichtet sein, und die Eltern sollten immer in die Behandlung einbezogen werden. Beispielsweise kann man die Intervention auf die Eltern richten, indem man auf ihre inneren Repräsentationen und ihr elterliches Verhalten fokussiert, und der Therapeut kann das Kind dabei unterstützen, eine zutreffendere Wahrnehmung der Bindungsfiguren und der emotionalen Einstimmung auf sie zu entwickeln, um ihm Alternativen und positivere Möglichkeiten des In-Beziehung-Tretens zu erschließen. Wichtig ist, daß die Intervention die Entstehung von Kontakt zwischen Kind und Eltern nicht behindert, weil der Therapeut dabei die Betreuerfunktion übernimmt.

Eine Psychotherapie mit Kindern ist keine Ersatzlösung, die man ausprobiert, wenn die Eltern ihrem Kind keine angemessene Unterstützung bieten können. Die Kommunikation und die Beziehung zwischen Eltern und Kind sind ein wichtiger Fokuspunkt für die Arbeit des Therapeuten, unabhängig davon, ob die Eltern in die Intervention einbezogen werden. Die primären Bezugspersonen sollten darin unterstützt werden, sich so weit wie möglich in eingestimmtem Kontakt zu engagieren und mit ihrem Kind einen entwicklungsunterstützenden Dialog zu führen. Basierend auf Winnicotts Diktum, ein Säugling könne niemals außerhalb einer Beziehung existieren, kann Psychotherapie eine adaptive Entwicklung nur fördern, wenn sie die primären Bezugspersonen einbezieht. Wenn nicht einbezogen wird, was die Betreuer eines Kindes in die Beziehung zu ihm einbringen und wie sie das Kind wahrnehmen und verstehen, läßt sich eine Verbesserung der Eltern-Kind-Interaktion nur schwer erreichen.

Brazelton und Cramer (1990) haben die Auffassung vertreten, ein Betreuer müsse sowohl selbstlos als auch egoistisch sein: Selbstlos müsse er sein, um sich in die Sicht des Kindes hineinversetzen zu können; und egoistisch müsse er sein, insofern er sich Feedback von seiten des Kindes wünschen müsse.

Wenn es einem Betreuer und dem von ihm betreuten Kind gelingt, ihr Verhalten zu synchronisieren, entwickeln sie gemeinsam einen Dialog. Sie können sich auf Rhythmen mit spezifischen Regeln einlassen, und wenn sie sich mit den Fähigkeiten des anderen, Interaktionen mitzutragen, vertraut machen, können sie diese Rhythmen nutzen, um Erwartungen hinsichtlich dessen, was den Rhythmus aufrechterhält und was ihn unterbricht, zu entwickeln. Autonomie resultiert aus der Gewißheit des Kindes, daß es seine Betreuer kennt, was bedeutet, daß es ihr Verhalten voraussehen kann. So wie bei der therapeutischen Arbeit mit Kindern wichtig ist, die Beziehung zwischen den Betreuern und dem Kind in die Arbeit einzubeziehen, so ist auch die Beziehung zwischen den Betreuern und dem Psychotherapeuten wichtig, wenn man eine dysfunktionale Beziehung zwischen dem Kind und seinen Betreuern verändern will. In diesem Kontext sollte der Therapeut eine adaptive Interaktion zwischen dem Kind und seinen Betreuern unterstützen können, indem er Vertrauen, Entlastung und Weiterentwicklung durch Synchronisation fördert. Die Kommunikation und die Beziehung zwischen Betreuer und Kind sind in jedem Fall ein wichtiger Fokus für die Bemühungen des Psychotherapeuten, unabhängig davon, ob die Eltern aktiv an der Therapie teilnehmen.

Wie in dem Buch *Neuroaffektiv psykiterapi med børn* (Hart 2011) beschrieben, besteht eine Familientherapie oft aus einer Kombination von Gesprächen mit der gesamten Familie und Gesprächen nur mit den Eltern und/oder nur mit dem Kind. Beispielsweise sind Gespräche mit den Eltern allein eventuell notwendig, wenn ein ehelicher Konflikt die Entwicklung des Kindes beeinträchtigt oder wenn es starke Spannungen zwischen den Eltern gibt. In Gesprächen nur mit den Eltern kann es auch um deren innere Repräsentationen und um potentielle Stressoren gehen, die nicht direkt auf das Kind einwirken. Manchmal muß das Kind eine Weile die Möglichkeit erhalten, mit einer neutralen Person über seine Schwierigkeiten zu sprechen, weil es sich nicht sicher ist, wie seine Eltern darauf reagieren würden. Es ist nicht sinnvoll, wenn ein Kind mit seinen Eltern zusammen an einer Therapie teilnimmt, in der nichts weiter passiert, als daß die Eltern in seinem Beisein negativ über sein Verhalten reden. Beziehen die Eltern hingegen aus der Reaktion ihres Kindes Freude oder Befriedigung, entwickeln sie sich zusammen mit dem Kind. Jede neue Phase der Entwicklung des Kindes zwingt die Eltern, sich anzupassen, und sie lernen mehr über sich selbst und ihre eigene Entwicklung, während sie etwas über ihr Kind lernen. Die Strategien, die Kinder benutzen, um ihre Eltern aus einem Zustand des Nichtreagierens hervorzulocken, zeigen, wie ernst es dem Kind mit seinen Reaktionen ist. Reziprozität und das gemeinsame Erreichen von Zielen durch soziale Interaktionen schaffen die erforderliche Grundlage für die Entwicklung affektiven Wohlbefindens in der Kindheit.

Die beste Therapie für Eltern, die über das dysfunktionale Verhalten ihres Kindes unglücklich sind, besteht darin, ihnen zu helfen, mit ihrem Kind sensibel genug umzugehen. Wenn sie sehen, daß ihr Kind seine innere Organisation zu entdecken beginnt, daß es allmählich lernt, Überreaktionen zu kontrollieren und soziale Reize zu akzeptieren und auf sie zu reagieren, können die Eltern sich um Techniken bemühen, die ihr Kind stimulieren und ihm helfen, Schwierigkeiten zu überwinden, an die der Therapeut nicht einmal gedacht hat. Deshalb ist es so wichtig, Eltern in eine Familientherapie einzubeziehen und in diesem Rahmen auch an der Entwicklung der Fähigkeit der Eltern zu arbeiten, die Mentalisierungsfähigkeit des Kindes zu fördern. Wie schon im vorigen Kapitel erwähnt wurde, entstehen Mentalisierungsfähigkeiten durch interpersonale Prozesse im Kontext einer Beziehung. Dies gilt sowohl für Kinder als auch für Erwachsene. Die Eltern müssen das Gefühl haben, in den Augen des Therapeuten von Bedeutung zu sein, Menschen, die ihr Bestes tun. Das Gefühl der Sicherheit, das für die Entwicklung von Mentalisierungsfähigkeiten erforderlich ist, resultiert teilweise aus der Unterstützung der Eltern im Therapieprozeß.

Ein dyadischer Prozeß mit triadischen Konsequenzen

Für den Fall, daß ein Therapeut sich dafür entscheidet, die therapeutische Arbeit mit einem Kind im Rahmen der Familie zu sehen, haben Haldor Øvreeide (2001, 2002) und andere darauf hingewiesen, daß der Dialog zwischen Therapeut und Kind zwar ein dyadischer Prozeß ist, seine Konsequenzen aber triadischer Natur sind. Nach Øvreeides Auffassung gibt die therapeutische Arbeit mit einem Kind diesem die Möglichkeit, mit seinen Schwierigkeiten gesehen und gehalten zu werden, und gleichzeitig gibt sie den Eltern Gelegenheit, ihr Kind in einem neuen Licht zu sehen. Der Therapeut versucht, mit dem Kind einen Zustand der Einstimmung und des Dialogs zu erreichen, was den Eltern nicht gelungen ist, weil die Schwierigkeiten des Kindes oft aus den erfolglosen Bemühungen der Eltern resultieren, sich auf dessen Bedürfnisse und Probleme einzustimmen. Ist es dem Kind hinsichtlich bestimmter Erlebnisse oder mentaler Bilder nicht möglich, mit seinen primären Bezugspersonen einen Zustand der Eingestimmtheit zu erreichen, ist das Kind isoliert. In solchen Fällen braucht es, um seine Identität entwickeln zu können, Hilfe beim

Verbalisieren seiner Erlebnisse sowie beim Bemühen um die Erfüllung seines Bedürfnisses, von einer anderen Person gesehen zu werden.

Øvreeide (2001) erklärt, es sei Aufgabe des Therapeuten, das Leiden des Kindes und seine Kompetenz zu sehen und zu bestätigen; außerdem obliege es ihm, die Bedürfnisse und Kompetenzen des Kindes für seine wichtigen Bezugspersonen sichtbar zu machen. Als nächstes müsse er die Reaktionen des Kindes und der Eltern auf das, was geschehe, registrieren, anerkennen und eventuell hinterfragen sowie die Entwicklung adaptiverer Reaktionen der Eltern auf die Bedürfnisse und aktuellen Zustände des Kindes unterstützen. Nach Øvreeide sollten die Dialoge des Therapeuten mit der dependenten Person (dem Kind) und der verantwortlichen Person (dem Elternteil) immer sowohl affirmative als auch herausfordernde Elemente enthalten. In einer Therapie ist die Etablierung einer sicheren Basis eine wichtige Voraussetzung für jede erfolgreiche Intervention, und die Eltern müssen wissen, daß der Therapeut nicht nur für das Kind da ist, sondern auch für sie, und daß sie ihm vertrauen können.

Während der Konferenz hob Haldor Øvreeide die Bedeutung des dyadischen Charakters menschlicher Kommunikation hervor; beispielsweise nicken wir, wenn wir jemandem zuhören. Wenn jemand aus dem Publikum ihm zunicke, führe dies zu einem kleinen Austausch zwischen ihm und dem anderen, der fortgesetzt werde, wenn er die betreffende Person anschaue und gleichzeitig weiterrede; der Zuhörer könne dann erneut nicken, und so setze sich der Austausch fort. Diese Kommunikation entfalte sich in einem dyadischen relationalen Kontext, wobei die restlichen Anwesenden zuhörten. Habe nun die betreffende Person einen ganz besonderen Platz in Haldor Øvreeides Herz, und die Frau des Betreffenden sitze neben ihm, verfolge sie sehr genau, was in dieser dyadischen Interaktion geschehe. Insofern sei die dyadische Kommunikation im Grunde immer in eine triadische, multirelationale Struktur oder einen entsprechenden Kontext eingebettet. Wir können nicht mit jemandem kommunizieren, ohne uns Gedanken darüber zu machen, ob andere an dem, was in der Dyade vor sich geht, interessiert sein könnten. Deshalb hält Haldor Øvreeide es für so wichtig, die Eltern in seine Arbeit mit Kindern einzubeziehen.

Dialoge sind eine Art intersubjektiven gemeinsamen Erlebens der Welt, und im Dialog lernen wir, den mentalen Zustand eines anderen Menschen zu würdigen und anzuerkennen. Das Video mit Ane Kristine zeigte, wie die Mutter und das kleine Mädchen in eine auf ihre Umgebung bezogene intersubjektive Interaktion eintraten. In dieser Situation waren der Vater und Ane Kristine noch nicht so weit, daß der Vater den mentalen Zustand des Kindes anerkennen konnte. Wenn die Fähigkeit eines Kindes zu intersubjektivem Erleben in Erscheinung tritt, entfalten sich auch die entsprechenden Ressourcen der Eltern. Die Ressourcen der an der Situation Beteiligten summieren sich, es gibt Unterstützung und fürsorgliche Zuwendung, das Kind erhält ihm bisher nicht bekannte Informationen, und auch Bindung und Loyalität spielen eine Rolle. Der Prozeß zeitigt also vielfältige Resultate.

Beispiele für die therapeutische Arbeit im Rahmen eines dyadischen Prozesses mit triadischen Folgen

Als Beispiel für therapeutische Arbeit mit einem Kind, bei der das Kind mit seinen Schwierigkeiten gesehen und gehalten und den Eltern eine Möglichkeit erschlossen wird, ihr Kind in einem neuen Licht zu sehen, führte Eia Asen eine Sequenz in Peter Levines therapeutischer Arbeit mit dem kleinen Simon an. Es war ihm als interessant erschienen zu sehen, wie Peter Levine sich dem Kind und seiner Mutter physisch genähert hatte und wie er zuerst zur Mutter in Verbindung getreten war. Eia Asen war auch die Rassel aufgefallen, und er hatte registriert, mit welcher Sensibilität Peter Levine sich zurückgezogen hatte, als ihm klar geworden war, daß Simon mit der Rassel nichts zu tun haben wollte. Auch der Klang von Peter Levines Stimme und daß er gesagt hatte: »Du bist ein Kreisel«, war ihm aufgefallen, was bei der Mutter die unverzügliche Resonanz in Form der Antwort »Ja, er ist ein Kreisel!« hervorgerufen hatte. Eia Asen war der Auffassung, dieses »Kreiseln« habe dazu beigetragen, zwischen ihnen allen Dreien eine Verbindung herzustellen; ganz offensichtlich waren Peter Levine und die Mutter von diesem Augenblick an um das gleiche Thema gekreist.

Eia Asen hatte es auch als faszinierend empfunden, daß Peter Levine sich hauptsächlich an den Säugling gewendet und über das Kind indirekt auch seine Mutter angesprochen hatte. Weil Simon auf dem Arm seiner Mutter gesessen hatte, hatte sie ihr Kind und das Kind hatte die Reaktion seiner Mutter gespürt. Eia Asens Einschätzung zufolge hatte dieser Biofeedback-Kreis offensichtlich eine wichtige Rolle gespielt. Weniger sicher war er sich hinsichtlich der Frage, wie die Mutter dem Kind ihren eigenen emotionalen Zustand mitgeteilt hatte. Ihn interessierte Peter Levines Art, zur Mutter und zum Kind in Beziehung zu treten, und er sah dies als Beispiel für die allgemeinere Frage an, wie sich der Therapeut in Beziehung zur Familie und zum Kind physisch positionieren sollte. Ihm war aufgefallen, daß Peter Levine zunächst in der Nähe von Simon und seiner Mutter gesessen hatte, nicht ihnen gegenüber, was er für eine gute Entscheidung hielt. Wenn man jemanden das erste Mal trifft, ist es sinnvoll, dem Betreffenden nicht gegenüber, sondern neben ihm zu sitzen. Peter Levine erwähnte, er habe einmal in einem Hopi-Reservat gearbeitet und gelehrt, und dort sei ihm aufgefallen, daß Menschen, die einander gerade erst kennenlernten, nie einander gegenüber gesessen hätten. Sie hatten grundsätzlich nebeneinander gesessen und waren schließlich zueinander in Kontakt getreten. Haldor Øvreeide fügte dem hinzu, in Therapiesitzungen mit Kindern arbeite er immer triadisch mit dem Kind und mit der Mutter, wobei er der Dritte im Bunde sei; außerdem vermeide er grundsätzlich, dem Kind direkt gegenüber zu sitzen, weil er die Handlungsfähigkeit des Kindes aktivieren wolle. Wenn man nebeneinander sitze, vermittle das dem Kind einen stärkeren Impuls, selbst aktiv zu werden, und der Therapeut sei dann gezwungen, aktiver ins Geschehen einzugreifen, wenn die beiden anderen Beteiligten miteinander redeten oder interagierten, und dies verstärke die Kommunikation. Interaktionen von Angesicht zu Angesicht seien sehr anspruchsvoll und könnten leicht die Handlungsfähigkeit des Gegenüber behindern. Deshalb spiele nach seiner Einschätzung auch der Aspekt der Machtverhältnisse eine Rolle.

Haldor Øvreeide äußerte, er sei neugierig, warum Peter Levine ausdrücklich keine Verbindung zu den Müttern aufnehme. Ihm war aufgefallen, daß Peter Levine seine Stimme sehr bewußt einsetzte, fast so, wie eine Mutter mit ihrem Kind spreche. Doch ihm war nicht klar, warum Peter Levine die Kompetenzen der Mutter während des Therapieprozesses nicht ansprach. Peter Levine antwortete, er habe in der Sitzung mit Simon die Mutter fast so intensiv beobachtet wie das Kind. Selbst wenn er auf Simon geschaut habe, sei ihm klar gewesen, was in seinem peripheren Blickfeld vor sich gegangen sei, und ihm sei bewußt gewesen, daß es dem Sinn und Zweck der Therapie geschadet hätte, wenn Simon sich an die Mutter hätte kuscheln wollen und sie dies nicht zugelassen hätte. Er sei sehr froh, daß er nicht mit Müttern mit stark beeinträchtigter Bindungsfähigkeit arbeiten müsse. In den Videoclips, die er während der Konferenz vorgeführt habe, seien die Mütter eindeutig als »hinreichend gut« im Sinne Winnicotts zu erkennen, und er habe nur wenig Erfahrung in der Arbeit mit stark gestörten Müttern. Bei seiner therapeutischen Arbeit entscheide er sich oft dafür, zunächst mit den Müttern zu arbeiten, um ihre Selbstregulation zu stärken, damit sie ihn bei der anschließenden Arbeit mit dem Kind unterstützen könnten. Er erwähnte auch, früher in seiner Privatpraxis habe er in 99 Prozent der Fälle mit Erwachsenen gearbeitet, und alles, was er über die therapeutische Arbeit mit Kindern wisse, habe er von Kindern gelernt, indem er sie beim Spiel beobachtet und mit ihnen interagiert habe. Dies habe sich auch positiv auf seine Arbeit mit Erwachsenen ausgewirkt.

Jukka Mäkelä erklärte, ihm sei aufgefallen, daß Peter Levine in der Lage sei, zur Mutter in Kontakt zu treten und mit ihr durch die Art, wie er mit Simon gesprochen habe, zu arbeiten. Beispielsweise sei ihm die Situation aufgefallen, in der Peter Levine sich darüber geäußert habe, wie Simon ihn von sich gestoßen habe. Peter Levine hatte gesagt: »Das ist in Ordnung«, und Jukka Mäkelä hatte beobachtet, daß die Mutter sich aufgrund dieser Bemerkung entspannt hatte. Widersetzt sich ein Kind einem Erwachsenen, indem es den Erwachsenen beispielsweise von sich weg stößt, werden die Eltern des Kindes oft ängstlich, weil sie meinen, das Kind habe sich schlecht benommen. Sagt der Therapeut in solch einer Situation: »Das ist okay«, beruhigt er die Eltern, weil er indirekt bestätigt: »Dieses Baby ist hinreichend gut, und wenn das so ist, muß ich eine hinreichend gute Mutter sein.« Sie braucht die Aktivität des Kindes dann nicht mehr als einen Akt der Zurückweisung zu sehen. Jukka Mäkelä war der Auffassung, diese anfängliche Bestätigung habe schließlich dazu geführt, daß Simon seinen Kopf gegen das Herz seiner Mutter gedrückt habe, nachdem er sich so viele Monate lang nicht zusammen mit ihr hatte entspannen können. Somit sei ein wichtiger unspezifischer Faktor die gleichzeitige Regulation des Kindes und der Mutter (oder des Vaters). Peter Levine hatte nicht nur Simon reguliert und mit der Mutter interagiert, sondern sich auch aktiv bemüht, beide im gleichen Universum zusammenzubringen. Man muß Simons Bewegungen als im Kontext der laufenden Arbeit bedeutsam verstehen, nicht nur als Reaktion auf eine ihm fremde Person, sondern auch als bedeutsame Äußerung.

Haldor Øvreeide erklärte, ein großer Teil seiner eigenen therapeutischen Arbeit und der Arbeit Peter Levines ziele darauf, der Mutter zu helfen, Aktivitäten ihres Kindes, die ihr bisher als unsinnig erschienen seien, zu verstehen und ihnen eine Bedeutung zuzuschreiben. Dadurch werde ihre Verbindung zu ihrem Kind wiederhergestellt, und ihre natürlichen Ressourcen oder Heilkräfte würden reaktiviert. Das Kind zu verstehen und den Sinn seines Tuns zu begreifen, sind wichtige Faktoren im Kontakt zwischen Bezugsperson und Kind, und wenn diese Faktoren fehlen, entwickelt die Mutter fast zwangsläufig das Gefühl, versagt zu haben. Eia Asen kam auf die Situation zu sprechen, in der Peter Levine Johnny aufgefangen hatte, als dieser das Sich-Fallen-Lassen geübt und seine Mutter dabei zugeschaut hatte. Eia Asen erklärte, er frage sich, wie sich die Mutter dabei gefühlt habe, daß Peter Levine die Vertrauensperson gewesen sei, die den Jungen aufgefangen habe, daß sie miterlebt hatte, daß sich ihr Kind beim Sich-Fallen-Lassen und beim Aufgefangen-Werden immer entspannter gefühlt habe, und daß er sich auch frage, ob es möglicherweise nützlich gewesen wäre, ihr diese Rolle zu übertragen. Peter Levine erklärte, er habe die Mutter während des gesamten Vorgangs beobachtet, und er habe mit ihr und ihrem Mann am Abend vorher gesprochen, und beide hätten ziemlich selbstsicher auf ihn gewirkt. Die Mutter sei Olympiateilnehmerin im Schwimmen gewesen, und sie habe sich Vorwürfe gemacht, weil sie den Pool trotz ihres Expertenwissens nicht kindersicher gemacht hatte. Er habe geglaubt, wenn er sie in die Arbeit einbezogen hätte, hätte sich die Energie zerstreut, und er hätte sich nicht um die spezifischen Punkte kümmern können, die ihm wichtig gewesen seien, weil die Kinder auf die Arbeit so schnell reagiert hätten. Er erklärte auch, daß er, insbesondere wenn ein Kindheitstrauma vorliege, normalerweise mit der Mutter arbeite, das Kind halte und sich dabei allmählich der Mutter nähere und ihr das Kind schließlich übergebe. Jukka Mäkelä äußerte, nach seinen Erfahrungen sei es wichtig, sich sicher zu sein, daß die Eltern in die Situation eintreten könnten. Manchmal sei es auch von Nutzen, die Situation mit den Eltern zunächst in einer Art Rollenspiel zu proben. Wenn dies nicht möglich gewesen sei, sei es für Johnny beispielsweise nicht unbedingt ratsam, zu diesem Zeitpunkt seiner Mutter in die Arme zu springen. Deshalb sei es vielleicht am besten, wenn der Therapeut zunächst mit dem Kind allein arbeite und die Mutter erst später einbeziehe; er wisse, daß sie dazu in der Lage sei.

Während der Konferenz demonstrierte Jukka Mäkelä anhand eines Videos, wie er in einer Dyade arbeitete und dann die Eltern in diesen Prozeß einbezog. Das Video zeigt Waqar, einen Jungen im Vorschulalter, der auf einem Sitzsack sitzt. Jukka Mäkelä streicht ihm durch das Haar, bläst auf das Haar und berührt das Gesicht des Jungen. Waqar hat eine kleine Schramme auf der Stirn, der Jukka Mäkelä sich zuwendet. Waqar lächelt, und zwischen beiden findet intensiver Blickkontakt statt. Der Junge wirkt ruhig und glücklich und erhebt eine Hand, um ein Spiel einzuleiten. Jukka Mäkelä geht auf diese Initiative ein, und sie beginnen mit einem kleinen Spiel mit Händen und Fingern. Später klettert Waqar an Jukka Mäkelä empor, um sich auf seine Schultern zu stellen, wobei er lachte und stolz und begeistert um sich schaute. Jukka Mäkelä sagt: »Das machst du wirklich sehr gut.« Dann hilft er Waqar, wieder hinunterzuklettern, und anschließend drückt Waqar seine Hand gegen Jukka Mäkeläs Hand, und dieser spornt den Jungen an: »Drücke so fest, wie du kannst!« Als der Junge das tut, fällt Jukka Mäkelä rückwärts und übertreibt diesen Fall, woraufhin Waqar lacht. Jukka Mäkelä kommentiert: »Du kannst so herrlich lachen! Ah, ich sehe, daß du alle möglichen Grimassen schneiden kannst. Kannst du das hier? Kannst du wütend sein? Oh ja, sehr gut. Und wie ist es damit …? Ja!« An diesem Punkt fordert die Therapeutin, die die Mutter betreut, diese auf, in den Therapieraum zu gehen, wo sie sofort in das Spiel einbezogen wird. Waqar soll den Sitzsack auf seinem Kopf balancieren, und Jukka Mäkelä instruiert ihn: »Wenn deine Mami dir ein Zeichen gibt, nickst du; dann fällt der Sitzsack runter.« Weil die Mutter Waqar ein wenig zu lange warten läßt, fängt der Sitzsack schon vorher an, sich nach unten zu bewegen. Aber immerhin hat der Junge warten können, und er und die Mutter haben intensiven Blickkontakt aufrechterhalten. Durch diese Aktivität demonstrierte Waqar seiner Mutter gegenüber, daß er zur Selbstkontrolle in der Lage war. Der wichtigste Vorfall war für die Mutter, daß sie das Codewort vergessen hatte, das sie hatte sagen sollen, um Waqar zu signalisieren, daß er den Sitzsack hinabfallen lassen solle, und Waqar hatte unter Beweis gestellt, daß er warten und warten und warten konnte. Schließlich verrät er ihr, wie das Wort lautet; und als sie es daraufhin zu ihm sagt, läßt er den Sitzsack fallen. Dies zeigte der Mutter, daß sie zur Co-Regulation mit Waqar in der Lage war.

Haldor Øvreeide bemerkte, das Niveau des Engagements bei Jukka Mäkeläs Arbeit habe ihn fasziniert, aber er habe sich auch über die Nähe des Therapeuten zum Kind gewundert. Er werde mit dem Aspekt der Intimität manchmal entweder als einem Problem oder als einer Ressource konfrontiert. Es könne schwierig sein, damit richtig umzugehen, obwohl er es ebenso wie offensichtlich Jukka Mäkelä für wichtig halte, die Eltern in die Situation einzubeziehen und schließlich wieder denjenigen die Erfüllung des Bedürfnisses nach Nähe zu überlassen, die eigentlich dafür zuständig seien: den Familienangehörigen. Geschehe dies nicht, laufe der Therapeut Gefahr, als »dieser nette Therapeut, der mich verlassen hat!« zu enden, weil es ihm nicht gelungen sei, seine Beziehung zum Kind zu einer Triade zu erweitern.

Jukka Mäkelä erklärte, normalerweise beziehe er die Eltern sehr früh in den Therapieprozeß ein, insbesondere wenn Nähe darin eine wichtige Rolle spiele. In der Sitzung, die im Video mit Matias dargestellt werde, kenne das Behandlungsteam die Pflegemutter, weil es mit ihr schon gearbeitet hatte, als es um ein anderes Kind ging. Weil die Pflegemutter nicht besonders warmherzig gewirkt hatte, machte Jukka Mäkelä sich Sorgen, sie könnte fürchten, von Matias zurückgewiesen zu werden, wie er es jahrelang getan hatte, und weil die Intervention mit Matias unglücklicherweise kurz sein mußte. Hätte die Familie in Helsinki gelebt, wäre eine längere Behandlung möglich gewesen, aber da sie im Osten Finnlands lebte, waren nur zwei einwöchige Behandlungsphasen möglich. Dem Behandlungsteam war auch klar, daß der Junge und die Pflegemutter wahrscheinlich mehr miteinander würden anfangen können, wenn sie sich in ihrer zukünftigen Beziehung gemeinsamen Aktivitäten zuwenden würden. Doch wenn an der Ermöglichung von Nähe gearbeitet wird, geht es darum, zunächst die Fähigkeit, Nähe zuzulassen, zu fördern und dann möglichst bald die primären Bezugspersonen einzubeziehen. Natürlich kann das zu Problemen führen, beispielsweise wenn Pflegeeltern selbst Schwierigkeiten haben, Nähe zuzulassen, und wenn sie meinen, diese Schwierigkeiten lägen beim Kind und seien somit dessen Problem. An der Herstellung von Nähe zu arbeiten ist schwierig, wenn es niemanden gibt, dem man die beim Kind erschlossene Bereitschaft, sich für Nähe zu öffnen, anvertrauen kann.

Therapeutische Arbeit mit Eltern vermittelt durch das Kind oder eigenständige Arbeit mit den Eltern

Eine Frage der Konferenzteilnehmer aus dem Publikum lautete, wie Peter Levine gearbeitet hätte, wenn auch Simons Mutter traumatisiert gewesen wäre. Hätte er dann zunächst am Trauma der Mutter gearbeitet und sich erst danach dem Kind zugewandt? Oder hätte er mit beiden gleichzeitig gearbeitet? Peter Levines Antwort lautete, er hätte beides getan, insbesondere wenn eine Blockierung vorgelegen hätte, ein Widerstand dagegen, zu dem Kind in Verbindung zu treten. Zunächst hätte er sich möglicherweise mit dem Gefühl der Mutter befaßt, sie sei keine »hinreichend gute« Mutter, was mit ziemlicher Sicherheit der Fall sei, wenn eine Mutter Schwierigkeiten habe, zu ihrem Kind in Kontakt zu treten. Doch als Simon sich an seine Mutter gekuschelt habe, habe sie das wunderbare Gefühl gehabt: »Das ist mein neues Baby!« Im Grunde ergreift oft der Säugling die Initiative. Schauten Eltern beispielsweise ihr Kind an, und würden sie von ihm dafür mit einem Lächeln belohnt, sei es schwer für sie, sich nicht in ihr Kind zu verlieben. Jukka Mäkelä meinte, es sei sinnvoll, es dem Kind zu überlassen, der Mutter mitzuteilen, was es in ihr erlebe. Es sei kaum vorstellbar, wie man am Trauma einer Mutter arbeiten könne, ohne daß ihr Kind ihr physisch mitteile: »Ich akzeptiere dich.« So wie es für eine Therapie erforderlich ist, die Atmosphäre im Therapieraum zu beleben, erfordere sie auch, daß man sowohl die Ressourcen der Mutter als auch die des Kindes aktiviere.

Eia Asen erwähnte, der Marlborough Familiy Service arbeite häufig mit traumatisierten Eltern und Kindern, unter anderem auch mit Eltern, die in ihren Heimatländern gefoltert worden seien und die infolge dessen große Schwierigkeiten hätten, mit ihrem Gewahrsein bei ihrem Kind oder ihrem Säugling zu bleiben, weil sie im Banne ihrer eigenen Erlebnisse stünden. Nach seiner Meinung müsse man oft zunächst an den Traumata der Eltern arbeiten, bevor diese auf das Trauma ihres Kindes fokussieren könnten. Er glaube aber nicht, daß man Fragen wie diese verbindlich beantworten könne, weil es viele verschiedene Kontexte gebe, die jeweils unterschiedliche Vorgehensweisen erforderten. Peter Levine bestätigte dies und ergänzte, er denke nicht im Traum daran, mit einem Kind und seiner Mutter von Anfang an zusammen zu arbeiten, wenn die Mutter stark traumatisiert sei – das komme für ihn einfach nicht in Frage.

Der Therapeut als Rollenmodell für die Eltern

Abgesehen von der Arbeit mit den Eltern im Rahmen des dyadischen Prozesses, der, wie Haldor Øvreeide erklärte, letztlich triadisch ist, kann der Therapeut mit den Eltern auch arbeiten, indem er als Rollenmodell fungiert. Beim Theraplay beispielsweise wird mit den Eltern ausdrücklich vereinbart, daß sie im Therapieraum nicht die Führung zu übernehmen brauchen, ganz gleich, was ihr Kind tut; für alles, was dort geschieht, ist der Therapeut verantwortlich. Dadurch kann jeder Erfolg den Eltern und dem Kind zugute gehalten, und alles, was mißlingt, dem Therapeuten angelastet werden. Auf diese Weise werden Eltern und Kind von dem Druck befreit, »gut« oder »schlau« sein zu müssen, was ihre Energie mobilisiert und ihnen ermöglicht, Neues auszuprobieren und gemeinsam Freude an ihrem Tun zu haben. Das Kind kann sich frei und spontan entfalten, wenn es einen Erwachsenen gibt, der die Verantwortung übernimmt. Natürlich muß die Verantwortung letztlich auf die Eltern übergehen, da einer der wichtigsten Aspekte von Theraplay ist, daß die erwachsene primäre Bezugsperson stets die Verantwortung trägt, sich aber zunächst auf den Therapeuten als Rollenmodell stützen kann.

Im Laufe der Podiumsdiskussion beschrieb Jukka Mäkelä, wie beim Theraplay Rollenmodelle genutzt werden. Die Eltern haben dabei ihren eigenen Therapeuten, der ihnen erklärt, was die Arbeit bezweckt. Eltern fragen oft: »Warum tut der Therapeut so simple Dinge? Der Junge ist immerhin schon sieben Jahre alt. Warum soll er da noch seine Zehen zählen?« Theraplay beginnt immer mit einer Sitzung nur für die Eltern, weil das die einfachste Möglichkeit ist, ihnen die Arbeit zu erklären. Sie werden zu einem Termin gebeten, und der Therapeut führt mit ihnen eine Theraplay-Sitzung durch, bei der sie gemeinsam spielen. Dies erleichtert ihnen zu verstehen, was das Kind erleben wird. Nach dieser ersten Sitzung werden sie ungefähr nach jeder vierten Sitzung zu einer Besprechung ohne das Kind gebeten, in der sie mit dem Therapeuten darüber reden und nachdenken können, was in den nächsten drei Sitzungen geschehen wird und um welche Art von Problemen es darin gehen wird.

Zuerst beobachten die Eltern das Geschehen im Therapieraum durch einen Einwegspiegel oder über einen Monitor. Sie sitzen mit einem für sie zuständigen Therapeuten zusammen, der ihnen hilft, über das, was sie sehen, sowie über die Aktionen und Reaktionen des Kindes zu reflektieren. Indem sie das Kind zusammen mit ihrem Therapeuten beobachten, lernen sie, warum es wichtig ist, sowohl etwas annehmen als auch etwas geben zu können. Je nachdem, wie lange es dauert, bis die Eltern sich wohlfühlen, nehmen sie relativ schnell an den Sitzungen mit dem Kind teil. Jukka Mäkelä berichtete, daß sich viele Eltern beim Spielen nicht wohlfühlen, was nach seiner Einschätzung damit zusammenhängen könnte, daß in ihrer eigenen Kindheit mit ihnen auch niemand gespielt habe. Deshalb sei es in jedem Fall ratsam, den Eltern, bevor sie in die Sitzungen mit ihrem Kind einbezogen würden, zu erklären, was sie tun, wie sie üben und wie sie Aktivitäten mit ihrem Kind ungefährlich gestalten könnten, so daß sich das Kind beispielsweise sicher sein könne, daß es von seinen Eltern aufgefangen werde, wenn es in ihre Arme springe. In der letzten Sitzung des Kindes probten die Therapeuten die Aktivitäten mit den Eltern, so daß diese selbst die Führung übernehmen könnten. Sinn und Zweck dieses Vorgehens sei, daß sie in der Therapie Ideen aufgriffen, die sie später zu Hause nutzen könnten. Gewöhnlich spielten sie dann zur Schlafenszeit ein kleines Spiel, bei dem sie auf die Haut des Kindes eine Lotion auftrügen, Zehen zählten oder etwas für das Kind sängen. Oder sie reservierten nach der Rückkehr des Kindes aus der Schule eine bestimmte Zeitspanne für Aktivitäten mit dem Kind, die beiden Beteiligten Freude machten, bevor das Kind sich seinen Hausaufgaben zuwende. Es gehe darum, daß das Kind und die Eltern wüßten, daß sie etwas erledigen müßten, ihre »Hausaufgaben«: »Wir fahren mit diesen besonderen Augenblicken zu Hause fort und kreieren neue besondere Augenblicke.«

Eia Asen wies darauf hin, daß das Vorspielen einer Rolle durch den Therapeuten als einer sehr guten Elternfigur ein sehr wichtiger unspezifischer Faktor sei. Er vertrat die Auffassung, daß es wichtig sei, darüber zu reden, ob diese Funktion als Rollenmodell ein unspezifischer Faktor einer Therapie sei. Außerdem müsse man sich Gedanken darüber machen, wann es an der Zeit sei, die Verantwortung auf die Eltern zu übertragen, und unter welchen Umständen die Vorbildfunktion des Therapeuten für die Eltern zu belastend werde, weil sie das Gefühl bekämen, sie seien »nicht gut genug«. Ihm sei dies durch den Kopf gegangen, als er beispielsweise gesehen habe, wie beim Theraplay Seifenblasen eingesetzt würden. Der zuschauende Elternteil könnte sich in solch einer Situation sagen: »Das muß ich auch einmal ausprobieren.« Natürlich mache die Mutter so etwas dann nicht genauso wie der Therapeut, und das sei auch in Ordnung. Wenn sie dieses Verhalten sehe, leite sie daraus ab, daß auch sie spielerisch und komisch sein und sich mit ihren Kindern zusammen Aktivitäten widmen dürfe, die keinen anderen Sinn und Zweck hätten, als allen Beteiligten Freude zu machen. Entscheidend sei hier, daß der Vater oder die Mutter einen anderen Erwachsenen sehe, der angeblich eine ernste therapeutische Arbeit verrichte, aber tatsächlich auf diese spielerische, alberne Weise handle. Jukka Mäkelä stimmte dem zu und ergänzte, es sei wichtig, den Eltern unmißverständlich zu erklären, daß es viele Möglichkeiten gebe, ihre Aufgabe als Eltern auf positive Weise zu erfüllen. Deshalb könne sich das, was die Eltern den Therapeuten mit ihrem Kind tun sähen, stark von dem, was sie selbst täten, unterscheiden. Trotzdem könnten beide Ansätze gleich gut und sinnvoll sein. Demgemäß gehe es bei der Nutzung eines Rollenmodells nicht um Nachahmung, sondern darum, die gleichen Elemente wie das Vorbild zu nutzen.

Peter Levine sagte, so wie es in einer Therapie darum gehe, in der Zone der nächsten Entwicklung des Kindes zu arbeiten, erfordere ein guter Dialog, auch mit den Eltern in deren Zone der nächsten Entwicklung zu arbeiten. Wir ergänzten, ein weiterer Aspekt der Vorbildfunktion des Therapeuten sei, daß das Kind den Eltern als wichtiger erscheine, wenn sie die Fertigkeiten und Fähigkeiten des Kindes sähen. Dies hänge mit einem anderen Aspekt der Vorbildfunktion zusammen, der darin bestehe, daß sich die Eltern die Fähigkeit, ihrem Kind Anerkennung zu zollen, aneigneten, auch wenn sie dies anders als der Therapeut täten; indem die Eltern die Interaktionen zwischen dem Therapeuten und dem Kind beobachteten, könnten sie dies begreifen. Haldor Øvreeide erklärte, wenn man die Entwicklung der Eltern unterstützen wolle, müsse man ihnen vor allem und zuerst helfen, ihr Kind und seine Reaktionen zu beobachten. Deshalb denke er, wenn er sich anschaue, was die Eltern täten, immer über die Fragen »Was zeigt das Kind jetzt?« und »Was sehen wir im Kind?« nach. Gutes Beeltern bestehe darin, das Kind genau zu lesen. Lege der Therapeut zuviel Wert darauf, in dem Sinne als Rollenmodell zu fungieren, daß er den Eltern zeige: »Das genau sollten Sie tun«, fokussierten die Eltern stärker auf sich selbst als auf das Kind. Wichtig sei auch, dem Kind zu helfen, auf eine Weise zu reagieren, die die Eltern als interessant und relevant empfänden. Jukka Mäkelä äußerte, einer der wichtigsten Aspekte der Vorbildfunktion des Therapeuten sei, auf den Augenblick zu fokussieren. Sobald die Eltern aufhörten, sich darüber zu sorgen, was vor sich gehe, und sobald sie statt dessen einfach auf den gegenwärtigen Augenblick fokussierten, könnten sie sehen, was das Kind tue und wie es reagiere. Die Funktion als Rollenmodell ergebe sich dann aus der Fähigkeit, das Kind zu sehen, statt es nur auf der kognitiven Ebene zu verstehen. Aufgabe des Therapeuten sei es, komisch zu sein, im Augenblick präsent zu sein und neugierig zu beobachten, wer das Kind sei, und dieses Gewahrsein den Eltern zugänglich zu machen. Nach Haldor Øvreeides Auffassung sollte der Therapeut den Eltern helfen, ihre Freude über ihr Kind diesem mitzuteilen. Wir äußerten unsere Auffassung, ein wichtiger Aspekt der Vorbildfunktion sei, auf limbischer statt auf präfrontaler Ebene zu operieren, denn wenn es sich um einen Vorgang auf präfrontaler Ebene handle, gebe es für die Eltern eine richtige und eine falsche Art vorzugehen, und somit bestehe für sie die Gefahr zu versagen.

Für Kontinuität außerhalb des Therapieraumes sorgen

Jukka Mäkelä erläuterte, daß es beim Theraplay ab der ersten Sitzung Hausaufgaben gebe. Wenn die Eltern sähen, daß dem Kind etwas, das sie in den Therapiesitzungen täten, besonders gut gefalle, mache sich der Therapeut oder machten sich die Eltern Gedanken darüber, wie sie dies zu Hause wiederholen könnten. Gewöhnlich empfehle der Therapeut dafür die Zeit am Abend vor dem Zubettgehen. Er erkläre den Eltern: »Nehmen Sie sich nichts Großartiges vor. Setzen Sie einfach diese eine kleine Sache in die Tat um; das reicht völlig.« Eia Asen ergänzte, beim Marlborough Family Service werde immer darüber nachgedacht, wie sich etwas in einer Therapiesitzung Genutztes auf die häusliche Situation oder auf andere Situationen übertragen lasse, so daß die Familie das neu Erlernte oder Erlebte nach Hause mitnehmen könne. Aus diesem Grund gebe man den Eltern oft Hausaufgaben. Diese basierten immer auf einem bestimmten Erlebnis oder einem Jetzt-Moment in der Therapie. Eia Asen sagte, er habe im Laufe der Jahre viele wundervolle Hausaufgaben kennengelernt, seine eigenen eingeschlossen, die zu anspruchsvoll gewesen und deshalb von den Klienten nie ausgeführt worden seien. Beispielsweise habe die Mailänder Gruppe (die Begründer der Mailänder Schule systemischer

Familientherapie, die Psychiater Gianfranco Cecchin, Luigi Boscolo, Mara Selvini Pallazzoli und Giuliana Prata) sehr raffinierte Hausaufgaben entwickelt, die nie jemand ausgeführt habe; bestenfalls hätten die Eltern so getan, als hätten sie sie ausgeführt. Deshalb sei es besser, Hausaufgaben grundsätzlich aus dem Augenblick heraus zu entwickeln, so daß sie auf einem Erlebnis basierten, das man zu Hause auf eine Weise, die Freude mache, wiederholen könne. Wir schlossen die Diskussion über dieses Thema mit dem Hinweis ab, dies stelle einen perfekten Übergang vom Entwicklungsprozeß des Kindes zu dem der Eltern dar, und dieser Übergang sei wichtig, weil die Eltern in der Lage sein müßten, das Kind zu unterstützen und ihm Halt zu geben.

Einer der Konferenzteilnehmer äußerte, Haldor Øvreeide scheine darauf zu beharren, daß die primäre Bezugsperson im Behandlungsraum zugegen sei. Er wollte wissen, was die wichtigsten Gründe dafür seien und ob Haldor Øvreeide es in bestimmten Fällen vorziehe, mit dem Kind allein zu arbeiten. Haldor Øvreeide antwortete, Eltern, die ihre Kinder mißhandelten, lasse er nie in den Therapieraum. Auch schließe er Eltern, die zu defensiv seien, aus. Manchmal beziehe er Betreuer ein, die ein Kind teilweise vernachlässigt hätten, aber er arbeite dann zuerst mit den Eltern allein. Wenn er mit Kindern in einem triadischen Kontext arbeite, müsse er seine Beziehung zu dem beteiligten Elternteil optimieren, und wenn er in dieser Hinsicht ein Problem habe, müsse er zunächst an dessen Behebung arbeiten, bevor er ernsthaft mit dem Kind zu arbeiten beginne. Die primäre Bezugsperson müsse dem Kind gegenüber offen sein, und er müsse sich sicher sein, daß es ihm gelingen werde, die Bezugsperson zu einer offenen Haltung dem Kind gegenüber zu bewegen. Als Psychotherapeut arbeite er vorzugsweise mit jemandem, der sich täglich um das Wohl des Kindes kümmere und der das Narrativ aus der Therapiesitzung in das Alltagsleben des Kindes mitnehmen könne. Jukka Mäkelä wies darauf hin, daß einer der wichtigsten unspezifischen Faktoren darin bestehe, dafür zu sorgen, daß es jemanden gebe, der die Struktur ins Alltagsleben übertragen und so für eine gewisse Kontinuität sorgen könne.

Eia Asen fügte hinzu, die Mitarbeiter des Marlborough Family Service würden gewöhnlich zunächst durch einen Telefonanruf klären, wer an den Therapiesitzungen teilnehmen sollte. Auch während der Sitzungen benutzten sie Telefone, genauso wie Haldor Øvreeide, aber sie benutzten schon vor Beginn der Therapie das Telefon, weil heutzutage auch die ärmsten Familien Handys hätten.

Manchmal sagten die Therapeuten, die die Familien anriefen, zu der Person am Telefon: »Wir haben hier eine Überweisung von einem Arzt (oder vom

Jugendamt oder vom Gericht usw.) vorliegen – wer sollte nach Ihrer Meinung zum ersten Termin mitkommen?« Manchmal sage die Person am Telefon dann: »Vielleicht sollte ich hingehen.« Dann fahre der Therapeut fort: »Welche Vorteile und welche Nachteile hätte es, wenn Sie allein kämen? Was wäre, wenn Ihr Mann käme, und sollten die Kinder auch dabei sein?« Auf diese Weise gehen der ersten Sitzung beim Marlborough Family Service immer eine gemeinschaftliche Erörterung der Lage und ein Entscheidungsfindungsprozeß voraus. Die Mitarbeiter akzeptieren die Entscheidung der Familie darüber, wer am ersten Termin teilnimmt, aber sie definieren den Rahmen, in dem die Familie die Entscheidung trifft, wer an einer bestimmten Sitzung teilnehmen soll, immer wieder neu.

Eltern sollten darin unterstützt werden, zu vertrauen, Verantwortung zu übernehmen und sich für positive Veränderungen im Interesse ihres Kindes mit ihm zusammen einzusetzen

Haldor Øvreeide erklärte in seiner Präsentation, das Kind trete in die Interaktionen mit den Eltern mit der intrinsischen Motivation ein, sich zu entwickeln, und am Willen und Engagement des Kindes in der Welt könne kein Zweifel bestehen. Seine intrinsische Kompetenz im Bemühen um die eigene Entwicklung müsse von der primären Bezugsperson angemessen beantwortet werden, damit sich die Fähigkeiten des Kindes optimal entfalten könnten. Dies sei allerdings in ein kulturelles Projekt eingebettet. Die kulturelle Umgebung beeinflusse die Reaktionen der Eltern auf das Kind. Sie träten mit einem eigenen kulturellen Projekt in die Situation ein. Deshalb müsse man bei der Interaktion mit einem Kind zwei kulturelle Projekte im Auge behalten. Für den Therapeuten sei es wichtig, darüber nachzudenken, in welcher Beziehung diese beiden Projekte zur Entwicklung des Kindes stünden und ob ihr Zusammenwirken die Entwicklung des Kindes fördere oder ob sie Konflikte und Streß verursachten. Es sei wichtig zu wissen, wie die Eltern ihre Rolle bei der Erzählung des Kindes wahrnähmen, wenn man herausfinden wolle, ob die Prinzipien der Eltern und ihr Verständnis ihrer eigenen Rolle einen Kontext bildeten, der geeignet sei, die Entwicklung des Kindes zu unterstützen.

Um die beiden Projekte zu erläutern, erwähnte Haldor Øvreeide in diesem Zusammenhang ein Beispiel aus seinem Demonstrationsvideo mit Olaf. Vor der Sitzung, um die es in diesem Video geht, hatte Olafs Mutter Haldor Øvreeide gesagt, die Kinderschutzbehörde habe ihr mitgeteilt, Olaf dürfe keinen Kontakt mehr zu seinem Stiefvater haben. Er erklärte, Eltern sähen sich oft als Opfer der Umstände und distanzierten sich so von ihrer Verantwortung für das Kind. In solchen Fällen sei es unverzichtbar, die Eltern nachdrücklich darauf hinzuweisen, daß sie verantwortlich Handelnde seien. Weil die Mutter keine Verantwortung übernahm, entschied Haldor Øvreeide sich, dies zeitweise selbst zu tun, indem er sich wie ein Anwalt des Kindes verhielt. Die Eltern auf ihre grundsätzliche Verantwortlichkeit aufmerksam zu machen sei sehr wichtig. Um diesen Punkt zu unterstreichen, wies Haldor Øvreeide auch auf ein Buch hin, daß er mit seiner Frau und Kollegin Reidun Hafstad unter dem Titel *Utviklingsstøtte* (»Entwicklungsunterstützung«, 2011) veröffentlicht hatte. Darin setzen sich die beiden Autoren unter anderem mit dem zentralen Thema Macht auseinander und damit, wie man Eltern dazu bringen kann, die ihnen gebührende Verantwortung zu übernehmen. Der Therapeut muß Farbe bekennen, aber wie er seine Position vertritt, ist entscheidend. Wichtig ist beispielsweise, nicht moralistisch zu wirken, sondern moralische Herausforderungen zu formulieren. Im Videoclip mit Olaf beispielsweise hätten wir gesehen, daß die Mutter psychisch zusammengebrochen sei. Peter Levine erläuterte, angesichts der Interaktion zwischen Olaf und der Mutter habe er gegen Ende, als Olaf sein Ohr auf das Herz der Mutter gelegt und die Zeichnung an den Stiefvater abgeschickt hatte, eine liebevolle Verbindung wahrgenommen, die er für entscheidend halte. Auch habe er sich gefragt, ob es problematisch sei, daß der Junge in einem gewissen Sinne sein Herz seinen Eltern gegeben habe; er habe sein Herz seiner Mutter gegeben, die depressiv und ängstlich gewesen sei und nicht habe schlafen können, und seinem Stiefvater, der Drogen konsumiert habe. Haldor Øvreeide bestätigte Peter Levines Einschätzung, daß Olaf auf eine schwierige Situation reagiert habe, indem er sich emotional um das Wohl seiner Eltern gekümmert habe, um deren Beziehung zu erhalten. Hätte er sich weiterhin auf diese Weise um seine Eltern gekümmert, wäre er sicher bald völlig erschöpft gewesen. Doch er hatte versucht, seine Familie zusammenzuhalten, und in diesem Sinne hatte er um sein Leben gekämpft. Dies sei beispielsweise deutlich erkennbar gewesen, als er die Saftflasche ins Spiel gebracht und in einem deutlich fröhlichen und einladenden Ton »Mami!« gesagt habe. Auf diese Weise habe er versucht, die Stimmungslage zu verbessern. Er hatte seine Mutter oft angeschaut und sich offenbar unablässig mit der Frage »Wie wird meine Mutter reagieren?« beschäftigt. Haldor Øvreeide erklärte, er habe mit der Mutter schon vorher therapeutisch gearbeitet, und nach der im Video dokumentierten Sitzung habe er die Arbeit mit ihr fortgesetzt.

Arbeit mit Mehr-Generationen-Familien

An Familientherapie ist oft eine große Gruppe beteiligt, und es ist wichtig herauszufinden, welche Familienmitglieder das Kind am besten unterstützen können. Eia Asen wies darauf hin, daß der Therapeut darüber nachdenken müsse, wann er »den Taktstock weitergebe«. Beim Marlborough Family Service beispielsweise behielten die Mitarbeiter im Blick, wann es an der Zeit sei, daß der Therapeut den Taktstock an die Eltern weitergeben und selbst den Raum verlassen könne. Die meisten Therapien dort seien nach sechs oder acht Sitzungen abgeschlossen. Peter Levine äußerte, dies erinnere ihn an eine Frau, mit der er vor vielen Jahren gearbeitet habe. Seit einem Erlebnis mit Anfang Zwanzig, einer Situation, in der sie ihren damaligen Freund und jetzigen Ehemann besucht hatte, war sie völlig entkräftet. Sie war damals im Herbst in New England gewesen, als sich die Blätter an den Bäumen schon verfärbt hatten. Im Wald war sie einem Jäger begegnet, der ihr mit seinem Gewehr auf den Kopf geschlagen hatte. Sie war auf den Boden gefallen, und er hatte sie immer wieder geschlagen. Nachdem sie dies erlebt hatte, waren bei ihr schwere Symptome einer Depression, einer Dysfunktion und von Angst entstanden. In ihren Sitzungen mit Peter Levine hatte sie ausgezeichnete Fortschritte erzielt. Doch dann war sie an einen Punkt gekommen, an dem es ihr nach einer Therapiesitzung sehr gut ging, sie aber dann zu Hause ihren Kopf gegen Dinge wie eine Küchenschublade oder einen Spiegel im Badezimmer geschlagen hatte. Ungefähr zur gleichen Zeit hatte Peter Levine auch mit dem Sohn der Frau gearbeitet, einem Elitesportler, der einen Unfall gehabt hatte. Schließlich hatte Peter Levine die Frau aufgefordert, alle drei Generationen ihrer Familie zusammenzuholen. Nachdem diese sich einfach zusammengesetzt und einander ihre Geschichten erzählt hatten, verschwanden die Traumawiederholungen der einzelnen Familienmitglieder allmählich; doch so lange Peter Levine nur mit der Frau gearbeitet hatte, war es ihm nicht gelungen, dies zu erreichen. In diesem Zusammenhang erwähnte Jukka Mäkelä Sarah Hrdys Forschungsarbeit; sie hatte dokumentiert, daß vor ca. hundert Jahren ein Kind von einer Gruppe von etwa 150 Personen umgeben gewesen war, und sie hatte auf die Bedeutung der Gruppen, die eine Familie umgeben, hingewiesen. Einem kleinen Kind mag die Beziehung zu einer einzigen Person als ungeheuer wichtig erscheinen. Doch später ist es von vielen Menschen umgeben, die es unterstützen können.

Unterstützen des professionellen Netzwerks um das Kind

Jukka Mäkelä erklärte, es gehe nicht darum, daß der Therapeut allein Kindern entwicklungsfördernde Erlebnisse ermögliche; er solle außerdem auch die Eltern, Kindergartenbetreuer, Lehrer und andere unmittelbare Bezugspersonen des Kindes auf Veränderungen vorbereiten und so dafür sorgen, daß alle für das Kind wichtigen Erwachsenen diesem helfe.

Waqar, der in vielerlei Hinsicht Matias ähnelt, war in einer Pflegefamilie untergebracht, und die Pflegemutter kam mit ihm nicht zurecht. Er war wild, unkontrolliert und verhielt sich gegenüber den anderen Kindern in seiner Vorschulklasse aggressiv. Die Pflegemutter hatte ihn jeden Tag von der Schule abgeholt, weil die Lehrer wegen seines aggressiven Verhaltens nicht mit ihm fertig wurden und weil er sich weigerte, ihren Anweisungen zu folgen. Im Grunde hatte Waqar große Angst, und dies mußte sowohl seinen Pflegeeltern als auch den Vorschullehrern und anderen Erwachsenen, die mit dem Jungen zu tun hatten, klar gemacht werden. Unter den vier Präsentatoren bestand Einigkeit darüber, daß es in einer Therapie nicht nur darum gehe, ein Kind im Therapieraum und in seinen Interaktionen mit seinen Eltern zu unterstützen, sondern auch dafür zu sorgen, daß es in seinen Interaktionen mit anderen wichtigen Bezugspersonen Unterstützung erhielte, beispielsweise in Form von Supervision der Tätigkeit der wichtigsten professionellen Helfer im Leben des Kindes.

Zusammenfassung

Die vier Psychotherapeuten, die an der Konferenz teilnahmen, erklärten übereinstimmend, die therapeutische Arbeit mit Kindern erfordere, die Eltern und die gesamte übrige Familie sowie das Alltagsnetzwerk des Kindes einzubeziehen. Abgesehen vom Einfluß der Betreuer auf die Entwicklung der Persönlichkeit des Kindes sind auch die Beziehungen der übrigen Familienmitglieder zueinander von Bedeutung, was die Beziehungen zu den Großeltern und zu Geschwistern der Eltern einschließt. In der heutigen westlichen Kultur unterliegen Kinder dem Einfluß zahlreicher Beziehungserlebnisse, unter anderem in Kinderhorten, Schulen und Peer-groups, doch die Beziehungen zwischen primärer Bezugsperson und Kind sowie innerhalb der Kernfamilie sind und bleiben das Umfeld, in dem die Bindung des Kindes geformt wird und seine wichtigste Quelle fürsorglicher Zuwendung.

In jedem Therapiekontext spielt es eine wichtige Rolle, die primären Bezugspersonen in ihrer Verantwortlichkeit zu unterstützen und ihnen Raum für die aktive und verantwortungsbewußte Teilnahme an dem zu geben, was geschehen muß, um die Probleme der ihnen anvertrauten Kinder zu verringern. Kindertherapeuten sind keine Autoritätsfiguren, die in jedem Fall wissen, wie sich die Schwierigkeiten der Eltern lösen lassen, aber sie können sich eine neugierige und erkundungsfreudige Haltung gegenüber Interaktionen mit dem Kind zu eigen machen, und sie können damit experimentieren, befriedigendere Arten des Zusammenseins zu entwickeln. Voraussetzung für erfolgreiche therapeutische Arbeit mit Kindern ist, daß man deren Eltern hilft, ihr eigenes Potential zu erschließen, an ihr elterliches Verhalten zu glauben und sich selbst und ihrem Kind gegenüber neugierig zu sein. Es ist wichtig, die Neugier der Eltern zu wecken und ihre Rolle als Autoritätsfigur in ihrem Leben mit ihrem Kind zu stärken. Der Therapeut muß versuchen, die emotionale und mentale Fähigkeit der Eltern zu erreichen und zu aktivieren, und dabei spielt die mentale Verarbeitung der Eltern eine wichtige Rolle.

Der Prozeß der Familientherapie lenkt die Aufmerksamkeit der Eltern auf Aspekte ihres Kindes und dessen Arten, sich auszudrücken, die sie vorher noch nie bemerkt hatten. Man sollte versuchen, Eltern zu helfen, realitätsangepaßtere Repräsentationen ihres Kindes zu entwickeln und im Einklang mit diesen zu handeln; dies geschieht teilweise, indem man die Betreuer mit dem wahren Kind, so wie der Therapeut es sieht, konfrontiert.

Während der Konferenz wies Øvreeide noch einmal – wie auch immer wieder in seinen Büchern – darauf hin, daß der Dialog zwischen Therapeut und Kind ein dyadischer Prozeß mit triadischen Konsequenzen ist. Indem sich der Therapeut in einen Therapieprozeß mit einem Kind begibt, gibt er diesem Gelegenheit, mit seinen Problemen gesehen und gehalten zu werden, und er ermöglicht den Eltern, ihr Kind in einem neuen Licht zu sehen. Der Therapeut versucht, einen Zustand der Einstimmung zu erreichen und mit dem Kind in einen Dialog einzutreten, den seine Eltern nicht haben initiieren können, weil die Schwierigkeiten des Kindes oft aus dem Fehlschlagen elterlicher Bemühungen um Einstimmung in die Bedürfnisse und Probleme ihres Kindes resultieren.

Deshalb sollte der Therapeut von Beginn des Gesprächs an die Führung übernehmen, um das dysfunktionale Beziehungsmuster des Kindes zu hinterfragen, doch anschließend sollte die Verantwortung möglichst schnell auf die Eltern übertragen werden, wohin sie auch gehört. Zunächst werden sich die Eltern dann vielleicht auf den Therapeuten stützen und ihn als Rollenmodell für die Sorge um das Kind und für die Interaktion mit ihm benutzen. In seiner Funktion als Rollenmodell sollte der Therapeut das Kind in den Augen seiner Eltern als wichtig darstellen. Das Beobachten der Interaktionen ihres Kindes mit dem Therapeuten ermöglicht den Eltern, ihr Kind in einem völlig neuen Licht zu erleben und zu verstehen, und auf diese Weise können sie lernen, ihr Kind anzuerkennen.

KAPITEL 12

Gedanken zum Schluß

»Bei der Arbeit mit diesen Kindern müssen wir eine starke Verbindung herstellen, so daß sie sich wie starke Individuen, nicht wie fragile Pflanzen fühlen.«

— Eia Asen

Im Laufe der Jahre haben viele Forscher auf die große Bedeutung früher Beziehungen für die Entwicklung der emotionalen, personalen und sozialen Fähigkeiten hingewiesen und beschrieben, wie sich Einstimmungsprozesse aus dieser frühen Zeit später im Leben in der Beziehung zwischen Therapeut und Klient niederschlagen. Nach Millionen von Jahren der Evolution ist das menschliche Gehirn jetzt so aufgebaut, daß es sich mit den Nervensystemen anderer Menschen synchronisieren kann. In allen Therapiesystemen ist eine große Zahl unspezifischer Faktoren wirksam, die bei der Einleitung von Veränderungsprozessen eine zentrale Rolle spielen, die der Therapeut aber nicht unbedingt im Blick hat und die er auch nicht immer für wichtig hält. So lange die Methode ihren Zweck erfüllt, brauchen wir uns über diese Faktoren natürlich keine Gedanken zu machen. Doch wenn wir weiterhin in der Lage sein wollen, nützliche und vielfältige Dienste anzubieten, müssen wir diese unspezifischen Faktoren erkennen, und das erfordert einen nicht unbeträchtlichen Rechercheaufwand. Sinn und Zweck der zweitägigen Konferenz in Kopenhagen und des vorliegenden Buches war, erste Schritte auf die Identifikation dieser Faktoren hin zu gehen.

Die Motivation des Menschen, emotionale Bindungen zu entwickeln, ist ihm angeboren, und die Veränderung in der psychotherapeutischen Beziehung findet mittels mikroskopischer Augenblicke der Begegnung statt, die zu ebenso mikroskopischen Veränderungen in den neuronalen Schaltkreisen führen. In Verbindung mit der Persönlichkeitsentwicklung erfolgt die Stimulation mittels dyadischer Prozesse, und in der Therapie mit Kindern nimmt sie im Idealfall die Form triadischer Prozesse an, weil die Eltern bei der Unterstützung der Kinder und ihres psychischen Entwicklungsprozesses eine sehr wichtige Rolle spielen. Der Therapieprozeß ermöglicht dem Kind neuartige Erlebnisse, welche die Vergangenheit zwar nicht ungeschehen machen, aber neue innere Repräsentationen entstehen lassen, die in das Nervensystem integriert werden können. Die Veränderungen der neuronalen Schaltkreise ermöglichen, einen neuen Kontext zu schaffen, in dem sich mehr neue Erlebnisse manifestieren können. Der Therapieprozeß mit seinen vielen Augenblicken gegenwärtigen Erlebens führt zur Umformulierung alter Geschichten und zur Entstehung adaptiverer Muster der Beziehung zwischen Kind und Eltern. Wir entwickeln unsere emotionalen Fertigkeiten im gegenwärtigen Augenblick und im Rahmen menschlicher Interaktionen; dies verursacht Lernprozesse, die tief im prozeduralen Gedächtnis stattfinden, lange bevor inhaltliche Aspekte der Sprache eine Rolle zu spielen beginnen. Stern (2004/2005) hat wiederholt darauf hingewiesen, daß Ereignisse gelebt werden müssen, wobei Gefühle und Handlungen in Echtzeit, in der realen Welt und mit realen Menschen stattfinden.

Die vielleicht wichtigsten Resultate der psychotherapeutischen Arbeit mit Kindern sind emotionale Toleranz zwischen Kind und Eltern, Affektregulation, die Entwicklung der Mentalisierungsfähigkeiten insbesondere bei den Eltern – weil dieser Prozeß es dem Kind ermöglicht, sich in synchronisierten Einstimmungsprozessen mit anderen und somit auch in sicheren psychischen Entwicklungsprozessen zu engagieren – und schließlich die Entwicklung der Selbstregulationsfähigkeit. In Therapien werden viele Ziele verfolgt und viele Meilensteine mentaler Reifung und neuronaler Organisation erreicht. Es geht darum, Bindungen und Beziehungen zu entwickeln, aber auch um den Aufbau der Mentalisierungsfähigkeit. Weiterhin wird die Hinterfragung fixierter Muster und ein Integrationsprozeß in der Zone der nächsten Entwicklung des Kindes sowie auch der Eltern angestrebt. Tiefreichende Transformationsprozesse werden getrieben vom menschlichen Grundbedürfnis, sich von anderen gesehen und verstanden zu fühlen. Evolutionsgeschichtlich ist dieses Bedürfnis aus dem Grundbedürfnis von Säugetieren, sich sozial mit anderen verbunden zu fühlen, entstanden. Ziel des Therapieprozesses ist, eine wechselseitige emotionale Einstimmung zwischen Kind und Eltern zu erreichen. Zu diesem Zweck muß der Therapeut als »magischer Fremder« agieren, der eine Weile anwesend ist, um den Veränderungsprozeß einzuleiten. Das einzige, was eine inadäquate Bindung heilen kann, ist die Entwicklung einer auf adaptiver emotionaler Einstimmung basierenden Bindung.

Zum Abschluß wollen wir den vier Psychotherapeuten, die diese Konferenz ermöglicht haben, Peter Levine, Jukka Mäkelä, Haldor Øvreeide und Eia Asen, noch einmal das Wort erteilen. Wir werden einige der Äußerungen wiedergeben, in denen sie zusammengefaßt haben, was sie jeweils für die Essenz der Konferenz hielten:

Peter Levine empfahl den Konferenzteilnehmern, ihren dorsolateralen Präfrontalkortex zu nutzen, um die Themen der Konferenz mit den schon vorher bei ihnen existierenden Schemata übereinzubringen. Dabei sollten sie darauf achten, wie beides zusammenpasse: welche Teile davon resonierten, welche Dissonanzen hervorriefen und über welche sie vielleicht noch intensiver nachdenken wollten. Die Konferenz habe die unspezifischen Elemente in allem Anschein nach sehr unterschiedlichen Systemen untersucht und sie nicht als Faktoren verstanden, die an diese oder jene Methode gebunden seien, sondern als etwas viel Allgemeineres oder Grundlegenderes. Peter Levines Empfehlung an das Publikum lautete: »Wenn Sie heute von hier weggehen und einen Spaziergang im wunderschönen Kopenhagener Sommer unternehmen, der gerade beginnt, dann versuchen Sie, sich ein wenig umzustellen, diese Dinge ein wenig in sich plätschern zu lassen. Wählen Sie aus dem hier Erlebten ein paar Details aus, die Sie informiert, inspiriert oder verwirrt haben. Schreiben Sie auch Ihre Träume auf, und verfolgen Sie, wie all dies in Ihrem fruchtbaren Boden Wurzeln schlägt.«

Jukka Mäkelä sagte, er sei sehr froh darüber, daß der dänische Verlag Hans Reitzels jemanden beauftragt habe, die Diskussionen während der Konferenz zu dokumentieren, so daß es möglich sei, die in den Gesprächen erwähnten unspezifischen Faktoren zu sammeln: Er halte die Erkenntnisse über diese Faktoren immer noch für recht verschwommen. Eines der Konzepte, die er als besonders anregend empfunden habe, sei das der Anwaltsrolle des Therapeuten. Natürlich hätten sie alle als Therapeuten gelernt, daß Augenblicke der Begegnung, authentische Beziehungen usw. wichtige unspezifische Faktoren seien, aber nun sei auch noch von Magie und dergleichen die Rede! Er sei noch ein wenig verwirrt und halte deshalb Peter Levines Idee des Plätschern-Lassens für eine gute Beschreibung dessen, was in seinem Geist vor sich gehe.

Haldor Øvreeide erklärte, er sei glücklich, daß seine Frau und Kollegin Reidun Hafstad mit ihm zusammen an der Konferenz teilgenommen habe, weil ihm dies ermögliche, über die Dinge, die besprochen worden seien, mit ihr zu reden. Er hoffe, daß auch viele andere Teilnehmer Kollegen hätten, mit denen sie über das auf der Konferenz Besprochene weiter reden könnten. Es sei wichtig, sich mit anderen Menschen über Erlebnisse, Gedanken usw. auszutauschen, und für ihn sei die Konferenz eine wunderbare Gelegenheit gewesen, Gedanken auszutauschen und anderen zuzuhören — er habe das Gefühl, die Veranstaltung sei seiner Weiterentwicklung zugute gekommen! Zum Abschluß erinnerte er daran, daß alles Erlebte im Einzelnen gespeichert wird – daß wir es in uns selbst finden, nicht in anderen.

Eia Asen sagte, er habe auf seinem Computer 17 Seiten Notizen über die Konferenz geschrieben. Die beiden Tage seien für ihn ebenso phantastisch gewesen wie für die übrigen Präsentatoren und für das Publikum. Weil alle anwesenden Therapeuten in sehr unterschiedlichen Zusammenhängen arbeiteten und vielfach auch in unterschiedlichen Kulturen und weil in verschiedenen Arbeitssituationen auch unterschiedliche Methoden und Ideen entstehen, halte er es für sinnvoll, daß Präsentatoren aus verschiedenen Ländern eingeladen worden seien, die zudem in unterschiedlichen Zusammenhängen arbeiteten und sehr unterschiedliche Arten von Klienten behandelten. Jede Form von Therapie, die nur eine einzige Lösung für alle Probleme anbiete, empfinde er als deprimierend. Deshalb sei er sehr angenehm überrascht gewesen festzustellen, daß die zweitägige Konferenz ziemlich genau das Gegenteil davon gewesen sei.

Uns war es eine Freude, dieses Buch über unsere Erlebnisse im Laufe der Konferenz zusammenzustellen. In ihrem Verlauf wurden viele wichtige Themen angesprochen, und die Zusammenstellung des Textes hat uns die Möglichkeit gegeben, einige der Glanzlichter dieser Veranstaltung in den Kapiteln des Buches vorzustellen. Da im Laufe der Diskussionen viele interessante Gedanken einander in dichter Folge ablösten, war es für uns ein lohnendes Erlebnis, uns einige Zeit mit dieser Fülle von Gedanken zu beschäftigen. Wir hoffen, daß alle, die dieses Buch lesen – sowohl die Konferenzteilnehmer als auch alle, die erst durch das Buch mit der Thematik in Berührung kommen –, eine gewisse Inspiration darin finden, so wie wir selbst es sowohl während der zweitägigen Konferenz als auch während der Arbeit am vorliegenden Buch erlebt haben.

Literatur

Aitken, K. J., & Trevarthen, C. (1997). Self–other organization in human psychological development. *Development and Psychopathology, 9*, 651–675.

Ammaniti, M., & Gallese, V. (Hrsg.) (2014). *The Birth of Intersubjectivity: Psychodynamics, Neurobiology, and the Self.* New York: Norton.

Asen, E. (2005). Connecting systems and psyche. Psyche and systems: the inner world – the outer world. Conference, LO-skolen, 9. März 2005.

Beebe, B., & Lachmann, F. M. (2002). *Infant Research and Adult Treatment.* Hillsdale: Analytic Press.

Bentzen, M., & Hart, S. (2012). Jegets fundament: Den neuroaffektive udviklings første vækstbølge og de neuroaffektive kompasser. In: S. Hart (Hrsg.), *Neuroaffektiv psykoterapi med voksne* (S. 105–148). Kopenhagen: Hans Reitzels.

—, & Hart, S. (2013). Empati, dynamik og læringsperspektiver i lederens personlighedsudvikling. In: S. Hart & H. Hvilshøj (Hrsg.), *Ledelse mellem hjerne og hjerte* (S. 55–95). Kopenhagen: Hans Reitzels.

Bion, W. R. (1962). *Learning from Experience.* New York: Basic Books; dt. (1990). *Lernen durch Erfahrung.* Frankfurt/M.: Suhrkamp.

Booth, P. B., & Jernberg, A. M. (2009). *Theraplay* (3. Aufl.). San Francisco: Jossey-Bass.

Bowlby, J. (1988). *A Secure Base.* London: Routledge; dt. (1995). *Elternbindung und Persönlichkeitsentwicklung.* Heidelberg: Dexter.

— (1991). The role of the psychotherapist's personal resources in the therapeutic situation. *Bulletin of the British Psychoanalytic Society, 27*(11), 26–30.

Bråten, S. (1993). The virtual other in infants' minds and social feelings. In: A. H. Wold (Hrsg.), *The Dialogical Alternative* (S. 77–97). Oslo: Scandinavian University Press.

— (1998). *Kommunikasjon og samspill fra fødsel til alderdom.* Oslo: Scandinavian University Press.

Brazelton, T. B., & Cramer, B. G. (1990). *The Earliest Relationship.* Cambridge: Perseus Books.

Bruner, J. S. (1985). Vygotsky. In: J. Wertsch (Hrsg.), *Culture, Communication and Cognition: Vygotskian Perspectives* (S. 21–34). Cambridge: Cambridge University Press.

— (1990). *Acts of Meaning.* Cambridge: Harvard University Press.

Chamley, C. A. et al. (2005). *Developmental Anatomy and Physiology of Children.* London: Churchill Livingstone.

Chugani, H. T., & Phelps, M. E. (1986). Maturational changes in cerebral function in infants determined by FDG position emission tomography. *Science, 231*(4740), 840–843.

—, et al. (1987). Position emission tomography: study of human brain functional development. *Annals of Neurology, 22*(4), 487–497.

Cicchetti, D., & Tucker, D. (1994). Development and self-regulation structures of the mind. *Development and Psychopathology, 6*(4), 533–549.

Cozolino, L. J. (2002). *The Neuroscience of Psychotherapy.* New York: Norton.

Damasio, A. R. (1999). *The Feeling of What Happens.* New York: Harcourt Brace; dt. (2000). *Ich fühle, also bin ich.* München: List.

Donaldson, M. (1978). *Children's Minds.* Glasgow: Fontana/Collins.

Dunn, J. (1996). The Emanuel Miller Memorial Lecture 1995: Children's relationships – bridging the divide between cognitive and social development. *Journal of Child Psychology and Psychiatry, 37*(5), 507–518.

Eckerdal, P., & Merker, B. (2009). ›Music‹ and the ›action song‹ in infant development. In: S. Malloch & C. Trevarthen (Hrsg.), *Communicative Musicality* (S. 241–262). Oxford: Oxford University Press.

Emde, R. N. (1989). The infant's relationship experience: developmental and affective aspects. In: J. Sameroff & R. N. Emde (Hrsg.), *Relationship Disturbances in Early Childhood* (S. 33–51). New York: Basic Books.

— (1992). Social referencing: uncertainty, self and the search for meaning. In: S. Feinman (Hrsg.), *Social Referencing and the Social Construction of Reality in Infancy* (S. 79–94). London: Plenum Press.

Fair, D. A. et al. (2009). Functional brain networks develop from a »local to distributed« organization. *PLoS Computational Biology, 5*(5), e1000381.

Fonagy, P. (1998). Moments of change in psychoanalytic theory. *Infant Mental Health Journal, 19*(3), 346–353.

— (1999). Memory and therapeutic action. *International Journal of Psychoanalysis, 80*, 215–223.

— (2005). Connecting the intrapsychic and the interpersonal. Psyche and systems: the inner world –the outer world. Conference, LO-skolen, 9. März 2005.

—, et al. (2000). Attachment and borderline personality disorder. *Psychiatric Clinics of North America, 23*(1), 103–122.

—, et al. (2002). *Affect Regulation, Mentalization, and the Development of the Self.* New York: Other Press; dt. (2004). *Affektregulierung, Mentalisierung und die Entwicklung des Selbst.* Stuttgart: Klett-Cotta.

Freeman, W. (1995). *Societies of Brains: A Study in the Neuroscience of Love and Hate.* Hillsdale: Lawrence Erlbaum.

Frønes, I. (1994). *De ligeværdige.* Kopenhagen: Børn & Unge.

Gerhardt, S. (2004). *Why Love Matters: How Affection Shapes a Baby's Brain.* New York: Brunner-Routledge.

Gjærum, B., & Ellertsen, B. (2002). *Hjerne og atferd.* Oslo: Gyldendal.

Goldberg, E. (2001). *The Executive Brain.* New York: Oxford University Press.

Goleman, D. (2003). *Destructive Emotions.* New York: Bantam Books; dt. (2003). *Dialog mit dem Dalai Lama: Wie wir destruktive Emotionen überwinden können.* München: Hanser.

Goodrich, B. G. (2010). We do, therefore we think: time, motility, and consciousness. *Reviews in the Neurosciences, 21*(5), 331–361.

Gunnar, M., & Vazquez, D. (2001). Social regulation of the cortisol levels in early human development. *Psychoneuroendocrinology, 27*, 199–220.

Hafstad, R., & Øvreeide, H. (2007). Det tredje ansikt i barnets relasjoner. In: H. Haavind & H. Øvreeide (Hrsg.), *Barn og unge i psykoterapi* (S. 97–137). Oslo: Gyldendal Akademisk.

Hammer, E. (1990). *Reaching the Affect.* London: Jason Aronson.

Hart, S. (2008). *Brain, Attachment, Personality: An Introduction to Neuroaffective Development.* London: Karnac.

— (2009). *Den følsomme hjerne: Hjernens udvikling gennem tilknytning og samhørighedsbånd.* Kopenhagen: Hans Reitzels.

— (2010). *The Impact of Attachment.* New York: Norton.

— (Hrsg.) (2011). *Neuroaffektiv psykoterapi med børn.* Kopenhagen: Hans Reitzels.

— (Hrsg.) (2012). *Neuroaffektiv psykoterapi med voksne.* Kopenhagen: Hans Reitzels.

—, & Kæreby, F. (2012). Dialogen med det autonome nervesystem i den psykoterapeutiske proces. In: S. Hart (Hrsg.), *Neuroaffektiv psykoterapi med voksne* (S. 243–264). Kopenhagen: Hans Reitzels.

—, & Schwartz, R. (2008). *Fra interaktion til relation: Tilknytning hos Winnicott, Bowlby, Stern, Schore & Fonagy.* Kopenhagen: Hans Reitzels.

Hobson, R. P. (1993). The emotional origins of social understanding. *Philosophical Psychology, 6*(3), 227–249.

Hubel, D. H., & Wiesel, T. N. (1970). The period of susceptibility to the physiological effects of unilateral eye closure in kittens. *Journal of Physiology, 206*(2), 419–436.

Jackson, J. H. (1958). *Selected Writings of John Hughlings Jackson: Evolution and Dissolution of the Nervous System, Speech, Various Papers, Addresses, and Lectures.* London: Stables.

Karr-Morse, R., & Wiley, M. (1997). *Ghosts from the Nursery: Tracing the Roots of Violence.* New York: Atlantic Monthly Press.

Kugiumutzakis, G., & Trevarthen, C. (2014). Neonatal imitation. In: J. Wright (Hrsg.), *The International Encyclopedia of the Social and Behavioral Sciences* (2. Aufl.). Oxford: Elsevier.

Levine, P. (1983). Chronic perinatal stress as a predisposing factor in autism and childhood psychosis: a neurodevelopmental model suggesting strategies in treatment and prophylaxis. Paper presented to Symposium on Autism. Montreal/San Francisco: University du Quebec a Montreal/San Francisco State University.

—, & Kline, M. (2006). *Trauma through a Child's Eyes.* Berkeley: North Atlantic Books; dt. (2005). *Verwundete Kinderseelen heilen.* München: Kösel.

—, & Kline, M. (2009). *Trauma proofing your kids.* Berkeley: North Atlantic Books; dt. (2010). *Kinder vor seelischen Verletzungen schützen.* München: Kösel.

Levy, D. (1945). Psychic trauma of operations in children and a note on combat neurosis. *American Journal of Diseases of Children, 69*, 7–25.

Lewis, T. et al. (2001). *A General Theory of Love.* New York: Vintage Books.

Lyons-Ruth, K. (1998). Implicit relational knowing: its role in development and psychoanalytic treatment. *International Mental Health Journal, 19*(3), 282–289.

MacLean, P. D. (1990). *The Triune Brain in Evolution.* New York: Plenum Press.

Morgan, A. (1998). Moving along to things left undone. *Infant Mental Health Journal, 19*(3), 324–332.

Neisser, U. (1993). The self perceived. In: U. Neisser (Hrsg.), *The Perceived Self: Ecological and Interpersonal Sources of Self Knowledge* (S. 3–21). New York: Cambridge University Press.

Orlinsky, D. E., & Howard, K. I. (1986). Process and outcome in psychotherapy. In: S. L. Garfield & A. E. Bergin (Hrsg.), *Handbook of Psychotherapy and Behaviour Change* (S. 311–384). New York: Wiley.

Øvreeide, H. (2001). Barnet som familieterapeutisk bruker. *Fokus på familien, 29*(1), 22–35.

— (2002). *Samtaler med barn.* Kristiansand: Høyskoleforlaget.

—, & Hafstad, R. (2011). *Utviklingsstøtte.* Kristiansand: CappelenDamm Høyskoleforlaget.

Panksepp, J. (1998). *Affective Neuroscience.* New York: Oxford University Press.

—, & Biven, L. (2012). *The Archaeology of Mind.* New York: Norton.

Perry, B. (2002). Childhood experience and the expression of genetical potential. *Brain and Mind, 3*(1), 79–100.

Porges, S. W. (1995). Orienting in a defensive world. *Psychophysiology, 32*(4), 301–318; dt. (2010a). Orientierung in einer Welt voller Feinde. In: St. W. Porges, *Die Polyvagal-Theorie* (S. 43–82). Paderborn: Junfermann.

— (1997). Emotion. In: C. S. Carter et al. (Hrsg.), *The Integrative Neurobiology of Affiliation.* New York: New York Academy of Sciences; dt. (2010b). Die Emotion: ein Abfallprodukt der Phylogenese des autonomen Nervensystems. In: St. W. Porges, *Die Polyvagal-Theorie* (S. 155–172). Paderborn: Junfermann.

— (1998). Love. *Psychoneuroendocrinology, 23*(8), 837–861; dt. (2010c). Liebe: eine emergente Eigenschaft des autonomen Nervensystems von Säugetieren. In: St. W. Porges, *Die Polyvagal-Theorie* (S. 173–192). Paderborn: Junfermann.

— (2003). Social engagement and attachment. *Annals of the New York Academy of Sciences, 1008*, 31–47; dt. (2010 d). Soziales Engagement und Bindung: eine phylogenetische Sicht. In: St. W. Porges, *Die Polyvagal-Theorie* (S. 193–209). Paderborn: Junfermann.

Rizzolatti, G., & Arbib, M. (1998). Language within our grasp. *Trends in Neurosciences, 21*(5), 188–194.

Roth, A., & Fonagy, P. (1996). *What Works for Whom?* (2. Aufl.). New York: Guilford.

Rutter, M., & Rutter, M. (1997). *Den livslange udvikling.* Kopenhagen: Hans Reitzels.

Sameroff, A. (1989). Principles of development and psychopathology. In: J. Sameroff & R. N. Emde (Hrsg.), *Relationship Disturbances in Early Childhood* (S. 297–312). New York: Basic Books.

Sander, L. W. (1977). The regulation of exchange in the infant-caregiver system and some aspects of the context-content relationship. In: M. Lewis & L. A. Rosenblum (Hrsg.), *Interaction, Conversation, and the Development of Language* (S. 133–155). New York: John Wiley.

— (1983). Polarity, paradox, and the organizing process in development. In: J. D. Call et al. (Hrsg.), *Frontiers of Infant Psychiatry, 1* (S. 333–347). New York: Basic Books.

— (1988). The event structure of regulation in the neonate-caregiver system as a biological background for early organization of psychic structure. In: A. Goldberg (Hrsg.) *Frontiers in Self Psychology, 3* (S. 3–27). Hillsdale: Analytic Press.

— (1992). Letter to the Editor. *International Journal of Psychoanalysis, 73*: 582–584.

— (1995). Thinking about developmental process: wholeness, specificity, and the organization of conscious experiencing. Speech at the annual meeting in the Division of Psychoanalysis, American Psychological Association, Santa Monica, April 1995.

Schibbye, A. L. L. (2005). *Relationer: Et dialektisk perspektiv.* Kopenhagen: Akademisk.

Schore, A. N. (1994). *Affect Regulation and the Origin of Self.* Hillsdale: Lawrence Erlbaum.

— (2003a). *Affect Dysregulation and Disorders of the Self.* New York: Norton.

— (2003b). *Affect Regulation and the Repair of the Self.* New York: Norton; dt. (2007). *Affektregulation und die Reorganisation des Selbst.* Stuttgart: Klett-Cotta.

Siegel, D. J. (1999). *The Developing Mind.* New York: Guilford; dt. (2006). *Wie wir werden, die wir sind.* Paderborn: Junfermann.

Spitz, R. (1952). *Psychogenic Diseases in Infancy.* Psychoanalytic Research Project on Problems of Infancy (Film).

Sroufe, L. A. (1979). Socioemotional development. In: J. Osofsky (Hrsg.), *Handbook of Infant Development* (S. 462–516). New York: Wiley.

— (1989). Relationships, self, and individual adaptation. In: J. Sameroff & R. N. Emde (Hrsg.), *Relationship Disturbances in Early Childhood* (S. 70–94). New York: Basic Books.

— (1996). *Emotional Development.* New York: Cambridge University Press.

Stern, D. N. (1977). *The First Relationship: Infant and Mother.* Cambridge: Harvard University Press; dt. (1979). *Mutter und Kind – die erste Beziehung.* Stuttgart: Klett-Cotta.

— (1984). Affect attunement. In: J. D. Call et al. (Hrsg.), *Frontiers of Infant Psychiatry, 2* (S. 3–14). New York: Basic Books.

— (1985). *The Interpersonal World of the Infant.* New York: Basic Books; dt. (1992). *Die Lebenserfahrung des Säuglings.* Stuttgart: Klett-Cotta.

— (1990). Joy and satisfaction in infancy. In: R. A. Glick & S. Bone (Hrsg.), *Pleasure Beyond the Pleasure Principle* (S. 13–25). New Haven: Yale University Press.

— (1995). *The Motherhood Constellation.* New York: Basic Books; dt. (1998). *Die Mutterschaftskonstellation.* Stuttgart: Klett-Cotta.

— (1998a). The process of therapeutic change involving implicit knowledge. *Infant Mental Health Journal, 19* (3), 300–308.

— (1998b). Seminar and workshop, DISPUK, Snekkersten, 18./19. Juni 1998.

— (2001). Lecture at the SICON conference, 9. November 2001, Kopenhagen.

— (2004). *The Present Moment in Psychotherapy and Everyday Life.* New York: Norton; dt. (2005). *Der Gegenwartsmoment.* Frankfurt/M.: Brandes und Apsel.

—, et al. (1998). Non interpretive mechanisms in psychoanalytic therapy. *International Journal of Psychoanalysis, 79*, 903–921.

Supekar, K. et al. (2009). Development of large-scale functional brain networks in children. *PLoS Biology, 7* (7), e1000157.

Takada, A. (2005). Mother-infant interactions among the !Xun. In: B. S. Hewlett & M. E. Lamb (Hrsg.), *Hunter-Gatherer Childhoods* (S. 289–308). New Brunswick: Aldine Transaction.

Tetzchner, S. (2002). *Utviklingspsykologi: Barne- og ungdomsalderen.* Oslo: Gyldendal Akademisk.

Thelen, E. (1989). Self-organization in developmental processes. In: M. Gunnar & E. Thelen (Hrsg.), *Systems and Development: The Minnesota Symposium in Child Psychology* (Bd. 22) (S. 77–117). Hillsdale: Lawrence Erlbaum.

—, & Smith, L. (1994). *A Dynamic Systems Approach to the Development of Cognition and Action.* Cambridge: MIT Press.

Thormann, I., & Poulsen, I. (2013). *Spædbarnsterapi i behandling af et traumatiseret barn.* Kopenhagen: Hans Reitzels.

Trevarthen, C. (1979). Communication and cooperation in early infancy. In: M. Bullowa (Hrsg.), *Before Speech: The Beginning of Interpersonal Communication* (S. 321–348). Cambridge: Cambridge University Press.

— (1986). Development of intersubjective motor control in infants. In: M. G. Wade & H. T. A. Whiting (Hrsg.), *Motor Development In Children* (S. 227–270). Dordrecht: Martinus Nijhof.

— (1990). Growth and education of the hemispheres. In: C. Trevarthen (Hrsg.), *Brain Circuits and Functions of the Mind* (S. 334–363). Cambridge: Cambridge University Press.

— (1993a). The function of emotions in early infant communication and development. In: J. Nadel & L. Camaioni (Hrsg.), *New Perspectives in Early Communicative Development* (S. 48–81). London: Routledge.

— (1993b). The self born in intersubjectivity: the psychology of an infant communicating. In: U. Neisser (Hrsg.), *The Perceived Self* (S. 121–173). New York: Cambridge University Press.

— (2006). First things first: infants make good use of the sympathetic rhythm of imitation, without reason or language. *Journal of Child Psychotherapy, 31* (1), 91–113.

—, & Aitken, K. J. (2003). Regulation of brain development and age-related changes in infants' motives: the developmental function of »regressive« periods. In: M. Heimann (Hrsg.), *Regression Periods in Human Infancy* (S. 107–184). Mahwah: Lawrence Erlbaum.

—, & Delafield-Butt, J. (2013). Biology of shared experience and language development: regulations for the inter-subjective life of narratives. In: M. Legerstee et al. (Hrsg.), *The Infant Mind* (S. 167–199). New York: Guilford.

—, et al. (2006). Collaborative regulations of vitality in early childhood. In: D. Cicchetti & D. J. Cohen (Hrsg.), *Developmental Psychopathology, Vol. 2, Developmental Neuroscience* (2. Aufl.) (S. 65–126). New York: Wiley.

Uvnäs-Moberg, K. (1997a). Oxytocin linked antistress effects – the relaxation and growth response. *Acta Psychologica Scandinavica (Suppl.), 640*, 38–42.

— (1997b). Psychological and endocrine effects of social contact. In: C. S. Carter et al. (Hrsg.), *The Integrative Neurobiology of Affiliation. New York Academy of Sciences Annals, 807*, 146–163.

— (1998). Oxytocin may still mediate the benefits of positive social interaction and emotions. *Psychoneuroendocrinology, 23*, 819–835.

Van der Kolk, B. A. (1987). *Psychological Trauma.* Washington: American Psychiatric Press.

— (2000a). Seminar in Sorø, Dänemark, 3. Juli 2000.

—, & McFarlane, A. C. (1996). The black hole of trauma. In: B. A. van der Kolk et al. (Hrsg.), *Traumatic Stress.* New York: Guilford; dt. (2000b). Trauma – ein schwarzes Loch. In: B. A. van der Kolk et al. (Hrsg.), *Traumatic Stress* (S. 27–45). Paderborn: Junfermann.

Vygotsky, L. S. (1978). *Mind in Society: The Development of Higher Psychological Processes.* Cambridge: Harvard University Press.

Wampold, B. E. (2001). *The Great Psychotherapy Debate.* Mahwah: Lawrence Erlbaum.

Winnicott, D. W. (1960). The theory of the parent-infant relationship. *Journal of Psychoanalysis, 41*, 585–595; dt. (1974). Die Theorie von der Beziehung zwischen Mutter und Kind. In: D. W. Winnicott, *Reifungsprozesse und fördernde Umwelt.* München: Kindler.

— (1967). Mirror-role of mother and family in child development. In: *Playing and Reality* (S. 111–118). London: Tavistock; dt. (1973). Die Spiegelfunktion von Mutter und Familie in der kindlichen Entwicklung. In: D. W. Winnicott, *Vom Spiel zur Kreativität* (S. 128–135). Stuttgart: Klett-Cotta.

— (1971). *Therapeutic Consultations in Child-Psychiatry.* New York: Basic Books; dt. (2007). *Die therapeutische Arbeit mit Kindern.* Karlsruhe: Gerardi.

Personen- und Stichwortverzeichnis

Über die Autorinnen

Marianne Bentzen, neuroaffektiv orientierte Psychotherapeutin, leitet seit 1982 in Europa und Nordamerika Ausbildungen in somatischer Psychotherapie. Ihre Arbeit konzentriert sich momentan auf die praktischen Anwendungen der neuroaffektiven Entwicklungspsychologie, auf die Behandlung der Posttraumatischen Belastungsstörung (PTBS), auf die Achtsamkeitspraxis und auf systemische Prozesse. Sie hat zahlreiche Artikel für Fachzeitschriften in dänischer, englischer und deutscher Sprache veröffentlicht. Marianne Bentzen lebt in Dänemark.

Susan Hart ist Psychologin und Supervisorin, spezialisiert auf die psychologische und psychotherapeutische Betreuung von Kindern. Nach längerer Tätigkeit in der Familientherapie und Kinderpsychiatrie arbeitet sie nun in ihrer Privatpraxis. Im Rahmen ihrer zahlreichen Vorträge und Workshops lehrt sie ein aus den neuesten Erkenntnissen der Hirnforschung abgeleitetes neuroaffektives Konzept. Von ihren zehn Büchern über neuroaffektive Entwicklungspsychologie und -psychotherapie sind zwei auch auf Englisch erschienen. Susan Hart lebt in Dänemark.

Bessel van der Kolk

Verkörperter Schrecken

Traumaspuren in Gehirn, Geist und Körper und wie man sie heilen kann

Übersetzt von Theo Kierdorf & Hildegard Höhr

496 Seiten, Klappenbroschur, mit Lesezeichen

Dieses Buch erschließt ein faszinierendes neuartiges Verständnis der Ursachen und Folgen von Traumata und schenkt jedem, der die zerstörerische Wirkung eines solchen Erlebnisses kennengelernt hat, Hoffnung und Klarheit. Bessel van der Kolk, der seit über 30 Jahren in den Bereichen der Forschung und der klinischen Praxis an vorderster Front aktiv ist, beschreibt in seinem Buch, daß das Entsetzen und die Isolation im Zentrum eines jeden Traumas buchstäblich Gehirn und Körper verändern.

»Das Buch Verkörperter Schrecken *ist von atemberaubendem, geradezu epischem Ausmaß, ein Grundlagenwerk, geschrieben von einem der wichtigsten Pioniere der Erforschung und Behandlung von Traumata.«* — PETER A. LEVINE

»Dr. van der Kolks Meisterwerk.« — JUDITH HERMAN

»Das Buch markiert einen Wendepunkt im Traumaverständnis, und es wird in der Psychiatrie und in der gesamten Kultur als der Punkt in Erinnerung bleiben, an dem die Auswirkungen traumatischer Ereignisse und unserer Bemühungen, ihre Wirkung zu leugnen, in ihrem ganzen Ausmaß erkannt wurden.« — RICHARD SCHWARTZ

G. P. PROBST VERLAG
Lichtenau/Westfalen

Eine ausführliche Präsentation sämtlicher lieferbaren und geplanten Titel unseres Verlages finden Sie im Internet unter *www.gp-probst.de*

MARIANNE BENTZEN IM G. P. PROBST VERLAG

Band 41 – Bentzen: *Neuroaffektive Meditation* (2. Aufl.)

TITELLISTE – AUSWAHL

Band 02 – Emerson & Hopper: *Trauma-Yoga* (5. Aufl.)
Band 03 – Williams & Poijula: *Das PTBS-Arbeitsbuch* (3. Aufl.)
Band 10 – Hyman & Pedrick: *Arbeitsbuch Zwangsstörungen* (2. Aufl.)
Band 13 – Scaer: *Das Trauma-Spektrum* (2. Aufl.)
Band 23 – van der Kolk: *Verkörperter Schrecken* (9. Aufl.)
Band 24 – Emerson: *Trauma-Yoga in der Therapie*
Band 28 – Shapiro: *Ego-State-Interventionen – leicht gemacht* (3. Aufl.)
Band 29 – Porges: *Die Polyvagal-Theorie und die Suche nach Sicherheit* (5. Aufl.)
Band 31 – Scaer: *Acht Schlüssel zur Gehirn-Körper-Balance*
Band 32 – Steele, Boon & v. d. Hart: *Die Behandlung traumabasierter Dissoziation* (2. Aufl.)
Band 34 – Schwartz: *Arbeitsbuch Komplexe PTBS* (2. Aufl.)
Band 35 – Najavits: *Trauma, Sucht und die Suche nach Sicherheit* (2. Aufl.)
Band 36 – Dana: *Die Polyvagal-Theorie in der Therapie* (3. Aufl.)
Band 40 – Mischke-Reeds: *Somatische Psychotherapie – ein Werkzeugkasten* (2. Aufl.)
Band 43 – Dana: *Arbeiten mit der Polyvagal-Theorie* (2. Aufl.)
Band 44 – Dana: *Leben mit der Polyvagal-Theorie*
Band 45 – Delahooke: *Mehr als Verhalten*
Band 46 – Schwartz: *Vom Trauma genesen – ein Übungsbuch*
Band 49 – Kurtz: *HAKOMI – eine körperorientierte Psychotherapie*
Band 50 – Fisher: *Traumaspuren transformieren*
Band 51 – Dana: *Flipchart Polyvagal-Theorie* (2. Aufl.)
Band 53 – Schwartz: *Die Praxis der Behandlung komplexer PTBS*
Band 54 – Anderson: *Traumata überwinden mit der IFS-Therapie*
Band 56 – Schwartz: *Therapeutisches Yoga und Polyvagal-Theorie*
Band 57 – Delahooke: *Brain-Body Parenting*
Band 58 – Truitt: *Die heilende Macht des Self-Havening*
Band 59 – Porges & Porges: *Sicherheit und Heilung finden*